JN057606

New Edition
The Experiment of Food Science

2022
DOBUNSHOIN
Printed in Japan

新 版

食品学実験
－実験で学ぶ食品学－

江角彰彦 著

はじめに（新版によせて）

本書の執筆および改訂の意図

「要点集」と「実験操作」を合わせて記載し，「講義内容と実験内容を密接に関連づける実験書」という，これまでの類書にはない特徴を持った本書は，おかげさまで，好評のうちに版を重ねることができ，今日に至りました。これも，さまざまな学校の先生方，学生の皆さんのおかげであると，心よりお礼を申し上げます。本当にありがとうございます。

さて，2020（令和2）年に『日本食品標準成分表2015年版（七訂）』が改訂され，『日本食品標準成分表2020年版（八訂）』となりました。本書も，それに合わせて，内容の変更，追加を行うべく，改訂版を作成する運びとなりました。

講義内容と実験項目を密接に関連づけるべく，本書では，各実験の前に，その実験に関連した食品学（食品学総論，食品学各論，食品加工学）の学習項目の要点を簡潔にまとめ，学生の皆さんが，実験を通して，理解をより深められるように配慮いたしております。今回の改訂にあたり，さらに，「Keywords欄」を設け，より要点を確認しやすいように配慮いたしました。

また，学生の皆さんの中には，高等学校で化学を履修していない方も多数いらっしゃいますので，そのような方々にとっても理解しやすいように，平易な記述を心がけ，見やすい写真，図表を多く収載いたしました。

本書の構成

本書は，以下の10章から構成されています。

第1章，2章は，実験に当たっての注意と基礎知識，第3章は滴定分析を中心とした「基礎的な化学分析実験」について記載しており，第1～3章は，食品学実験に限らず，化学実験，栄養学実験，食品衛生学実験，生化学実験などのすべての実験において利用していただくことができます。

第4章は，「食品成分の定性反応」を中心とした基礎実験で，「1章～4章」だけで，半期（3時間×15回）の実験に対応することが可能です。

第5章以降は，「食品成分の定量分析・成分分析」を中心とした応用実験を収載しております。この中

● 著者プロフィール

江角 彰彦（えすみ あきひこ）

1958年　島根県松江市に生まれる

1980年　京都大学農学部農芸化学科卒業

1982年　京都大学大学院
　　　　農学研究科修士課程修了
　　　　（発酵生理、応用微生物学専攻）

1985年　京都大学大学院
　　　　農学研究科博士課程研究指導認定
　　　　（発酵生理、応用微生物学専攻）

1985年　学校法人大和学園
　　　　京都栄養医療専門学校　講師

2002年　学校法人大和学園
　　　　京都栄養医療専門学校　准教授

　　　　現在に至る

資格

食品衛生管理者
毒物劇物取扱者
危険物取扱者
食生活アドバイザー
野菜ソムリエ
発酵検定認定

から，必要と思われる実験を選択していただくことにより，半期（3時間×15回）の実験に対応することができます。

さらに，「第1章〜4章」，および「5章以降」を合わせて行っていただくと，通年（3時間×15回×2期）の実験に使用していただくことが可能です。

本書の特徴

① 各実験の前に，その実験に関連した食品学（食品学総論，食品学各論，食品加工学）の学習項目の要点を簡潔にまとめ，解説し，学生の皆さんが，実験を通して，理解をより深められるように配慮いたしました。この点は，既存の類書にはない，優れた点であると自負いたしております。

② 各要点の説明部分に，「Keywords欄」を設け，要点をより確認，復習しやすいよう配慮いたしました。

③ 各実験において使用する実験器具，装置について，必要なものはそのサイズ（容量・重量）に至るまで，すべて記載し，速やかに実験器具の準備ができるように配慮してあります。また，実験に使用する試薬は，その名称だけでなく，調製法まですべて詳しく記載してありますので，他の書籍，文献を調べる必要がなく，すぐに実験に取りかかれるように，意を尽くしました。

④ 実験の手順がひと目でわかるように，実験操作は簡条書きとし，必要に応じてフローチャートでも説明を加えてあります。フローチャートの記載のない実験については，学生の皆さんが，実験を行うにあたって，準備（予習）として各自でプロトコルを作成して，実験に臨んでいただくと，より効果的であると思います。また，実験をイメージするのに役立つ写真や図表を多く載せてありますので，高等学校で化学を履修していなかった学生の皆さんにも，安心して実験に取り組んでいただけると思います。

⑤ 多くの学生の方々は，レポートの書き方に不慣れであるため，本テキストでは各実験ごとの「提出用レポート」のデジタルデータを教育者向けに配布し，それを活用して，より簡単にレポート作成ができるように配慮をいたしました。「提出用レポート」には，実験結果，考察だけでなく，関連する事項についての課題を設け，学生の皆さんが食品学，栄養学の講義で学習した知識を再確認，復習し，さらに理解を深められるようにいたしました。

まとめ

以上のように，本書は，食品学や栄養学を学ぶ大学，短期大学，専門学校における食品学実験のテキストとして執筆したものです。そのなかでも，特に栄養士や管理栄養士を志す学生の皆さんには，最適の内容となっております。さらに，このテキストは，研究所や工場における品質管理部門のスタッフの皆様にとりましても，拙著を現場でお役に立てていただけるのではないかと思います。ご使用をいただけると幸甚です。

お願い

意を尽くしたつもりですが，浅学非才の身ゆえ何かと不備な点や，不適切な表記もあるかと思います。今後さらに改善を加えて，学生の皆さん，そして教員の皆様にとって，親しみやすく，使いやすく，そして，よりわかりやすいテキストにしていく所存ですので，諸先生方のご教示，ご指導，ご叱責を広く賜りますよう，何卒よろしくお願い申し上げます。

謝辞

本書を執筆するにあたっては，多くの諸先生方の実験書，教科書を参考にさせていただきましたことに，心よりお礼を申し上げます。また，実験施設，実験器具の面からご援助をいただきました，学校法人大和学園 田中誠二理事長，学校法人大和学園京都栄養医療専門学校 影山弘典校長，京都栄養医療専門学校 水野裕士副校長に厚くお礼を申し上げます。

終わりに，本書の出版にあたって，企画から編集に至るまで，多大な理解とご尽力を賜りました株式会社同文書院社長 宇野文博氏，企画から編集に至るまで，終始，貴重なご指導，ご助言をいただきました教科書編集部 志水邦朗編集長，総務部 齊藤彰部長に心よりお礼を申し上げます。

2022年1月20日
著者 江角彰彦

目 次
contents

第1章

食品学実験を始める前に

学習のポイント

　本章では，さまざまな実験に共通するもっとも基礎的で，かつ重要な事項である，実験にあたっての注意事項，安全の確保，レポートの書き方について学ぶ。

1 食品学実験の目的

🔑 *Keywords*　◆「百聞は一見に如かず」　◆「百見は一行に如かず」　◆定性実験　◆定量実験

　実験の目的は，講義で学んだことや，文献に記載されている事項，現象を，自分の手で，目の前に再現し，その結果を確認し，より深く，正確な知識として，自分の身につけることにある。「百聞は一見に如かず」という言葉があるが，自分で見たことは，深く理解でき，非常に記憶に残る。しかし，実験は，自分の手で行うものであるため，さらに一層深く理解することができ，より正確な記憶にとどめられる。いうなれば，「百見は一行に如かず」である。

　実験を行う際には，常に「何のためにこの実験を行っているのか」をよく考えて取り組む必要があり，さらに「なぜ，このようになるのだろうか」という探究心を持つことが大切である。

　食品中のさまざまな成分に関する定性実験，定量実験を行うことにより，栄養士，管理栄養士として必要な「食品についての理解」を深めることができる。なお，定性実験とは，その物質，成分が持つ「性質」を調べ，確認する実験であり，定量実験は，その物質，成分の「量」を調べる実験である。当然，定性実験より，定量実験の方が，より高い技術が必要とされる。

2 実験にあたっての注意事項

1）実験室における服装・身だしなみ

 Keywords　◆身体を保護　◆白衣

（1）白衣を着用する

自分の身体を保護するため，白衣を着用する。なお，白衣のベルト通しに手ぬぐいをさげておくと，安全，かつ便利である。

（2）安全な履き物を履く

かかとの低い，動きやすい，軽いものを履いておく。スリッパ，サンダルなど，かかとを固定できないものは，危険なため，絶対に使用しない。

（3）髪の毛は束ねる

じゃまにならないように，束ねておく。前にたれた長い髪は，たいへん危険である。

（4）爪は短く切っておく

爪は短く切り揃えておき，マニキュアなどは落としておく。

（5）アクセサリーは身につけない

指輪，ブレスレット，腕時計などは，はずしておく。

2）実験者として気をつけること（マナー）

 Keywords　◆予習　◆五感　◆実験ノート　◆配慮　◆整理整頓　◆清掃　◆指導教官の指示

（1）予習と理解が大切

実験の前に実験書をよく読み，十分に予習を行い，目的，原理，使用する試料，試薬，操作などを理解しておくことが大切である。何の目的でどんな実験を行うのかを，あらかじめよく確認しておく。

（2）荷物は，ロッカーへ

実験室に不要な荷物を持ち込まない。最低限必要なもの以外は，ロッカーに収納しておく。

（3）積極的な態度

実験は，積極的に行う。自分の五感（眼，鼻，耳，口，手）で，実験の結果を確認し，理解に努める。

（4）実験ノートに記録

実験中に観察したこと，気づいたこと，および結果は，必ず「実験ノート」に記録する。記録は，鉛筆を使用して行う。万年筆は，水で滲んでしまう恐れがあるため，使用しない。

実験記録は，そのつど正確，かつ克明にこのノートに書き留める。この記録を基にして実験レポートを作成することになるので，その重要性をよく理解しておく必要がある。実験ノートの書き方については，後述する（本章 p. 6，「5.実験ノートおよびレポートの書き方」参照)。

（5）周囲に対する配慮

自分の周囲に，常に他の実験者がいることを十分に配慮しておく。走り回ったり，他の実験者の迷

惑となるような行動をとってはならない。常に落ち着いて，行動すること。

（6）実験台は，整理整頓

　実験台は，常に整理整頓されていなければならない。実験台，およびその周囲を汚してしまった場合は，速やかに清掃を行い，安全の確保に努める。

（7）困ったら指導教官の指示

　疑問な点があったら，必ず指導教官に質問をし，指示を仰ぐ。独断で実験を進めることは，思わぬ事故につながる場合があり，非常に危険である。

（8）最後に清掃

　実験終了後は，実験台，実験室の清掃を行う。

3）実験操作において気をつけること

 Keywords ◆手順　◆操作

（1）手順を考える

　時間内に効率よく，かつ安全に実験を行うために，手順をよく考えて実験を行う。特に，共同実験（グループ実験）の場合には，メンバーの役割分担が，非常に大切である。

（2）操作は実験書どおりに

　試薬を加える順序，操作の順序は，必ず実験書通りに行う。

3　廃棄物の処理

1）破損したガラス器具

 Keywords ◆ガラス器具は非常に壊れやすい

　ガラス器具は非常に壊れやすい。ケガを防ぐために，破損したガラス器具はただちに片づける。

2）使用済みの試薬，廃液

 Keywords ◆廃液　◆中和　◆処理

　使用済みの試薬や廃液は，周囲の環境を汚染しないように処分する。

（1）酸性廃液

　10％水酸化ナトリウムで中和（pH7 〜 8）した後，水道水で希釈して流す。

（2）アルカリ廃液

　希硫酸で中和（pH7 〜 8）した後，水道水で希釈して流す。

（3）重金属廃液

　金属イオンを沈殿法などによりできるだけ除去した後に，流す。処理が困難である場合には，指定の容器（タンク）に集め，処理業者に委託する。

（4）有機溶媒

可燃溶媒と不燃溶媒に分け，指定の容器（タンク）に集め，処理業者に委託する。

4 安全のために

1）火災を防ぐために

 Keywords　　◆引火性　◆爆発　◆換気　◆濃硫酸　◆濃硝酸　◆有機溶媒　◆消火器

（1）安全対策

① 万が一の場合に備えて，実験台，実験室は整理整頓に努める。避難経路を確保し，避難通路に物を置かないようにする。

② ガス器具の栓，ゴム管は常に十分に点検し，不備があれば交換，補修を行う。

③ ガスや電熱器具を点火したまま，その場を離れることがないようにする。

④ 消火器の置き場と使い方を熟知しておくこと。

⑤ 引火性の高い試薬（アルコール類，エーテル類，アセトンなど）の取り扱いには十分に注意し，決して直火で加熱してはならない。

⑥ 混合することによって，発熱，爆発の危険のある試薬の混合には十分に注意し，必要がない限り混合を避ける。

⑦ 酸化力の強い試薬（塩酸，硫酸，硝酸，酢酸など）と，引火性の高い試薬は，近くに置かない。

⑧ 実験室は，適度な換気を行う。

⑨ 濃硫酸，濃硝酸をふき取った布，雑巾などは自然発火の恐れがあるため，すぐに水洗するか，処分する。

⑩ 油脂，有機溶媒の付着した布，雑巾なども自然発火の恐れがあるため，速やかに処分する。

⑪ 使用しない時には，電気器具の電源を切っておく。

⑫ 実験終了後は，ガス栓，電源，水道栓を完全に止める。

（2）応急処置

① 出火した場合には，あわてず，大きな声を出して，助けを求める。

② 出火した場合には，付近にある燃えやすいものを遠ざけ，ガスの元栓を閉じる。

③ 出火に対して，場合により，消火器を用いる。

④ 白衣などに火がついた場合は，該当者を床に転ばせ，上着などでたたいて火を消す。

⑤ 消火後は，十分に換気を行う。

2）火傷を防ぐために

 Keywords　　◆強酸　◆強アルカリ　◆流水で冷やす

（1）安全対策

① 加熱中のフラスコや，試験管をのぞいてはいけない。

② 加熱中の試験管，フラスコの口を，人のいるほうに向けてはいけない。

③ 顔のすぐ前で，試験管，フラスコの振り混ぜ，攪拌を行ってはいけない。

④ 濃厚な強酸に，いきなり水を加えてはいけない。発熱の恐れがある。特に，硫酸には気をつけること。

⑤ 大量の強酸と強アルカリをいきなり混合してはいけない。

（2）応急処置

① 熱湯，熱い実験器具などに触れて火傷をした場合には，ただちに流水で冷やす。

② 凍傷になった場合には，凍った箇所を 40℃ くらいの温水で 30 分程度ゆっくり温める。

③ 重症の場合には，信用のおける医師の診察，手当てを受ける。

3）外傷を防ぐために

 Keywords 　◆**使用前に点検**　◆**消毒**　◆**止血**

（1）安全対策

① ガラス器具に傷がないか，使用前に点検する。

② ガラス管，ガラス棒は，極めて折れやすい。十分に気をつけること。必要に応じて，軍手を使用する。

③ 破損したガラス器具を不用意に触らない。

④ ガラス器具の外側がぬれたまま，火にかけてはいけない。

⑤ 加熱中のフラスコや，試験管をのぞいてはいけない。

⑥ 加熱中の試験管，フラスコの口を，人のいるほうに向けてはいけない。

⑦ 顔のすぐ前で，試験管，フラスコの振り混ぜ，攪拌を行ってはいけない。

（2）応急処置

① 切り傷を水道水でよく洗い，その後消毒する。

② 切り傷を押さえて痛みを感じる時は，皮下にガラスの破片が残っている可能性がある。

③ 出血が止まらない場合には，傷口を圧迫，止血し，信用のおける医師の診察，手当てを受ける。

4）薬品による傷害を防ぐために

 Keywords 　◆**安全ピペッター**　◆**自動ピペット（ピペットマン）**　◆**有毒ガス**　◆**有機溶媒**
◆**ドラフトチャンバー**　◆**洗浄**　◆**牛乳**　◆**卵白水**

（1）安全対策

① 強酸，強アルカリ，有機溶媒を使用する場合には，口でピペットを吸わず，安全ピペッター（p.26），自動ピペット（ピペットマン，p.27）を使用する。

② 酢酸，強酸（塩酸，硫酸，硝酸）などは，皮膚に傷害を与えやすいため，直接皮膚に触れないように十分に注意する。

③ ベンゼン，トルエン，クロロホルム，四塩化炭素などの有機溶媒は，皮膚に傷害を与えやすいため，直接皮膚に触れないように十分に注意する。

④ 試薬の中には揮発性の高いもの，有毒ガスが発生する恐れのあるものがあるため，試薬びんは少

しずつ空ける。

⑤ 有機溶媒（エーテル，アセトン，クロロホルム）や，発煙硝酸，臭素などの蒸気は極めて有毒である。吸い込まないように，注意することが必要である。このような蒸気が発生する実験を行う時には，ドラフトチャンバー（局所排気機能がついた覆いの中で，有害・有毒物質を操作する実験装置）内で行う。

(2) 応急処置

① 皮膚に試薬が付着した場合には，ただちにその部分を大量の水で十分に洗浄する。

② 濃い酸，濃いアルカリが皮膚に付着した場合には，布で拭き取った後，ただちにその部分を大量の水で十分に洗浄する。

③ 試薬が眼に入った場合には，ただちに流水で洗浄する。中和剤などを用いてはいけない。しかる後，早急に信用のおける医師の診察，手当てを受ける。

④ 試薬を飲み込んだ場合には，該当者の口に指を入れて吐かせる。吐けない場合には，大量の水を飲んで吐かせる。その後，大量の牛乳，卵白水を飲み，それを吐き出す。しかる後，早急に信用のおける医師の診察，手当てを受ける。

⑤ 有毒なガスを吸ってしまった場合には，すぐに負傷者を風通しのよい，新鮮な空気の場所に移し，毛布などで体温の散逸を防ぐ。しかる後，早急に信用のおける医師の診察，手当てを受ける。

5 実験ノートおよびレポートの書き方

1）実験ノートの書き方

 Keywords ◆実験ノート ◆実験時の条件 ◆経過の観察

① メモ用紙ではなく，必ず専用の「実験ノート」を用意する。

②「実験ノート」は，ルーズリーフノートよりも，通常の横罫ノートが好ましい（バラバラになる危険がないため）。

③ 必ず実験の日時，実験時の条件（天候・気温など）を記載しておく。

④ 試薬，実験の経過の観察，反応時間，温度，結果，実験中に気が付いたこと，疑問点などを詳しく，丁寧に記録しておく。そのためには，実験に集中しておくことが，とても大切である。

2）レポートの書き方

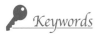 *Keywords* ◆実験の再現性 ◆試料 ◆試薬 ◆調製法 ◆器具 ◆装置 ◆実験操作 ◆正確さ ◆結果 ◆有効数字 ◆単位 ◆考察 ◆原理 ◆参考文献 ◆論理的

レポート（実験報告書）は，正確な内容を，正しい文章で表現することが大切である。丁寧，かつ，わかりやすく，簡潔に書く。後になって，自分ひとりでもこの実験ができるように（実験の再現性），記述しておくことが大切である。

本実験書は，教育者向けに提出用レポートのデータを提供しているが，一般的にレポートを書く時に必要な項目は以下の通りである。

(1) 表紙

　表紙には，実験題目，実験日時，実験時の条件（天候，気温など），学籍番号，氏名，共同実験者などを書く。

(2) 目的

① 実験の目的を簡潔に記載する。箇条書きでもよい。

② この実験を行うことにより，何がわかり，何を習得できるのかを書く。

(3) 試料

① 試料は実験，分析の対象となる物質のことである。どのような試料を用いたかを記載する。

(4) 使用した試薬，装置，器具

① 試薬は試料に化学反応や変化を起こす目的で使用される薬品類のことである（第2章, p.13 参照）。どのような試薬をどれほど使用したかを書く。調製法まで記載するとなおよい。

② 使用した器具，装置を書く。装置に関しては，図示すると，よりわかりやすい。

(5) 実験方法（実験操作）

① 実験操作は，実際に実験を行った順序で正確に記載する。

② 実験書をそのまま写すのは，好ましくない。自分なりに咀嚼して，書く。

③ 過去形で記載するのが望ましい。

(6) 実験結果

① 実験の経過観察と結果を記載する。

② 計算結果は正確，かつ詳細に記載する。

③ 測定値についての有効数字（第2章, p.12 参照），単位に気をつけること。

④ 結果は，表やグラフにまとめるとわかりやすくてよい。

⑤ 実験中の失敗，誤りなども記載する。

(7) 考察

① 実験の原理についても記載することが望ましい。

② 実験結果から何がわかり，何が言えるのかを書く。感想ではないので，あくまで，論理的に書く。

③ 実験に関する疑問点などは，書籍，文献などを調べ，できるだけ独力で解決に努める。

④ 自分の理解したことを，論理的に自分の言葉で表現する。

(8) 参考文献

① レポートを作成する時に使用した書籍，文献などを記載する。

② 書籍の場合には，「著者，書籍名，記載ページ，出版社，発行年」を記載する。

③ 文献（論文）の場合には，「著者，文献（論文）名，記載ページ，記載雑誌名，発行年」を記載する。

(9) 感想

① 実験を終えての感想を記載する。この実験を振り返る時に，必ず役に立つ。

第2章

実験にあたっての基礎知識

| 学 | 習 | の | ポ | イ | ン | ト |

　本章では，実験において用いる単位，数値の取り扱い方，および試薬，実験器具の種類と取り扱い方について学ぶ。

1 実験で用いる単位

1）主な物理量とその単位

 Keywords　　◆mm は m の 1/1000　◆μm は mm の 1/1000　◆nm は μm の 1/1000　◆mg は g の 1/1000　◆μg は mg の 1/1000　◆摂氏温度　◆絶対温度　◆密度　◆比重

（1）長さの単位

1メートル（m）

1センチメートル（cm）＝ 0.01m ＝ 100 分の 1m

1ミリメートル（mm）＝ 0.1cm ＝ 1000 分の 1m

1マイクロメートル（μm）＝ 1/1000mm ＝ 100 万分の 1m

1ミリミクロン（mμm）＝ 1/1000 μm ＝ 10 億分の 1m

1ナノメートル（nm）＝ 1/1000 μm ＝ 10 億分の 1m

1オングストローム（Å または A）＝ 1/10nm ＝ 100 億分の 1m

（2）容量（容積・体積）の単位

1リットル（L）＝ 1000mL

1デシリットル（dL）＝ 100mL ＝ 10 分の 1L

1ミリリットル（mL）＝ 1/1000L ＝ 1000 分の 1L

1平方センチメートル（cm^2）＝ 1mL ＝ 1000 分の 1L

1 マイクロリットル（μL）＝ 1/1000mL ＝ 100 万分の 1L

（3）質量の単位

1 キログラム（kg）＝ 1000g

1 グラム（g）＝ 1/1000kg

1 ミリグラム（mg）＝ 1/1000 g ＝ 1000 分の 1g

1 マイクログラム（μg）＝ 1/1000mg ＝ 100 万分の 1g

1 ナノグラム（ng）＝ 1/1000mg ＝ 100 万分の 1g

（4）温度の単位

摂氏温度（℃）

絶対温度（°K）＝（摂氏温度＋ 273）

（5）密度・比重の単位

密度（g/mL）＝質量 / 容積

　＊標準物質（4℃の水）の密度＝ 0.99997g/mL

比重＝ある物質の密度 / 標準物質の密度

2）主な化学量とその単位

 Keywords　　◆原子量　◆分子量　◆アボガドロ数　◆モル（mol）

（1）原子量

　原子の平均質量を，^{12}C の原子の質量を 12 として相対的に表した値を，その物質の原子量という。相対値であるので，単位はない。元素の周期律表に詳細な数値が掲載されている。

（2）分子量

　分子の平均質量を，^{12}C の原子の質量を 12 として相対的に表した値を，その分子の分子量という。相対値であるので，単位はない。分子の質量は，その分子を構成している原子の質量の和であるから，分子量は構成原子の原子量の和に等しい。

（3）モル

　原子，分子，イオンなど同一種類の粒子のアボガドロ数（6.02×10^{23} 個）の集団を 1 モル（1mol）という。

3）溶液の濃度とその単位

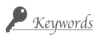 *Keywords*　　◆重量パーセント濃度（w/w%）　◆重容パーセント濃度（w/v%）　◆容量パーセント濃度（v/v%）　◆ミリグラムパーセント濃度（mg%）　◆百万分率（ppm）◆十億分率（ppb）　◆モル濃度（M）　◆規定濃度（N）◆力価（F）

（1）重量パーセント濃度（w/w%）

　溶液 100g 中に含まれる溶質の量を（g）数で表した濃度である。

（2）重容パーセント濃度（w/v%）

　溶液 100mL 中に含まれる溶質の量を（mL）数で表した濃度である。

（3）容量パーセント濃度（v/v%）

溶液 100mL 中に含まれる溶質の量を（mL）数で表した濃度である。

(4) ミリグラムパーセント濃度（mg%）

溶液 100g 中に含まれる溶質の量を（mg）で表した濃度である。

(5) 百万分率（ppm）

溶液 1000000g（10^6g）に含まれる溶質の量を（g）数で表した濃度である。溶液 1000g 中に含まれる溶質の量を mg で表したものと考えるとわかりやすい。

(6) 十億分率（ppb）

溶液 1000000000g（10^9g）に含まれる溶質の量を（g）数で表した濃度である。

(7) モル濃度（M）

溶液 1L（1000mL）中に含まれる溶質の量をモル数で表した濃度である。

(8) 規定濃度（N：ノルマルティ）

溶液 1L（1000mL）中に含まれる溶質の量をグラム当量数で表した濃度である。

(9) 力価（F：ファクター）

標準溶液は，規定度（N）によって正確に調整されなければならない。しかし，高精度の天秤を使用しても，正確に測ること（たとえば，1.0000g）は非常に難しい。そこで，目的の規定度と近似する濃度の溶液を調整して，それを別の標準液により標定して正確な濃度を判定する。その濃度と目的とする濃度の比をファクター（F）という。

（例）

0.1N が目的とする濃度で，実際には 0.0998 だとすると，F = 0.0998/0.1 = 0.998 である。この濃度を計算に用いる時には，目的とする濃度にファクターを乗じて用いる。この場合は，0.1 × F ＝ 0.1 × 0.998（N）となる。

2 数値の取り扱い方

1）測定値の読み方

 Keywords ◆**最小目盛りの 1/10 まで読み取る**

重量や容量を目盛りのついた器具で測定する場合，肉眼で最小目盛りの 1/10 の桁まで読み取る。たとえば，最小目盛りが 0.1mL であるビュレット（p.20，図 2 − 25）では，0.01mL まで読み取る。

2）実験誤差

 Keywords ◆**実験誤差** ◆**平均値**

実験によって得られた値と真の値の差を実験誤差という。注意深く実験を行ったとしても，誤差を避けることはできない。たとえば，感度が 0.1g（最小目盛りが 0.1g）の天秤では，0.01g の位は目測で読み取るため，必然的に誤差となる。

誤差は，実験値を真の値より大きくする場合（プラスの誤差）と，小さくする場合（マイナスの誤

差）とが半々の確率で起こる。したがって，同じ試料で数回実験を行い，その平均値を実験結果とすれば，プラスの誤差とマイナスの誤差が打ち消しあって，平均値はより真の値に近づく。これが，平均値をとる理由である。

3）有効数字と有効桁数

 Keywords　　◆有効数字　◆有効桁数　◆公差

　実験で求めた数値は，必ずそれぞれの限度内で誤差を含んでいる。そのため，その値を数字として表す場合には，自ずと制限がある。実験値として意味のある数字，すなわち数値を示すのに有効な数字を有効数字という。有効数字は，確かな数字に，さらに幾分不確実な数字を1桁加えて表すのが一般的である。また，有効数字の桁数を有効桁数という。有効桁数とは，0でない最高の位から数えた数をいう。

＜例＞

　たとえば，25mLのビュレットで測定した液体の体積が「9.75mL」であったとすると，この時の最後の「5」という数字は，目測で読んでいるため不確かな数である。また測容器は中に液体を入れるものであり，外気温などにより誤差（ゆらぎ）が生じ，誤差が見込まれる。これを公差という。測容器を使用するにあたっても，その測容器の公差を考えながら，有効数字を判断しなければならない。実際にこのビュレットの公差は「0.03」であるから，真の値は「9.75 ± 0.03mL」の範囲内に存在し，どの値であるか決めることはできない。

　もし，測定値を「9.750mL」と表現すると「5」が既に不確かな数であるため，最後の「0」は意味を持たない。これは，実験の精度を偽った数値となる。

　また，逆に「9.7mL」と表現すると，確かな数である「7」を不確かな数として示していることになり，実験の精度を不当に低く表現することになる。そのため，測定値は不確かな数をひとつ加えた「9.75mL」と表現しなければならない。

　実験においては，さまざまな器具や測定法を組み合わせて使用するため，どれかひとつだけ突出して精度を高めても，どこかで粗い実験が入ると，精度はもっとも粗いところにより支配される。そのため，実験の精度は揃えなくては意味がない。

4）計算

 Keywords　　◆桁数を揃えて計算を行う

　測定値を使って計算する場合も，有効数字の桁数に気をつける必要がある。

（1）加減計算

　加減される数の小数点からの桁数を揃えて計算を行う。すなわち，小数点以下の桁数の最小の数値に合わせて，四捨五入で丸めて計算を行う。

（例）「12.5 + 6.24 + 0.388」の場合

$$12.5 \rightarrow 12.5 \quad (\text{小数点以下1桁で，最小となるため，これに合わせる})$$
$$6.21 \rightarrow 6.2$$
$$\underline{+\ 0.377} \rightarrow \underline{+0.4}$$
$$19.1$$

（2）乗除計算

乗除数の桁数を最小の数値の桁数に四捨五入で揃えて計算し，解（答）の桁数も最小の桁数に丸める。

（例）「0.1208 × 9.48」の場合

「0.1208」の有効数字は4桁，「9.48」の桁数は3桁であるから，有効数字の桁数を3桁に揃えて，「0.121 × 9.48 = 1.14708」となる。さらに，答を丸めて，「1.15」とする。

3 試薬の取り扱い

1）試薬の規格

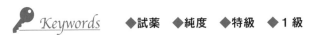

Keywords　◆試薬　◆純度　◆特級　◆1級

試薬とは，実験，分析などにおいて使用するのに必要な純度を持った薬品類のことである。試薬には，等級がある。現在，JIS（日本工業規格）には多くの薬品が記載されているが，JISに記載のない試薬については大部分基準がない。各試薬メーカーでは，試薬の純度により，社内基準を定めている。

その一例は，社内規格特級（GR：Guaranted Reagent），社内規格1級（EP：Extra Pure），化学純度1級以下（CP：Chemical Pure），工業用（TG：Technical Grade）といったものである。普通は，1級を用いるが，精密さを要求される実験においては，より純度の高い特級を使用する。

2）基本的な試薬

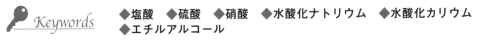

Keywords　◆塩酸　◆硫酸　◆硝酸　◆水酸化ナトリウム　◆水酸化カリウム
　　　　　◆エチルアルコール

（1）酸類

塩酸（HCl），硫酸（H_2SO_4），硝酸（HNO_3），酢酸（CH_3COOH），炭酸（H_2CO_3），シュウ酸（$(COOH)_2$）など

（2）塩基類

水酸化ナトリウム（NaOH），水酸化カリウム（KOH），アンモニア水（NH_4OH），水酸化カルシウム（$Ca(OH)_2$）など

（3）塩類

塩化ナトリウム（NaCl），炭酸ナトリウム（Na_2CO_3），硝酸銀（$AgNO_3$），過マンガン酸カリウム（$KMnO_4$）

（4）有機溶媒類

エチルアルコール（C2H5OH），メチルアルコール（CH3OH），ジエチルエーテル（C2H5OC2H5）

3）試薬の取り扱い

 Keywords

◆有毒なガス　◆ドラフトチャンバー　◆腐食性　◆引火性　◆ラベル　◆褐色びん　◆ポリエチレン製びん　◆スパーテル　◆一度取り出した試薬は汚れているので，決して元の試薬びんに戻さない　◆メスシリンダー　◆駒込ピペット　◆ラベルが上

（1）試薬を安全に用いるために

　実験において使用する試薬は種類が多いので，安全のためにも適切な取り扱いが必要である。

① 濃塩酸，発煙硝酸，塩素，濃アンモニア水は有毒なガスを発生するので，必ずドラフトチャンバー（ドラフト）内で取り扱う。

② 強酸，強アルカリ，硝酸銀，トリクロロ酢酸などは腐食性があるので，皮膚などにつかないように注意する。

③ アルコール類，エーテル類，アセトンなどの有機溶媒は引火性が強いので，火気の近くで取り扱ってはならない。

④ 調整した試薬には必ずラベルを貼る。ラベルには試薬名，濃度，調整日，調整者名を書いておく。

⑤ 光によって変質してしまう恐れのある試薬は，必ず褐色びんに保存する。

⑥ アルカリ性の液体試薬はガラスを侵す恐れがあるため，ポリエチレン製びんに保存する。

（2）固体試薬の取り扱い方

① 容器のラベルをよく読み，間違いがないことを確認する。

② 容器を開けたら，栓やふたは内側が上を向くように置く。

③ 少量の試薬を取る時には，中身を汚さないように，乾いた清潔な薬さじ（スパーテル：p.19，図2－21）を用いる。

④ 一度取り出した試薬は汚れているので，決して元の試薬びんに戻さない。

⑤ 多量の試薬を取る時には，びんを傾け，ゆっくり回転させながら，注ぎ出す。

（3）液体試薬の取り扱い方

① 容器のラベルをよく読み，間違いがないことを確認する。

② 一般には，メスシリンダー（p.20，図2－23）で計りとる。

③ 少量の場合には，清潔な駒込ピペット（p.20，図2－24）を用いて移す。駒込ピペットは，ガラスの太くなった部分を人差し指，親指以外の3本の指と手のひらで包むように持ち，試薬溶液を出し入れする時には，人差し指と親指でゴムキャップを押して調節する。ゴムキャップの部分に試薬を入れないようにするため，横にしてはいけない。

④ 多量の試薬を取る時には，ラベルが上に来るように持ち，ラベルを汚さないようにする。飛散を防ぐために，ガラスの撹拌棒を用いる場合もある。

⑤ 口の小さい容器に入れる時には，乾いた清潔なロート（p.15，図2－5）を用いる。

4 実験器具

1）ガラス製の器具

（1）試験管類（test tube）

　ガラス製が一般的である。各種の試験をするのに用いられる。呈色反応の観察は，その代表的なものである（図2−1）。

（2）ビーカー類（beaker）

　試薬を溶かしたり，溶液を取り扱う場合に広く用いられる。10mL から 1000mL 程度のものが一般的である。側面にはおおよその量を示す目盛りがつけてあるが，実験において用いることはまずない。ガラス製の物以外に，プラスチック製，金属製のものがある（図2−2）。

（3）フラスコ類（flask）

　反応容器として用いる。三角フラスコ，平底フラスコ，丸底フラスコ，ナス（型）フラスコなどがある（図2−3，2−4）。

（4）ロート類（funnel）

　液体を移す時に用いたり，ろ紙（filter paper）とともに用いて沈殿の除去，分別を行う。グラスフィルターは，試料が強酸性，強アルカリ性のため，ろ紙を用いることができない場合に用いる。ブフナーロート（ヌッツェ）は磁性で，目皿にろ紙を引き，吸引びん，水流ポンプ（または，アスピレ

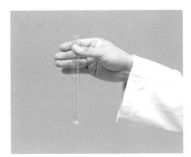

図2−1　試験管

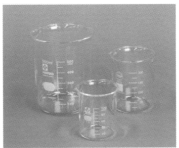

図2−2　ビーカー

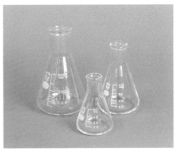

図2−3　三角フラスコ

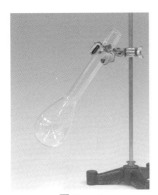

図2−4
ケルダール分解フラスコ

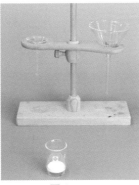

図2−5
ロート，ロート台，
グラスフィルター

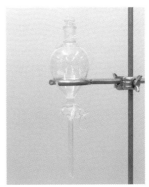

図2−6　分液ロート

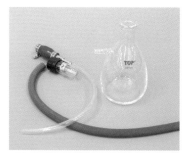
図2－7　吸引びん，水流ポンプ

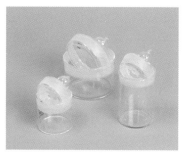
図2－8　秤量びん

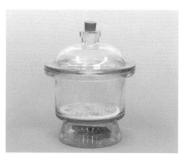
図2－9　デシケーター

ーター）を用いて減圧ろ過を行う際に用いるとともに，沈殿の除去，分別を行う（図2－5）。

(5) 分液ロート（separatory funnnel）

　混合物から目的の物質を分離する方法のひとつに抽出がある。溶液から溶剤を用いて抽出する際に用いる（図2－6）。

(6) 吸引びん（suction bottle・filter flask）

　吸引ろ過を行う際に用いる。減圧に耐えられるように，肉厚ガラス製である（図2－7）。

(7) 水流ポンプ（水流サッカー）・アスピレーター（water-jet pump・aspirator）

　水の流れによって減圧を作る器具である。水道の蛇口に装着し，吸引びんとともに用いる（図2－7）。

(8) 試薬びん（reagent bottle）

　ガラス製で無色のものと，褐色のものがある。口の広いものを広口びん，細いものを細口びんという。一般に広口びんは固体の保存に，細口びんは液体の保存に用いる。

(9) 秤量びん（weighing bottle）

　肉薄のガラス製で，すり合わせのふたがついている。中に試料を入れ，その重量を正確に測定するのに用いる。水分含量の測定などに用いられる（図2－8）。

(10) シャーレ（ペトリ皿）（laboratory dish）

　大きさの異なるガラス製の皿を2枚組み合わせたもので，微生物の培養，簡易のペーパークロマトグラフィーなどに用いる。

(11) 時計皿（watch glass）

　腕時計の風防のような形をしたガラス製の皿で，主にビーカーなどのふたとして用いる。

(12) デシケーター（desiccator）

　肉厚の大型のガラス器具で，下の部分に乾燥剤（シリカゲルなど）を入れて用いる。ふたと本体は，平面のすり合わせになっており，ワセリンを塗って使用する。常圧用と減圧用がある（図2－9）。

(13) スポイト（syringe）

　溶液を移す際に用いる。

(14) 冷却管（condenser）

　蒸留用のリービッヒ（liebig）冷却管，還流用のディムロート（Dimroth）冷却管，ソックスレー（Soxlet）冷却管が一般的である（図2－10）。冷却用の水は，管の外側を下から上に流す。

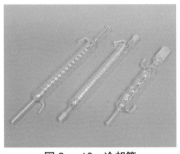

図2－10　冷却管
（左よりリービッヒ冷却管，ディム
ロート冷却管，ソックスレー冷却管）

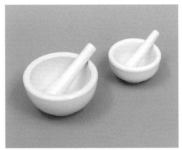

図2－11　乳鉢，乳棒

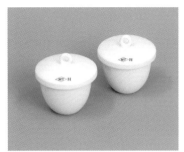

図2－12　るつぼ

2）磁製の器具

（1）乳鉢と乳棒（mortar・pestle）

　試薬や試料の粉砕，磨砕に用いる。磁性のものが一般的である（図2－11）。

（2）るつぼ（crucible）

　試料の加熱，融解，灰化に用いる磁性の耐熱性容器である（図2－12）。

（3）ブフナーロート（ヌッツェ）

　ブフナーロート（ヌッツェ）は磁性で，目皿にろ紙を引き，吸引びん，水流ポンプ（または，アスピレーター）を用いて減圧ろ過を行う際に用いて，沈殿の除去，分別を行う。

3）木製，プラスチック製の器具

（1）ピペット台（pipet rack）

　ピペットを汚さないために，実験台にじかに置くのではなく，ピペット台を用いる。プラスチック製のものが一般的である（図2－13）。

（2）試験管ばさみ（test tube holder）

　加熱時の際などに，試験管を保持するのに用いる。木製のものが多い（図2－14）。

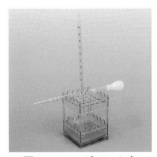

図2－13　ピペット台

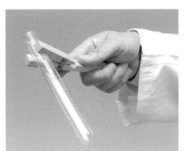

図2－14　試験管ばさみ

4）金属製の器具

（1）試験管立て（test tube stand）

試験管を立て，反応，呈色の確認などに用いる。プラスチック製の他，金属製のものある（図2－15）。

（2）スタンド（stand），ビュレット台（buret stand）

ビュレットの支持，装置の組み立てなどに用いる。支持棒にクランプホルダーをつけ，クランプ，Oリングなどを取りつける（図2－16）。

（3）ガスバーナー（gas burner）

一般的に，実験室で用いるのは，テクルバーナーである。酸化炎と還元炎に分かれるように，エアを調整する。不完全燃焼には注意が必要である（図2－17）。

（4）三脚（tripod）

バーナーで加熱する際に，上にアスベスト付き金網，湯煎などをのせて使用する（図2－18）。

（5）アスベスト（石綿）付き金網（asbested wire gauze）

フラスコ，ビーカーを加熱する際に，炎が直接器具に当たらないよう下に敷いて用いる（図2－18）。

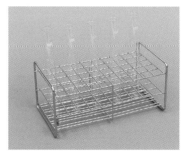

図2－15　試験管立て

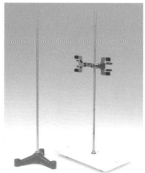

図2－16
スタンド，ビュレット台

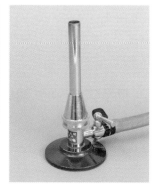

図2－17　ガスバーナー

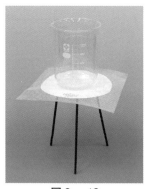

図2－18
三脚，アスベスト付き金網

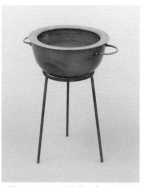

図2－19　湯煎（湯煎鍋）

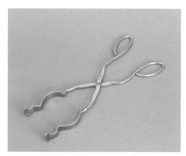

図2－20　るつぼばさみ

(6) 湯煎（湯煎鍋）(water bath)

　銅製，ステンレス製のものが一般的である。ふたが大小の輪からなっており，加熱する容器の大きさによって調節できるようになっている。蒸発，蒸留などに用いる（図2－19）。

(7) るつぼばさみ（crucible tongs）

　るつぼ，秤量びんをはさむ際に用いる（図2－20）。

(8) 洗浄用ブラシ（washing brush）

　さまざまな種類，サイズがあり，器具の洗浄に用いる。

5）その他の器具

(1) 薬包紙（weighing paper）

　試薬，試料を計り取る場合に用いる薄いパラフィン紙である。

(2) 薬さじ，スパーテル（spatula）

　固体の試薬,試料を扱うさじである。種々の大きさがあり,小さいものはミクロスパーテルと呼ばれる（図2－21）。

(3) ろ紙（filter paper）

　ロート，ヌッツェなどとともに，ろ過に用いる。定性用，定量用，さまざまな種類がある。

(4) 洗浄びん（washing bottle）

　ポリエチレン製のものが一般的である。びんを握ると，その圧力で中の溶液が押し出される。蒸留水，アセトンなどを入れて用いる（図2－22）。

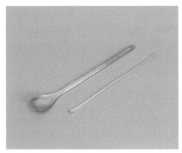

図2－21
スパーテル・ミクロスパーテル

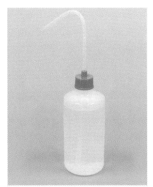

図2－22　洗浄びん

6）測容器具

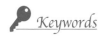
Keywords　◆測容器　◆出容器（メスシリンダー，ピペット，ビュレット）
◆入容器（メスフラスコ）

　液体の体積を測定したり，試薬を調製する時に用いる。中に入れた体積を示す受用器具（入（受）容器：E：einguss）と，排出した体積を示す出用器具（出容器：A：ausguss）がある。

(1) メスシリンダー（measuring cylinders）

　メスシリンダーは出容器であり，目盛りは排出した容量を示している。ガラス製のもの，プラスチック製のものがある。容積は，10mL〜2Lのものが一般的である（図2－23）。

(2) ピペット（pipet）

　ピペットは出容器であり，目盛りは排出した容量を示している。中央がふくらんでいるホールピペット，目盛りを刻んだメスピペットが主なものである。また，10mL以下の溶液をおおざっぱに採取するのに用いる駒込ピペットがある（図2－24）。

(3) ビュレット（buret）

　滴定に用いられる実験器具で，出容器である。25mLのもがよく用いられる。ガラスコック付きのガイスラー型ビュレット，ゴム管とガラス球を用いたモール型ビュレットがある。また，この器具の応用として，自動ビュレットがある（図2－25）。

(4) メスフラスコ（volumetric flask）

　入容器（受容器）であり，一定体積の溶液を調製する際に用いる。栓がすり合わせになっており，無色のものと褐色のものがある（図2－26）。

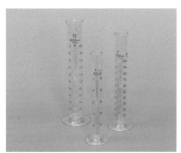

図2－23　メスシリンダー

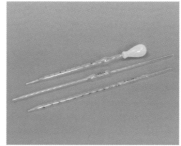

図2－24
（上から）駒込ピペット，
ホールピペット，メスピペット

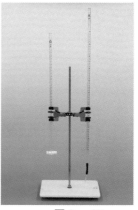

図2－25
ガイスラー型ビュレット（左側）
モール型ビュレット（右側）

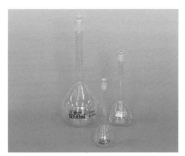

図2－26　メスフラスコ

5 実験器具の洗浄と乾燥

1）洗浄

 Keywords　◆洗浄　◆水洗い　◆洗剤　◆純水　◆水道水と置換　◆ピペット洗浄器

（1）普通のガラス器具類

　実験に使用した器具類は，原則としてただちに洗浄しなければならない。使用後，早ければ早いほど汚れは落としやすい。また，汚れの原因と性質をよく知る実験者自身が洗浄することが重要である。洗浄は，実験の一部であるという認識を持つことが大切である。

＜洗浄の手順＞
① 器具内の内容物を捨て，水洗いをして，できるだけ汚れを取り除く。
② スポンジやブラシに洗剤をつけて，器具の外側を洗浄する。洗剤は研磨剤の含まれていない液体洗剤を用いる。
③ さらに，スポンジやブラシで内側を洗浄する。
④ その後，水洗いをして，洗剤を完全に洗い流す。水をかけて，水をはじく部分は汚れが落ちていないため，もう一度洗剤をつけて洗いなおす。
⑤ よくすすぐ。
⑥ 最後に，純水を何回かに分けてかけ，水道水と置換する。

（2）測用器具類（メスシリンダー，メスフラスコ）

　測容器類は内部をブラシで洗浄すると誤差を生じる恐れがあるため，ブラシは使用しない。

＜洗浄の手順＞
① 器具内の内容物を捨て，水洗いをして，できるだけ汚れを取り除く。

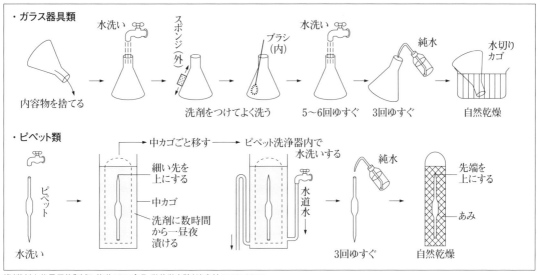

資料）村上俊男編著『改訂 基礎からの食品・栄養学実験』建帛社,P.10, 2014
図2-27　ガラス器具・ピペット類の洗浄の方法

② スポンジに洗剤をつけ，器具の外側を洗浄する。

③ 洗剤液を入れ，撹拌，振とうして器具の内側を洗浄する。

④ その後，水洗いをして，洗剤を完全に洗い流す。水をかけて，水をはじく部分は汚れが落ちていないため，再度洗剤をつけて洗いなおす。

⑤ よくすすぐ。

⑥ 最後に，純水を何回かに分けてかけ，水道水と置換する。

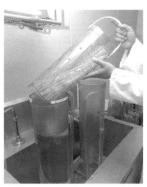

図2－28　ピペット洗浄機

(3) 測用器具類（ピペット類）

＜洗浄の手順＞

① 水洗いをして，できるだけ汚れを取り除く。

② スポンジに洗剤をつけ，ピペットの外側を洗浄する。

③ よくすすぐ。

④ 洗剤の入ったピペット洗浄器に一昼夜つけておく（図2－28）。

⑤ 取り出して，自動ピペット洗浄器に移し，一昼夜流水で洗浄，すすぎを行う。

⑥ 最後に，蒸留水を何回かに分けてかけ，水道水と置換する。

2）乾燥

 Keywords　◆自然乾燥　◆風乾　◆電気乾燥器（乾熱器）

(1) 自然乾燥（風乾）

　洗浄した器具は，水切りかごに逆さに入れ，室温で自然乾燥する。

ガラス製の測容器は，必ず風乾により乾燥させる。

(2) 電気乾燥機による乾燥

　測容器以外のガラス器具は，電気乾燥機（乾熱器）に入れて，110℃～120℃で乾燥する。

6 実験器具の使い方

1）試料の採取・調製

 Keywords　◆乳鉢　◆ミキサー　◆ミル　◆ホモジェナイザー

(1) 試料が固体の場合

　乳鉢などですりつぶし，よく混合してから採取する。

(2) 試料が懸濁液の場合

　ミキサー，ミル，ホモジェナイザーなどでよく撹拌してから採取する。

(3) 試料が液体の場合

　よく溶解し，よく撹拌してから採取する。

2）試料の保存

 Keywords　◆冷暗所で保存

　試料の採取から分析まで，成分変化を最小限にしなければならない。特に，ビタミン，酵素などの場合は注意が必要である。また，食品などは腐敗しやすいため，乾燥，冷蔵，冷凍といった処理を行う。また，光の影響を受ける恐れがあるため，試料は冷暗所で保存する。

3）秤量

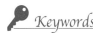 *Keywords*　◆秤量　◆上皿天秤　◆電子天秤　◆精密電子天秤　◆秤量（値）　◆感量（値）
◆キャリブレーション

　物質の重量を測定することを秤量といい，実験においてもっとも基本的，かつ重要な操作である。上皿天秤，電子天秤，精密電子天秤などがある。精度は，上皿天秤＜電子天秤＜直示天秤である。正確に測定できる最大重量を秤量（値），最小重量を感量（値）という。

（1）上皿天秤

　ふたつの皿があり，一方の皿に試料を，もう一方の皿に分銅をのせて秤量する。

① ゼロ点調整

　ゼロ点調整のために，両方の皿に何ものせない状態で，左右の揺れが等しくなるようにバランスをとる（指針をゼロ点に一致させる）。

② 秤量

　一方の皿に試料を，もう一方の皿に分銅をのせて，左右の揺れが等しくなるように，試料，分銅を調整（加減）する。加減するものを自分の利き手側の皿にする。

③ 天秤の保管

　測定終了後は，皿を一方に重ね，天秤の腕が振れないようにしておく。

（2）電子天秤

　電流により発生させた電磁力により秤量する。操作が簡単である（図2－29）。精密度を高めた天秤を精密電子天秤という（図2－30）。

① 設置

　水平な台の上に置き，水準器で水平を確認する（水準器の気泡が円の中心にくるように設置する）。

② ゼロ点調整

　電源を入れ，キャリブレーション（機器の自己補正）終了後，「0.00g」の表示を確認する。表示が「0.00」でなければ，オートゼロボタンを押す。

③ 秤量

　試料を皿にのせ，表示が安定した後，表示を読み取る。薬包紙などを用いる場合には，風袋引きをしてから，使用する。

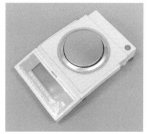

図2－29　電子天秤

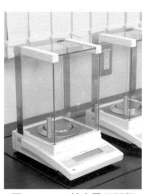

図2－30　精密電子天秤

4) 測容器

Keywords

◆液面の半月形の底部（メニスカス）　◆メスシリンダー　◆メスフラスコ　◆ホールピペット　◆安全ピペッター　◆メスピペット　◆駒込ピペット　◆オートピペット（ピペットマン）　◆滴定　◆ガイスラー型ビュレット　◆モール型ビュレット　◆共洗い（2〜3回）

測容器は一定の溶液の採取に用いられる。眼の高さを液面と水平にし，液面の半月形の底部（メニスカス）を正確に合わせることが基本である（図2－31）。

公差に関しては，表2－1を参照のこと。

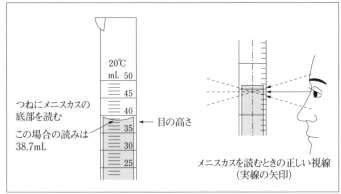

つねにメニスカスの底部を読む
この場合の読みは38.7mL
目の高さ
メニスカスを読むときの正しい視線（実線の矢印）

資料）橋本俊二郎, 波平元辰, 山藤圭子他『新版 食品化学実験』講談社, P.6, 2001
図2－31　メニスカスの読みとり方

表2－1　測容器具の公差

ホールピペット		メスピペット		ビュレット		メスフラスコ	
全量mL	公差mL	全量mL	公差mL	全量mL	公差mL	全量mL	公差mL
0.5以下	0.005	0.2以下	0.005	2以下	0.01	10以下	0.04
2以下	0.01	0.5以下	0.01	10以下	0.02	25以下	0.06
10以下	0.02	2以下	0.02	25以下	0.04	50以下	0.10
25以下	0.03	10以下	0.04	50以下	0.05	100以下	0.12
50以下	0.05	25以下	0.06	100以下	0.10	250以下	0.15
						500以下	0.30
						1000以下	0.60

(1) メスシリンダー

放出量を示す出容器である。他の測容器に比べると，精度は低いため，正確に測容する場合には使用できない。ガラス製の円筒に目盛りが刻んである。大まかに体積を知りたい場合などに用いる。水平な台の上に置き，液面と水平な位置からメニスカスと一致した目盛りを読む。容量が大きくなると誤差も大きくなるため，ちょうどよい大きさのメスシリンダーを用いるようにする。100mLのメスシリンダーで1mLを測ったりしない。

(2) メスフラスコ

正確な濃度の溶液を調製する際に用いる入容器である。首の細い，すり合わせのガラス栓付きのフラスコで，首の部分に一本の標線が刻まれており，溶液のメニスカスが標線に一致した時が正確な容量である。最後に，逆さにしてよく振り混ぜて均一化な溶液にする（図2－32, 2－33）。

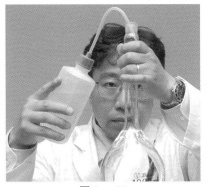

図2－32
メスフラスコの定容の方法

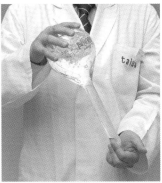

図2－33
メスフラスコの混和の方法

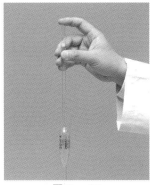

図2－34
ホールピペットの持ち方

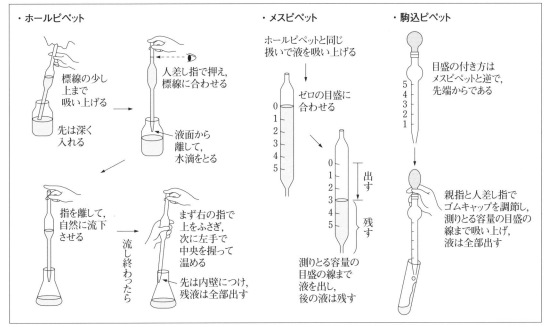

資料) 村上俊男編著『改訂 基礎からの食品・栄養学実験』建帛社, P.17, 2014

図2－35　ピペット類の扱い方

(3) ホールピペット

　一定の容量を正確に採取する際に用いる測容器具をピペットという。標線が一本刻まれた，一定の容量だけを測り取るピペットがホールピペットである（図2－34，2－35）。

＜ホールピペットの使用法＞

① 乾いた，清潔なピペットの先端を溶液中に差し込む。

② 溶液を標線の少し上まで，口または安全ピペッターで吸い上げ，手早く吸い口を人差し指の先端で押さえる。この時，親指で押さえてしまうと微調整が難しいので，必ず人差し指で押さえる。

③ ホールピペットの先端を溶液から引き上げ，ピペットの先端を溶液の入っていた容器の内壁に接触させておく。

④ 指の力を少しゆるめ，液面が標線と一致するまでゆっくり下降させる。ピペットを回しながら行うとやりやすい。

⑤ 溶液を入れる器具の内壁に先端を軽くあて，人差し指を離して，ピペット内の溶液を自然に流出させる。口で吹き出してはいけない。

⑥ 溶液が落ちきった後，約15秒〜20秒の間直立保持しておくと，ピペットの内壁に付着していた溶液が先端に集まってくる。

⑦ ホールピペットの吸い口を指でふさぎ，中央のふくらんでいる部分（チャンバー）を手にぎり，内部の空気を温めて膨張させ，全量を完全に排出する。一度出した後で，また，たまった液は追加しない。

（4）安全ピペッター

　口に入ると危険な試薬，溶液をピペットで吸う場合には，必ず安全ピペッターを用いる（図2−36，37）。

＜安全ピペッターの使用法＞

① 上部の弁（図2−36のA）を押さえながら，球の中の空気を押し出す（球はつぶれる）。

② 次に弁（S）をつまんで，溶液を標線より上に吸い上げる。

③ 弁（E）をつまんで，メニスカスを標線に合わせる。

④ ピペットを受器の上に持ってきて，弁（E）をつまんで，溶液を排出する。

　注）試薬を球の内部に吸い込まないように注意すること。

（5）メスピペット

　目盛りが刻まれており，任意の容量を測り取ることができるピペットがメスピペットである。目盛りと目盛りの間が，測容できる部分である。目盛りのない部分は測容できないため，ホールピペットと異なり，全量を排出してはならない（図2−35，2−38）。

　サイズはさまざまなものがあるため，必要な液量をできるだけ範囲いっぱいで使用するものを選ぶと誤差が少ない。10mLのメスピペットで0.5mLを測ったりしない。

資料）津久井亜紀夫他『食べ物と健康Ⅳ 食品学実験実習』
樹村房，P.10，2002

図2−36　安全ピペッターの構造

（排気バルブ Ⓐ（ナイロン球），ゴム球，吸入バルブ Ⓢ（ガラス球），膨らみ部，ピペット挿入部，排気バルブ Ⓔ（ナイロン球），ピペット）

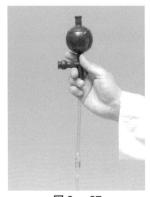

図2−37
安全ピペッターの持ち方

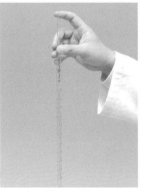

図2−38
メスピペットの扱い方

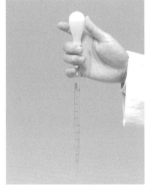

図2−39
駒込ピペットの扱い方

（6）駒込ピペット

ホールピペット，メスピペットに比べて精度が低く，おおよその量を採取する場合にのみ用いる（図2－35，39）。

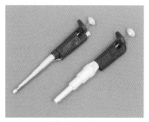

図2－40
オートピペット（自動ピペット，ピペットマン）

（7）オートピペット（自動ピペット，ピペットマン）

オートピペットは出容器である。危険な試薬を安全に採取することができる。先端のチップを交換するだけで，多くの試薬，試料溶液を効率よく採取できるため，便利である。ドラフトチャンバー内で手袋を装着した状態でも使用できる。$1 \sim 10\,\mu$L，$10 \sim 100\,\mu$L，$100 \sim 1000\,\mu$L といったサイズが一般的である（図2－40，2－41）。

＜オートピペットの使用法＞

① ダイヤルを回し，測容したい容積に合わせる。

② 親指で上部のボタン（プッシュロッド）を軽く押したまま，チップを溶液につける。

③ プッシュロッドを押さえている親指をゆっくり離していく。これにより，チップ内に溶液が吸入される。

④ ピペットを受器の上に持ってきて，親指でプッシュロッドをゆっくり押し込む。

⑤ 最後に「カチッ」というまで，プッシュロッドを深く押し込む。

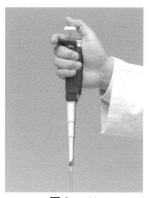

図2－41
オートピペットの持ち方

（8）ビュレット

主に滴定に用いる測容器である。ビュレット台に装着，固定して使用する（p.20，図2－25）。

ビュレットには，10mL，25mL，50mL といったサイズがあり，滴下始めと滴下終わりの目盛りを読むことにより，滴下した溶液の容積が測定できるようになっている。通常，上から下に向けて0.1mL ごとに目盛りが刻んである。ただ，容量2.5mLのミクロビュレットのように，0.01mL ごとに目盛りが刻んであるものもある。どの場合にも，目盛りの間を10等分して，目測で読み取る。

ビュレットにはガイスラー型ビュレットと，モール型ビュレットがある。ガイスラー型は先端に活栓（ガラスコック）がついているため，その部分に少量のワセリンを塗り，使用する。モール型は先端にゴム球がついており，この部分を親指と人差し指でつまんで操作する。

なお，入れる溶液がアルカリ性の場合には，活栓が固着する恐れがあるため，ガイスラー型は使用できない。また，溶液が過マンガン酸カリウム，硝酸銀の場合には，モール型は使用できない。テフロンコックのビュレットであれば，どの場合でも使用できる。光によって変質する恐れのある試薬は，褐色ガラスでできたビュレットを使用する。

＜ビュレットの使用法＞

① ビュレットが清潔で，内面，外面が完全に乾いていることを確認する。

② ビュレットをビュレット台に装着，固定する。

③ ビュレットに満たすべき溶液を少量入れ，洗う（共洗い）。共洗いは2～3回行う。

④ ロートを使い，溶液を入れる。

⑤ ロートをはずし，活栓（コック）を開いて溶液を流出させ，ビュレットの先端まで溶液を満たす。

⑥ 溶液のメニスカスが，ゼロの目盛りよりも下にくるようにする。

⑦ このメニスカスを最小目盛りの1/10まで読み取って，記録する（目盛り：A）。

⑧ コックを開いて，溶液を滴下していく。

⑨ 滴下が終わった後，同様に目盛りを読み取る（目盛り：B）。

⑩ AとBの差が，ビュレットから滴下した溶液の体積である。

5）攪拌

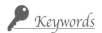 *Keywords*　◆スターラーバー　◆マグネティックスターラー　◆試験管振とう機（試験管ミキサー，ボルテックスミキサー）

　固体試薬を液体に溶解する場合や，溶液濃度を均一にするために行う操作を攪拌という。また，反応温度を均一にするためにも，必要な操作である。

(1) ガラス棒による攪拌

　攪拌したい溶液をビーカー内において攪拌する。ガラス棒がビーカーの内壁にあたらないように注意する。場合によっては，ガラス棒の先端にゴムチューブをかぶせて使用してもよい。

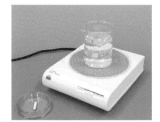

図2－42
スターラーバー，
マグネティックスターラー

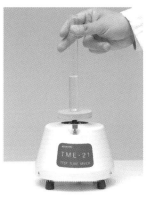

図2－43
試験管振とう機
（ボルテックスミキサー）

(2) マグネティックスターラーによる攪拌

　溶液内にスターラーバーを入れ，マグネティックスターラーにより攪拌する。滴定を行う場合などには，非常に便利である（図2－42）。

(3) 試験管振とう機（ボルテックスミキサー，試験管ミキサー）による攪拌

　試験管内の溶液を攪拌する場合に用いる。試験管の底を振とう機のラバー（ゴム，スポンジ）に押しあてて使用する。試験管の本数が多い場合などには，非常に便利である（図2－43）。

6）分離（ろ過・遠心分離）

 Keywords　◆ろ過　◆ひだ折り　◆グラスフィルター　◆遠心分離　◆上澄み液　◆沈殿

(1) ろ過

　ろ過とは，固体と液体を分離する操作である。ろ紙を通過した液体をろ液，ろ紙上に残った固体を沈殿（物），残渣（残留物）という。

　ろ過には，減圧を用いない自然ろ過と，減圧を用いる減圧ろ過がある。減圧ろ過は，デンプン溶液，タンパク質溶液などのろ過に時間がかかる場合に用いる。減圧ろ過においては，前述のブフナーロート（ヌッツェ），目皿，グラスフィルターなどを用い，水流ポンプ（サッカー），アスピレーターに連結して吸引ろ過を行う。

　ろ紙は精製したセルロース製のものが一般的で，形状，大きさ，目の粗さによって，さまざまなろ紙がある。無機分析において沈殿を採取する場合には「四つ折り」のろ紙，不要な固体を除去（ろ別）

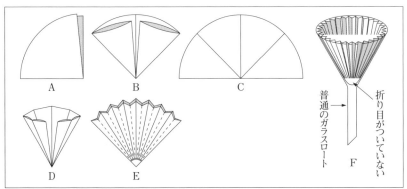

寺部茂『化学と生物実験ライン6　実験器具・器械の取り扱いと安全性』廣川書店,p.65,1990より転載

図2－44　ひだ付きろ紙の折り方

する場合には「ひだ折り」のろ紙を用いる（図2－44）。

　また，試料溶液が濃硫酸や強アルカリ溶液である場合には，ろ紙は侵されて使用できないため，グラスフィルターを用いる。グラスフィルターに記載されている数字が大きいものほど，目が細かい。

（2）遠心分離

　試料溶液の量が極めて少ない場合や，試料溶液の粘度が高くてろ過に長い時間を要する場合，さらに固体粒子が細かすぎてろ過では分離できない場合には，遠心分離機を使用して，遠心分離を行う。この場合は，液体部分を上澄み液（上清），固体部分を沈殿（物）という。

　試料を入れる遠心管（遠心チューブ）は必ずバランスを取り，対を組んでローターに入れる。回転は徐々にスピードを上げていき，停止時は自然停止を待つといった注意が必要である。

7）加熱

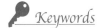 Keywords　　◆ガスバーナー　◆恒温水槽（ウォーターバス）　◆恒温器（インキュベーター）

　加熱は，試料を温めたり，蒸発，蒸留を行う際に必要な操作である。加熱は実験において非常に大切な操作であるが，やけど，火災，爆発などの原因になる恐れのある危険な操作であるため，細心の注意が必要である。

（1）ガスを用いる加熱

　ガスを使用する加熱器具は，ガスバーナーと総称される（図2－45）。ブンゼンバーナー，テクルバーナー，リングバーナーなどがあるが，基本的な構造は共通している。ガスバーナーの使用法を下記に示す。なお，リングバーナーは，基本的に調理に用いるガスコ

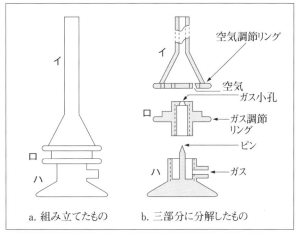

寺部茂『化学と生物実験ライン6　実験器具・器械の取り扱いと安全性』廣川書店,p.45,1990より転載

図2－45　ガスバーナーの構造

ンロと同じである。

＜ガスバーナーの使用法＞

① ガス調節リング（図2－45のロ）と，空気（エア）調節リング（イ）が，ともに右回りで閉まっていることを確認する。

② 実験台のガスの元栓を完全に開ける。

③ ロを少しゆるめ（左に回して），少量のガスを出す。

④ 点火する。炎が立ち昇ることがあるので，バーナーの上に手や顔を突き出してはいけない。

⑤ さらにロを開いて，炎を必要な大きさ（高さ）にする。

⑥ 炎の大きさが決まったら，ロを左手で固定し，イだけをゆるめて（左に回して），エアを入れ，赤い輝きのない青い炎になるように，炎の状態を調節する。赤い炎は不完全燃焼の状態で，すすが多く，発熱量が小さい。酸化炎と還元炎の二層に分離しているのを，確認する。

⑦ 加熱を終える時には，イ→ロ→元栓の順に閉じていく。

＜注意＞

バーナーの筒の中で炎が燃えているのを（引き込み炎）発見したら，バーナーには手を触れず，ただちに実験台のガスの元栓をしめる。

（2）電気を用いる加熱

ニクロム線に電流を流し，その際に発生する熱（ジュール熱）を利用する加熱器具である。発熱部分を被覆することができるため，引火性の溶液を加熱する場合でも比較的安全である。また，恒温装置を用いることができるため，長時間一定の温度を保持する場合にも便利である。電熱式器具の使用温度の目安は，以下の通りである。

　　　恒温水槽（ウォーターバス）　　室温～100℃
　　　恒温器（インキュベーター）　　室温～60℃
　　　乾燥機（乾熱器）　　　　　　　室温～200℃
　　　電気炉（マッフル炉）　　　　　室温～1000℃

（3）加熱法の種類

① 直熱法

加熱により，器具が破損する恐れがあるため，器具の外側を十分乾燥させておかなければならない。試験管内の物質を加熱する場合，ガスバーナーの柔らかい炎（ガス，エアともに少ない炎）の中で，よく振りながら加熱する。

② 金網法

ビーカー類やフラスコ類は，直接炎をあてると破損する恐れがあるため，金網（石綿付き）を介して加熱する。この場合も，器具の外側を十分乾燥させておかなければならない。

③ 湯浴法

銅製の湯煎（p.18，図2－19）に湯を沸かし，その中に浸して加熱する。100℃以下で，ゆるやかな加熱を行う場合に用いる。器具を湯煎の底に触れさせたり，「空だき」にならないように注意が必要である。

④ 蒸気浴法

湯煎で湯を沸騰させ，リングを置いて，その上でビーカーや蒸発皿を水蒸気の熱で加熱する方法で

ある。100℃が保たれる。

⑤　油浴法（オイルバス）

銅製，鉄製のオイルバスに，ごま油，なたね油などの植物油を入れて加熱し，この中に器具を入れて，加熱する方法である。水を用いる③，④よりも高い温度（100℃～200℃）が得られる。

⑥　砂浴法

鉄製の皿の上に乾いた砂を敷き，その上にビーカーやフラスコを置いて加熱する。直熱法に比べて，マイルドな加熱を行うことができる。

8) 冷却

 Keywords　◆寒剤　◆リービッヒ冷却管　◆ディムロート冷却管　◆ソックスレー冷却管

冷却は，試料の温度を下げたり，反応熱を除くために行う操作である。

(1) 液体の冷却

0℃までなら水道水，氷で十分だが，さらの温度を下げる必要がある場合には，寒剤を使用する必要がある。

（寒剤の例）	氷水	約0℃
	氷－食塩	約－20℃
	ドライアイスーメチルアルコール	約－80℃

(2) 蒸気の冷却

抽出，蒸留には各種の冷却管が用いられる。よく使用されるものとしては，リービッヒ（Liebig）冷却管，ディムロート（Dimroth）冷却管，ソックスレー（Soxlet）冷却管がある（p.17，図2－10）。

9) 乾燥

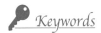 Keywords　◆デシケーター　◆シリカゲル　◆塩化カルシウム　◆濃硫酸

(1) 固体の乾燥

① 常温常圧乾燥

試料を風乾したり，洗った実験器具を乾燥させる場合，ふつう風通しのよい場所で自然乾燥させる。少量の試料を乾燥させる場合には，デシケーターを用いる（p.16，図2－9）。乾燥剤は，シリカゲルを用いるのが普通である。ただ，デシケーターは，本来防湿保存のための器具であるから，水分の多いものを乾燥させるのに用いるのは，あまり適当ではない。

② 高温常圧乾燥

測用器具以外のガラス器具や，加熱しても変質しない試料の乾燥に用いる。

③ 常温減圧乾燥

加熱ができない場合，試料中に残っている微量の水分を除くために用いられる。減圧デシケーターに入れ，減圧して乾燥を行う。

(2) 液体の乾燥（水分除去）

アルコールやエーテルといった揮発性の高い液体に混入した水分を除去する際に用いる。無水硫酸

銅を入れ，よく攪拌，振とうした後に，ろ別する。揮発性の低い液体であれば，よく乾燥させた空気を通じる方法が適当である。

（3）気体の乾燥

① 固形乾燥剤を用いる方法

　ガラス管に，塩化カルシウムなどの乾燥剤を充填し，その中を通過させる。使用しない時には，密栓しておく。

② 液体乾燥剤を用いる方法

　適当なびんに濃硫酸などを入れ，その中を通過させる。ただし，濃硫酸は，アンモニアなどの塩基性液体の乾燥に用いることはできない。

10）顕微鏡観察

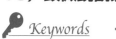 *Keywords*　　◆顕微鏡　◆接眼レンズ　◆対物レンズ　◆プレパラート（標本）

　対象となる試料を肉眼で観察，識別できない場合には，顕微鏡を用いる（図2－46）。

＜顕微鏡の扱い方＞

① 接眼レンズを鏡筒上部に差し込み，対物レンズはレボルバーにねじ込んで装着する。対物レンズは，最も低倍率のものにあわせておく。

② 視野が一様に明るく見えるように，光源を調節する（反射鏡を動かす・光源のスイッチを入れる）。

③ プレパラート（標本）をステージにのせ，レバーで確実に固定する。その後，中央に合わせる。

④ 顕微鏡を横から見ながら，粗動ハンドルを動かして，標本を対物レンズに近づける。

⑤ 接眼レンズをのぞきながら，粗動ハンドルを動かして，対物レンズをステージから離していく。

⑥ おおよその焦点を合わせる。

⑦ レボルバーを回して，対物レンズの倍率を上げる。

⑧ 微動ハンドルを動かして，精密に焦点を合わせる。

⑨ 標本を観察，スケッチする。

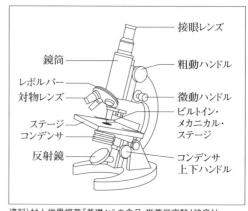

資料）村上俊男編著『基礎からの食品・栄養学実験』建帛社，P.21,1998

図2－46　顕微鏡の構造

第3章

基 礎 実 験

学習のポイント

　基礎実験では，すべての実験の基礎になる手法である，溶液の pH の測定，容量分析（滴定による分析法）を習得する。また，比色分析，クロマトグラフィーなどの基礎的な原理を学ぶ。

1 溶液の調製法

1）試薬溶液の調製法

 Keywords ◆重量%（w/w%）　◆重容%（w/v%）　◆容量%（v/v%）　◆モル濃度（M, mol/L）　◆規定濃度（N）　◆容量分析　◆標準溶液　◆力価（F：ファクター）

（1）重量%（w/w%）

　溶液 100g 中に含まれている溶質のグラム数で表す。

＜調製例＞ 5%（w/w%）食塩水を 100mL 調製する場合

① 食塩 5g を秤量する。

② メスシリンダーで純水を 95mL（g）測り取る。

③ 食塩を 5g を 95mL（g）の純水に溶かす。

④ よく撹拌する。

（2）重容%（w/v%）

　希薄溶液の調製に，もっとも普通に用いられる。溶液 100mL 中に含まれている溶質のグラム数で表す。

＜調製例＞ 1%（w/v%）水酸化ナトリウム溶液を調製する場合

① 水酸化ナトリウム 1.0g を秤量する。

② 純水で 100mL に定容する。

③ よく撹拌する。

（3）容量%（v/v%）

溶液どうし，または気体どうしを混合する場合に用いられる。混合物 100mL 中に含まれる液体，または気体の mL を表す。

＜調製例＞ 15％（v/v％）エタノール溶液を 100mL 調製する場合

① エタノール 15mL を純粋で 100mL に定容する。

② よく撹拌する。

（4）モル濃度（M，mol/L）

溶液 1L 中に含まれる溶質のモル数（M または mol/L）で表す。

（例）0.1M 塩化マグネシウム（$MgCl_2 \cdot 6H_2O$，分子量 203.308）溶液 1L を調製する場合

① 塩化マグネシウム，20.3308g を精秤する。

② 純水で 1L に定容する。

③ よく撹拌する。

＜調製例＞ 3M 硫酸を 600mL 作る場合

濃度 95％，比重 1.84 の濃硫酸を使用する場合

硫酸の分子量（M.W.）＝ 98.08

① 濃硫酸 1L の重さ＝ 1.84×10^3g

② 硫酸の重さ＝（1.84×10^3g）×（97/100）＝ 1.75×10^3g

③ 濃硫酸のモル数＝（1.75×10^3）/98.08 ＝ 17.8M

④ 濃硫酸のモル濃度は，約 18M といえる。

⑤ したがって，18M の濃硫酸を 6 倍に希釈すれば，3M の硫酸ができる。

⑥ 500mL の純水に，100mL の濃硫酸をゆっくり加える。

⑦よく撹拌する。

（5）規定濃度（N）

溶液 1L 中に含まれる溶質のグラム当量数（N）で表す。

＜調製例＞ 1N 水酸化ナトリウム（NaOH，分子量 40.00）溶液 1L を調製する場合

① 水酸化ナトリウム 40.00g を精秤する。

② 純水で 1L に定容する。

③ よく撹拌する。

2）標準溶液の調製法

反応にかかわる物質の量を，体積を測定することによって求めることを，容量分析という（詳細は，後述する）。容量分析においては，濃度の基準になる溶液が必要となる。これを標準溶液という。標準溶液になりうる物質は，精製が容易で，吸湿性がなく，空気中の成分と反応しない安定な結晶状態で得られ，なおかつ水に対する溶解度がある程度大きいものが適当である。

溶液を調製するにあたっては，理論値と全く一致する重量を秤量することは不可能に近く，そのため理論値と完全に一致する濃度の溶液を調製することは不可能に近い。したがって，試薬の調製にあたっては，理論値に近い値を正確に測り取り，それを溶かせばよい。理論値からほんの少しずれていても実験の目的には十分にかなっている。

ただし，理論値からどれだけずれているかは示さなければならない。これを，力価（factor：F）

という。調製した溶液の濃度が目的の濃度（理論値）より少し大きければ力価は1より大きくなり，目的の濃度より小さければ1より小さくなる。

力価（factor：F）＝（秤取量）／（理論値）

と考えてもよい。

　力価は，一般に小数以下第3位までを有効数字として使用する。容器の公差や温度による変動を考慮しているためである。

　調製法，ならびに力価の求め方（標定法）の詳細は，後述する実験を参照にされたい。

2 容量分析

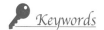 *Keywords*　◆容量分析　◆標準溶液　◆滴定　◆標定　◆力価（factor：F）

　容量分析とは，濃度が未知の試料溶液と，濃度が正確にわかっている標準溶液（standard solution）との間に，中和，沈殿，酸化還元，キレート（錯体）生成などの化学反応を起こさせ，その反応に要した標準溶液の容積から試料溶液の濃度を求める方法である。

　通常，濃度が正確にわかっている標準溶液を，濃度が未知の試料溶液に滴下して反応させる。この操作を滴定（titration）という。ただし，場合によっては，滴定溶液と試料溶液（被滴定液）の関係が逆になることもある。

　濃度が未知（X規定）の試料溶液 V_2（mL）の滴定にあたって，濃度が既知の（N規定）標準溶液を V_1（mL）要した場合，「$NV_1 = XV_2$」の関係が成り立ち，試料溶液の濃度 X は以下の式で求めることができる。

$$X = \frac{NV_1}{V_2}$$

　容量分析を行うには，基準となる正確な濃度の標準溶液が必要である。標準となる物質は，組成変化することがなく，精製・乾燥が容易で，吸湿性がなく（水分と反応しない），空気中の成分（二酸化炭素など）と反応せず，安定な結晶状態で得られるもので，なおかつ，水に対する溶解度がある程度高いものを用いる。この標準物質を用いて正確に調製された溶液を，一次標準溶液といい，NaCl標準溶液，Na_2CO_3 標準溶液などがある。容量分析においては，一次標準溶液は市販品を用いることが多い。

　これに対して，不純物を含んでいたり，結晶水の含量が変化したり，吸湿したり，空気中の二酸化炭素と反応したりして，変質するような場合は，近似的濃度の溶液を調製し，その正確な濃度を既知濃度の一次標準溶液で定める。このような溶液を二次標準溶液といい，NaOH標準溶液，$KMnO_4$ 標準溶液，HCl標準溶液などがある。

　また，このようにして二次標準溶液の濃度を定める操作を標定という。標準溶液の濃度の補正には，力価（factor：F）を用いることが多い。前述したように力価（F）は，調製した溶液が目的とする濃度の何倍として作用するかを示す値である。

1）中和滴定

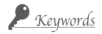

Keywords　◆酸　◆塩基　◆中和滴定　◆ NV ＝ N'V'　◆ pH　◆指示薬
　　　　　　　　◆メチルレッド　◆フェノールフタレイン　◆変色域　◆標定　◆力価（F）

　酸と塩基が反応して，塩と水ができる反応を中和反応という。この中和反応を利用して，酸または塩基の濃度を滴定により求める方法が中和滴定である。中和滴定の当量点では，以下の式が成り立つ。

$$NV = N'V'$$

N：酸の規定度　　　　V：酸の容量

N'：塩基の規定度　　　V'：塩基の容量

　水溶液の酸性，アルカリ性の強さを示す指標を pH という（詳しくは p.54 参照）。中和滴定においては，反応が完結する当量点の前後で，溶液の pH 値が急激に変化する。この当量点を正確に知るためには，当量点付近の pH でちょうど変色する指示薬（呈色指示薬）を選択することが必要である（表3－1）。また，中和滴定を行う酸と塩基の強弱によっても，適当な指示薬を用いることが必要である（表3－2）。

　中和滴定は，濃度が正確にわかっている酸溶液，またはアルカリ溶液を用いて，試料のアルカリ，または酸溶液を滴定する。標準溶液は市販品を用いてもよいし，自分で調製したものを用いてもよい。ただ，自分で調製した場合には，標定を行い，その溶液の力価（F）を求めておく必要がある。

表3－1　中和滴定用指示薬

指示薬	酸性側の色	変色域(pH)	アルカリ性側の色	溶媒
メチルオレンジ	赤色	3.1～4.4	黄色	水
メチルレッド	赤色	4.2～6.2	黄色	70%エチルアルコール
ニュートラルレッド	赤色	6.8～8.0	黄色	水
クレゾールレッド	黄色	7.2～8.8	赤色	20%エチルアルコール
フェノールフタレイン	無色	8.2～9.8	赤色	70%エチルアルコール
チモールフタレイン	無色	9.3～10.5	青色	90%エチルアルコール
アリザリンイエロー	黄色	10.0～12.0	藤色	水

表3－2　中和滴定用指示薬の選択基準

酸・塩基	変色域(pH)	指示薬
強酸と強塩基	3～11	メチルオレンジ, フェノールフタレイン
強酸と弱塩基	3～7	メチルレッド, メチルオレンジ
弱酸と強塩基	7～11	フェノールフタレイン, チモールフタレイン
弱酸と弱塩基	当量点付近のpH変化が急激ではないため，一般に滴定には用いられない	

　試料となるものは，液状のものは，そのまま純水で希釈して，滴定に供する。また，固形のものは，粉砕して，純水で抽出を行った後，固形分をろ別し，ろ液を適当な濃度に希釈して滴定に供する。

　試料中に数種類の酸（酢酸，乳酸，コハク酸，リンゴ酸，酒石酸，クエン酸など）が混在している場合には，含有量が大きい，いずれかひとつの酸で代表させて，表示する。

実験 1　水酸化ナトリウム標準溶液の濃度標定と食酢中の酢酸の定量

目　的	① 中和滴定のやり方，およびその原理を理解する。

② 溶液の力価を求める方法（標定）を身につける。

③ 中和滴定により，食酢中の酢酸（CH3COOH：分子量 60.05）の濃度を求める。

1) 0.1M 水酸化ナトリウム標準溶液の調製

試　薬	水酸化ナトリウム（NaOH）
試　料	試薬に同じ
器　具	① ガラス製器具

　　　　時計皿（または，50mL 程度の小さなビーカー），ビーカー（200mL），ガラス棒，ロート，ホールピペット（5mL），メスフラスコ（500mL），試薬びん

　　② その他の器具

　　　　スパーテル，精密電子天秤，洗浄びん，ロート台，スターラーバー，マグネティックスターラー，洗浄びん

実験操作	① 電子天秤を用いて，水酸化ナトリウム 2g を正確に時計皿，または小さなビーカーに測りとる（精秤）。水酸化ナトリウムは，空気中の水分を吸収して潮解するため，薬包紙は用いない。また，手早く行うこと。

② 秤量した水酸化ナトリウムをビーカー（200mL）に入れる。その際，時計皿に付着した水酸化ナトリウムも洗浄びんの純水でよく洗い，すべて回収する（2 ～ 3 回洗いこむ）。

③ 純水約 80mL を入れ，スターラーにより撹拌して，水酸化ナトリウムを完全に溶かす。

④ ロートを用いて③の溶液を，メスフラスコ（500mL）に移す。その際，ビーカー，ガラス棒を洗浄びんの純水でよく洗い，すべてを回収する（2 ～ 3 回洗いこむ）。

⑤ メスフラスコに純水をそそぎ，500mL に定容する。

⑥ メスフラスコの栓をした後，よく振り混ぜて，十分に混和する。

⑦ 調製した溶液を試薬びんに移す。

⑧ ラベルに「0.1M　NaOH 標準溶液　日付　調製者氏名」を書き，試薬びんに貼りつける。力価については，次の実験で求めた後に，書き込む。

2) 0.1M 水酸化ナトリウム標準溶液の力価の決定（標定）

試　薬	① 1) で調製した 0.1M 水酸化ナトリウム（NaOH）標準溶液（二次標準溶液）

② 0.05M 硫酸（H2SO4）標準溶液（力価：f）（一次標準溶液）

③ 1.0%（w/v）フェノールフタレイン指示薬

　　　　フェノールフタレイン 1.0g を 95% エタノール 90mL に溶かし，純水を加えて 100mL に

定容する。フェノールフタレインはpH8.2で無色から紅色に変化し始め，pH9.8以上では完全に紅色になる。このようなpHの範囲を変色域という。

| 試 料 | 1）で調整した0.1M水酸化ナトリウム標準溶液

| 器 具 | ① ガラス製器具

モール型ビュレット，ロート（小），三角フラスコ（50mL），ホールピペット（5mL），駒込ピペット（1mL）

② その他の器具

ビュレット台，スターラーバー，マグネティックスターラー

| 実験操作 | ① モール型ビュレットに1）で調製した0.1M水酸化ナトリウム標準溶液（二次標準溶液）を入れ，共洗いをする。

② 0.1M水酸化ナトリウム標準溶液をビュレットに入れ，先端から空気が抜けるまで流しだす。その後，目盛りを最小目盛りの1/10（小数第2位）まで読み取る。

③ 0.05M硫酸標準溶液（一次標準溶液）5mLをホールピペット（5mL）で正確にとり，三角フラスコ（50mL）に入れる。

④ ③の溶液にフェノールフタレイン指示薬を駒込ピペット（1mL）で2，3滴加える。

⑤ ④の三角フラスコにスターラーバーを入れる。

⑥ マグネティックスターラーで撹拌しながら，滴定を行う。ビュレットから水酸化ナトリウム標準溶液を少しずつ滴下していく。

⑦ 1滴で，溶液全体が無色から微紅色に変わり，その微紅色が30秒間消失しない点を終点とし，ビュレットの目盛りを読む。ビュレットの最小目盛りは0.1mLであるから，0.01mLまでの目盛りを目測で読む（有効数字）。

⑧ 終点の目盛りから，滴定開始の目盛りを引いたものが滴定値である。

⑨ 異常値の認められない滴定を5回行い，滴定値の平均を求める。

⑩ 平均値から，0.1M水酸化ナトリウム標準溶液の力価（F）を算出する。

⑪ 求めた力価を実験1）の試薬びんのラベルに記入する。ラベルは，「0.1M−NaOH標準溶液　力価＝F　調製した日付　調製者の氏名」となる。

| 結 果 | 水酸化ナトリウム（NaOH）の価数は1，硫酸（H_2SO_4）の価数は2であり，中和した時点においては，（酸のモル濃度）＝（塩基のモル濃度）となり，0.1M水酸化ナトリウム標準溶液の力価（F）は，以下の式で求めることができる。

0.05（M）× 2（価数）× f（硫酸の力価）× 5（mL）

　　　　＝　0.1（M）× 1（価数）× F ×（平均滴定値：mL）

よって，以下の式で求めることができる。

$$0.1M−NaOH 標準溶液の力価（F）= \frac{2 \times 0.05 \times f \times 5}{1 \times 0.1 \times（平均滴定値）}$$

3）食酢中の酢酸の定量

| 試 薬 | ① 2）で力価標定した0.1M水酸化ナトリウム（NaOH）標準溶液（力価：F）

② 1.0%（w/v）フェノールフタレイン指示薬

試料　食酢

器具　① ガラス製器具

ホールピペット（10mL），メスフラスコ（100mL），ビーカー（100mL），モール型ビュレット，ロート（小），三角フラスコ（50mL），駒込ピペット（1mL）

② その他の器具

ビュレット台，スターラーバー，マグネティックスターラー

実験操作　**(1) 食酢の希釈溶液（希釈試料溶液）の調製**

① 食酢原液10mLをホールピペットで正確にとり，メスフラスコ（100mL）に入れる。

② 純水を加え，100mLに定容する。

③ 十分に振とう，攪拌する。

④ 希釈溶液をビーカー（200mL）に移す（希釈試料溶液）。

(2) 試料溶液の滴定

① 力価の標定を行った0.1M水酸化ナトリウム標準溶液（二次標準溶液）をモール型ビュレットに入れ，共洗いを行った後，先端から空気が抜けるまで流し出す。その後，目盛りを最小目盛りの1/10（小数第2位）まで読み取る。

② ホールピペット（10mL）で，希釈試料溶液10mLを採取し，三角フラスコ（50mL）に入れる。

③ 1.0%フェノールフタレイン指示薬を駒込ピペット（1mL）で2.3滴加える。

④ 三角フラスコにスターラーバーを入れる。

⑤ マグネティックスターラーで攪拌しながら，滴定を行う。ビュレットから水酸化ナトリウム標準溶液を少しずつ滴下していく。

⑥ 1滴で，溶液全体が無色から微紅色に変わったところで滴下を止め，ビュレットの目盛りを読む。

（微紅色が30秒間消失しない点を終点とする）。ビュレットの最小目盛りは0.1mLであるから，0.01mLまでの目盛りを目測で読む（有効数字）。

⑦ 終点の目盛りから，滴定開始の目盛りを引いたものが滴定値である。

⑧ 異常値の認められない滴定を5回行い，滴定値の平均を求める。

```
＜フローチャート＞
希釈試料溶液10mL：ホールピペット (10mL)
  ↓
 三角フラスコ （50mL）
  ↓←フェノールフタレイン指示薬2，3滴を滴下：駒込ピペット （1mL）
攪拌
  ↓
0.1M 水酸化ナトリウム （NaOH） 標準溶液で滴定
  ↓
終点 （無色→紅色：微紅色が30秒間消失しない点）
  ↓
異常値の認められない滴定を5回行う
  ↓
計算
```

実験2

結果　　水酸化ナトリウム（NaOH）の価数は1，酢酸の価数は1であり，中和した時点においては，（酸のモル濃度）＝（塩基のモル濃度）となるから，食酢中の酢酸濃度（w/v%）のは，以下の式で求めることができる。

食酢中の酢酸の濃度（%：w/v）＝ 0.0060 × V × F × 100/10 × 1/S × 100

- 0.0060：0.1M 水酸化ナトリウム標準溶液1mL に相当する酢酸のグラム数（g）
- V　　　：0.1M 水酸化ナトリウム標準溶液の平均滴定値（mL）
- F　　　：0.1M 水酸化ナトリウム標準溶液の力価
- 100/10：希釈溶液全量（mL）／被滴定溶液量（mL）
- S　　　：試料（原液）採取量（mL）（ここでは，10（mL））

2）沈殿滴定

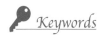Keywords　　◆沈殿滴定　◆硝酸銀　◆クロム酸カリウム　◆モール法　◆塩化銀（白色沈殿）
◆クロム酸銀（赤褐色）　◆標定　◆希釈

　沈殿滴定は，定量しようとする物質が，難溶性の沈殿を生成する反応を利用した滴定法である。操作が比較的簡単で，迅速に定量できるが，反応の終点を知る方法が少ないため，滴定に利用できる沈殿反応は限られている。標準液としては，硝酸銀（AgNO₃），塩化ナトリウム（NaCl）などが代表的なものである。これらはいずれも，1モル＝1グラム当量である。

　ここでは硝酸銀（AgNO₃）を標準溶液として，食品中の食塩（NaCl）を定量する。硝酸銀標準溶液で食塩を定量する場合，指示薬としてクロム酸カリウム（K₂CrO₄）溶液を用いる方法をモール法という。

　食塩溶液にクロム酸カリウム溶液を少量加えておき，これに硝酸銀溶液を滴下していくと，まず，塩素イオン（Cl^-）が銀イオン（Ag^+）と反応し，塩化銀（AgCl）の白色沈殿を生じる。すべてのCl^-が沈殿した後，初めてAg^+がクロム酸イオン（CrO_4^{2-}）と反応して，クロム酸銀（Ag₂CrO₄）の赤褐色沈殿を生じるので，この点を終点とする。以下に，反応式を示す。ただ，この滴定を行う場合は，試料溶液がほぼ中性（pH6～10）でなければならない。

AgNO₃ + NaCl　──────→　AgCl ↓ + NaNO₃
　　　　　　　　　　　　（白色沈殿）

2AgNO₃ + K₂CrO₄　──────→　Ag₂CrO₄ ↓ + 2KNO₃
　　　　　　　　　　　　（赤褐色沈殿）

実験2　0.02M 硝酸銀標準溶液の標定としょうゆ中の食塩の定量（モール法）

目的　① 沈殿滴定のやり方，およびその原理を理解する。
　　　② 溶液の力価を求める方法（標定）を身につける。
　　　③ モール法により，しょうゆ中の食塩を定量する。

1）0.02M 硝酸銀（AgNO₃）標準溶液（二次標準溶液）の調製と標定

試薬　① 硝酸銀（AgNO₃；分子量 169.87）
　　　　以下「実験操作（1）」において調整法を述べるが，市販品を用いてもよい。

② 0.02M 塩化ナトリウム標準溶液（一次標準溶液）

市販品を用いてもよいが，自分で以下のように調製してもよい。

<調製法>

i.　特級塩化ナトリウム（NaCl；分子量　58.44）を白金るつぼに入れて，約600℃で1時間加熱する。

ii.　デシケーター中で放冷する。

iii.約1.2gを精秤し，純水により1000mLに定容する。この溶液の力価は，以下の式で求める。

力価（f）＝精秤値（g）/1.1688（g）

③ 10%クロム酸カリウム（K₂CrO₄）溶液

| 試　料 | 試薬に同じ |

| 器　具 |

① ガラス製器具

メスフラスコ（1000mL），三角フラスコ（100mL），ホールピペット（10mL），メスピペット（1mL）

② その他の器具

スパーテル，薬包紙，精密電子天秤，スターラーバー，マグネティックスターラー，褐色びん，洗浄びん

| 実験操作 | **(1) 0.02M 硝酸銀標準溶液（二次標準溶液）の調製**

① 硝酸銀（AgNO₃；分子量 169.87）を約3.4gを精秤する。

② 純水で1Lに定容し，よく混和する。

③ 褐色びんに入れ，冷暗所に保存する。

(2) 0.02M 硝酸銀標準溶液の標定（モール法）

① 共洗いをした後，褐色ビュレットに0.02M 硝酸銀標準溶液（二次標準溶液）を入れる。

② 塩化ナトリウム標準溶液（一次標準溶液）20mLをホールピペット（20mL）で測り取り，三角フラスコ（100mL）に入れる。

③ 10%クロム酸カリウム（K₂CrO₄）溶液1mLをメスピペット（1mL）で測り取り，三角フラスコに入れる。

④ 0.02M 硝酸銀標準溶液で滴定を行う。

⑤ 塩化銀（AgCl）の白色沈殿が生成する。

⑥ その後，5秒間撹拌しても赤褐色のクロム酸銀（Ag₂CrO₄）が消失しない点を終点とする。

⑦ 5回滴定を行い，その平均値を求める。

| 結　果 | 0.02M 硝酸銀標準溶液（二次標準溶液）の平均滴定値をV（mL），0.02N 塩化ナトリウム標準溶液（一次標準溶液）の力価をf，0.02M 硝酸銀標準溶液の力価をFとすると，以下の式が成り立つ。

$$0.02 \times F \times V = 0.02 \times f \times 20$$

F　　：0.02M 硝酸銀標準溶液の力価

V　　：0.02M 硝酸銀標準溶液の平均滴定値（mL）

f　　：0.02M 塩化ナトリウム標準溶液の力価

2）しょうゆ中の食塩含量の定量

試　薬　① 0.02M 硝酸銀標準溶液（二次標準溶液）

② 10％クロム酸カリウム溶液

試　料　しょうゆ（希釈して滴定に供する）

器　具　① ガラス製器具

秤量びん（または，小さい容量のビーカー），メスフラスコ（500mL），三角フラスコ（100mL），ホールピペット（10mL），メスピペット（1mL）

② その他の器具

電子天秤，スターラーバー，マグネティックスターラー，褐色びん

実験操作　① ガラス製の秤量びんを用いて，市販のしょうゆ約 1.0g を精秤する。

② メスフラスコ（500mL）に洗いこみ，純水により 500mL に定容する（希釈しょうゆ溶液）。

③ 共洗いをした後，褐色ビュレットに 0.02M 硝酸銀標準溶液を入れる。

④ 希釈しょうゆ溶液 20mL をホールピペット（10mL）で測り取り，三角フラスコ（100mL）に入れる。

⑤ 10％クロム酸カリウム（K_2CrO_4）溶液 1mL をメスピペット（1mL）で測り取り，三角フラスコに入れる。

⑥ 0.02M 硝酸銀標準溶液で滴定を行う。

⑦ 塩化銀（AgCl）の白色沈殿が生成する。

⑧ その後，5 秒間攪拌しても赤褐色のクロム酸銀（Ag_2CrO_4）が消失しない点を終点とする。

⑨ 5 回滴定を行い，その平均値を求める。

＜フローチャート＞

試料溶液（しょうゆ希釈溶液）標準溶液　20mL：ホールピペット（10mL）
　↓
三角フラスコ（100mL）
　↓←10％クロム酸カリウム（K_2CrO_4）溶液 1mL：メスピペット（1mL）
攪拌
　↓←ビュレットから 0.02M 硝酸銀（$AgNO_3$）標準溶液を滴下
白濁（塩化銀の沈殿）
　↓←0.02M 硝酸銀（$AgNO_3$）溶液を滴下
赤褐色（クロム酸銀の沈殿）
　↓
終点（5 秒間攪拌しても赤褐色のクロム酸銀（Ag_2CrO_4）が消失しない点）
　↓
計算

※ 終点付近では，塩化銀の白色沈殿と，クロム酸イオンによる黄色の着色のため，クロム酸銀（赤褐色）の生成による変色の判定が困難である。そこで，あらかじめ明らかに赤褐色の沈殿ができるまでのおおよその滴下量を求めておくとよい。

| 結　果 | 平均滴定値を V（mL）とすると，以下の式が成り立つ。

しょうゆ中の食塩含量（％：w/w）＝ 0.00117 × V × F × 500/20 × 100/S

- 0.00117：0.02M 硝酸銀標準溶液 1mL に相当する NaCl のグラム数（g）
- V　　　：0.02M 硝酸銀標準溶液の平均滴定値（mL）
- F　　　：0.02M 硝酸銀標準溶液の力価
- S　　　：試料採取量（ここでは，S ＝ 1.0(g)）

3）酸化還元滴定

🔑 *Keywords*　◆酸化：電子を失う　◆還元：電子を得る　◆酸化剤　◆還元剤　◆酸化還元滴定

　酸化とは，物質が電子を失う（酸化数が増加する）反応であり，還元とは，物質が電子を得る（酸化数が減少する）反応である。酸化と還元は，必ず同時に起こるので，酸化還元反応という。酸化還元反応において，相手を酸化する物質を酸化剤，相手を還元する物質を還元剤という。

　酸化剤と還元剤は，同じグラム当量数で反応するため，反応の終点を適切な方法で知ることができれば，滴定によって定量することができる。このように，定量する物質と標準溶液との間の酸化還元反応を利用する容量分析法を酸化還元滴定という。

（1）過マンガン酸カリウム滴定

🔑 *Keywords*　◆過マンガン酸カリウム：1 モルは 5 グラム当量　◆淡紅色　◆標定　◆空試験

　過マンガン酸カリウム（$KMnO_4$）標準溶液を用いる滴定法である。過マンガン酸カリウムは，液性が酸性かアルカリ性かによって，酸化能力が異なる。一般によく用いられているのは，強酸性溶液，特に硫酸酸性溶液における酸化反応である。

　　$2KMnO_4 + 3H_2SO_4 \longrightarrow K_2SO_4 + 2MnSO_4 + 3H_2O + 5O$

　強酸性下では，1 分子の $KMnO_4$（MnO_4^-）は他の物質から 5 個の電子を奪うことができる。この時，マンガン（Mn）は 5 個の電子を奪って，酸化数は +7 から +2 となる。したがって，$KMnO_4$：1 モルは 5 グラム当量に相当する。

　溶液を酸性にする場合，硫酸は反応式で示される量以上に加える必要がある。硫酸が少ないと，中性またはアルカリ性の反応を呈して，二酸化マンガンの褐色沈殿が生じてしまうためである。

　この反応の終点は，$KMnO_4$ 自身の淡紅色により示されるため，指示薬を特に必要としない。溶液中に還元性の物質が存在する時には，ほとんど無色の Mn^{2+} であるが，当量点に達すると，極めてわずかな MnO_4^- により淡紅色を呈する。

　また，過マンガン酸カリウムは，通常二酸化マンガンなどの不純物をふくみ，そのままでは標準溶液とすることができないため，過マンガン酸カリウム溶液を煮沸後放置して，二酸化マンガンなどを除いてから使用する。

実験3　過マンガン酸カリウム標準溶液の標定とオキシドール中の過酸化水素の定量

　傷の消毒などに用いる過酸化水素水（オキシドール）は，過酸化水素を約30％含んでいる。しかし，その含有量は，分解により少しずつ減少している。ここでは，過マンガン酸カリウムを標準溶液として，市販のオキシドール中の過酸化水素を定量する。

　過酸化水素は酸化剤としても作用するが，相手がより強力な酸化剤である場合には，還元剤として作用する。硫酸酸性下で，過マンガン酸カリウムと反応する場合，5モルの過酸化水素が2モルの過マンガン酸カリウムと反応する。したがって，1モルの過酸化水素は2当量に相当する。

$$2KMnO_4 + 3H_2SO_4 + 5H_2O_2$$
$$\longrightarrow 2MnSO_4 + K_2SO_4 + 8H_2O + 5O_2$$

　上式より，1Nの過マンガン酸カリウム溶液1Lは，過酸化水素の1/2分子と反応することになる。過酸化水素の分子量は34.01であるから，$34.01 \times 1/2 = 17.005$（g）が，過マンガン酸カリウム溶液1Lと反応する過酸化水素の重量である。したがって，0.1N過マンガン酸カリウム溶液1mLは，$0.1 \times 17.005 \times 1/1000 = 0.0017005$（g）の過酸化水素と反応することになる。

|目　的|①　過マンガン酸カリウム溶液を用いた酸化還元滴定のやり方，およびその原理を理解する。
②　溶液の力価を求める方法（標定）を身につける。
③　過マンガン酸カリウム滴定により，オキシドール中の過酸化水素を定量する。

1）0.1N過マンガン酸カリウム（KMnO4）標準溶液の調製と標定

|試　薬|①　過マンガン酸カリウム（KMnO4；分子量158.01）
　　　以下「実験操作(1)」において調整法を述べるが，市販品を用いてもよい。
②　0.1Nシュウ酸標準溶液（一次標準溶液）
　　　市販品を用いてもよいが，自分で以下のように調製してもよい。
　　　＜調製法＞
　　　i.　特級シュウ酸結晶（$C_2H_2O_4 \cdot 2H_2O$；分子量　1グラム当量　63.032）約6.3gを精秤する。
　　　ii.　ビーカー（200mL）に入れ，純水約100mLに溶かす。
　　　iii. 1000mLに定容し，よく混和する。
　　　iv. この溶液の力価は，以下の式で求める。
　　　　　0.1Nシュウ酸標準溶液の力価（F′）＝精秤値（g）/6.3032（g）
③　6N硫酸
　　　＜調製法＞
　　　　濃硫酸（約36N）を純水で6倍に希釈する。この時，濃硫酸に純水を加えては絶対にいけない（急に発熱し，溶液が飛び散る恐れがあり，とても危険である）。純水を入れたビーカーに，少しずつ濃硫酸を入れていき，よく攪拌しながら希釈する。
　　　注）濃硫酸は劇薬のため，取り扱いに注意すること。

|試　料|試薬に同じ

| 器 具 | ① ガラス製器具
メスフラスコ（1000mL），時計皿，ガラスフィルター（3G3），ビュレット（褐色のもの），三角フラスコ（100mL），ホールピペット（10mL），駒込ピペット（5mL），メスシリンダー（50mL）
② その他の器具
スパーテル，薬包紙，精密電子天秤，スターラーバー，マグネティックスターラー，褐色びん，湯煎

実験操作 **(1) 0.1N 過マンガン酸カリウム（KMnO4）標準溶液（二次標準溶液）の調製**

① 過マンガン酸カリウム（KMnO4；分子量 158.01）約 3.2g を精秤する。
② 純水で 1L に定容する。
③ 時計皿でふたをして，約 15 分静かに煮沸する。
④ 室温で一昼夜放置する。この操作により，溶液中の還元性物質が分解される。
⑤ ガラスフィルター（3G3）を用いてろ過し，不純物を除去する。
　（ろ紙は，過マンガン酸カリウムを還元するため，使用しない）
⑥ 褐色びんに保存する。

(2) 0.1N 過マンガン酸カリウム（KMnO4）標準溶液（二次標準溶液）の標定

① 共洗いをした後，褐色ビュレットに 0.1N 過マンガン酸カリウム溶液を入れる。
② 0.1N シュウ酸標準溶液 10mL をホールピペット（10mL）で測り取り，三角フラスコ（100mL）に入れる。
③ 6N 硫酸 5mL を駒込ピペット（5mL）で加える。
④ 純水 30mL をメスシリンダー（50mL）で加える。
⑤ 湯浴上で 60℃〜70℃ に加温する。
⑥ 0.1N 過マンガン酸カリウム（KMnO4）溶液で滴定を行う。
⑦ 淡紅色が 30 秒間消失しない点を終点とする。
⑧ 5 回滴定を行い，その平均値を求める。
⑨ シュウ酸標準溶液を純水に換えて，同様の滴定を行う。これを空試験（くうしけん）という。

結 果　調製した 0.1N 過マンガン酸カリウム（KMnO4）標準溶液の力価は，以下の式で求めることができる。

$$0.1 \times F \times (a - b) = 0.1 \times F' \times 10$$

　F　　：0.1N 過マンガン酸カリウム標準溶液の力価
　a　　：0.1N 過マンガン酸カリウム標準溶液の平均滴定値（mL）
　b　　：空試験の平均滴定値（mL）
　F'　　：0.1N シュウ酸標準溶液の力価

2）オキシドール中の過酸化水素の定量

| 試 薬 | ① 0.1N 過マンガン酸カリウム標準溶液
② 6N 硫酸
| 試 料 | オキシドール（市販のものでよい）→希釈して使用する

実験3

器具 ① ガラス製器具

メスフラスコ（100mL），ビュレット（褐色のもの），三角フラスコ（100mL），ホールピペット（10mL），駒込ピペット（10mL），メスシリンダー（50mL）

② その他の器具

湯煎，スターラーバー，マグネティックスターラー，褐色びん，洗浄びん

実験操作 **(1) 試料溶液の調製**

① 市販オキシドール 10mL をホールピペット（10mL）で測り取り，純水でメスフラスコ（100mL）に定容する（オキシドール 10 倍希釈溶液）。

(2) 試料溶液の滴定

① 共洗いをした後，褐色ビュレットに 0.1N 過マンガン酸カリウム標準溶液を入れる。

② 希釈オキシドール溶液 10mL をホールピペット（10mL）で測り取り，三角フラスコ（100mL）に入れる。

③ 6N 硫酸 5mL を駒込ピペット（5mL）で加える。

④ 純水 30mL をメスシリンダー（50mL）で加える。

⑤ 湯浴上で 60℃〜70℃に加温する。

⑥ 0.1N 過マンガン酸カリウム（$KMnO_4$）標準溶液で滴定を行う。

⑦ 淡紅色が 30 秒間消失しない点を終点とする。

⑧ 5 回滴定を行い，その平均値を求める。

⑨ 試料溶液を純水に換えて，同様の滴定を行う（空試験）。

＜フローチャート＞

試料溶液（オキシドール 10 倍希釈溶液）10mL（空試験の場合は，純水 10mL）：ホールピペット（10mL）

↓

三角フラスコ（100mL）

↓←6N 硫酸 5mL：駒込ピペット（5mL）

↓←純水 30mL：メスシリンダー（50mL）

撹拌

↓

湯浴上で 60℃〜70℃に加温

↓

0.1N 過マンガン酸カリウム（$KMnO_4$）標準溶液で滴定

↓   ＊溶液が冷めないうちに，手早く滴定する

終点（淡紅色が 30 秒間消失しない点）

↓

計算

注意 1　湯浴の温度は，60℃以下では反応速度が遅く，滴定をやりにくいため，溶液が冷えないうちに手早く滴定を行う。また，80℃以上では過マンガン酸カリウムが分解してしまうため，注意が必要である。

注意 2　0.1N 過マンガン酸カリウム（$KMnO_4$）溶液で滴定する時，液の色が濃く，ビュレットの目盛りが読みにくいため，メニスカスは溶液の下端ではなく，上端を読む。

実験
4

| 結　果 | オキシドール中の過酸化水素の重量は以下の式で求めることができる。

オキシドール中の過酸化水素濃度（％：w/v）

$$= 0.0017008 \times (a - b) \times F \times 100/10 \times 100/10$$

- 0.0017008：0.1N 過マンガン酸カリウム標準溶液1mLに相当する過酸化水素のグラム数(g)
- a ：0.1N 過マンガン酸カリウム標準溶液の平均滴定値（mL）
- b ：空試験の平均滴定値（mL）
- F ：0.1N 過マンガン酸カリウム標準溶液の力価

（2）ヨウ素滴定

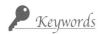 *Keywords*
◆ヨウ素酸化滴定（ヨージメトリー）　◆ヨウ素標準溶液で直接滴定
◆ヨウ素還元滴定（ヨードメトリー）　◆チオ硫酸ナトリウム標準溶液で滴定
◆ヨウ素 - デンプン反応（濃い青色）

ヨウ素滴定には，ヨウ素酸化滴定（ヨージメトリー）とヨウ素還元滴定（ヨードメトリー）の2種類がある。

①ヨウ素酸化滴定

ヨウ素 I_2 の酸化作用を利用して，ヨウ素標準溶液で直接滴定する方法であり，直接ヨウ素滴定とも呼ばれる。利用度は，それほど多くない。

$$I_2 + 2e^- \rightarrow 2I^-$$

ヨウ素1グラム当量は，1/2 モルに相当する。

②ヨウ素還元滴定

ヨウ素イオン I^-（ヨウ化カリウム KI）の還元作用を利用した方法である。ヨウ素カリウムの還元作用により遊離した I_2 をチオ硫酸ナトリウム標準溶液（$Na_2S_2O_3$）で滴定し，間接的に酸化性物質を定量する方法であるため，間接ヨウ素滴定とも呼ばれる。一般に広く用いられている。

$$I_2 + 2Na_2S_2O_3 \longrightarrow 2NaI + Na_2S_4O_6$$

$$2S_2O_3^{2-} \longrightarrow S_4O_6^{2-} + 2e^-$$

$Na_2S_2O_3$　1グラム当量は，1モルに相当する。

ヨウ素（I_2）溶液にチオ硫酸ナトリウム（$Na_2S_2O_3$）溶液を滴下していくと，ヨウ素の薄い褐色が退色していくため，無色の溶液の滴定においては指示薬を用いることなく，終点を決めることができる。しかし，この終点はあまり明瞭なものではないため，デンプン溶液を指示薬として用いる。ヨウ素とデンプンが反応して濃い青色を呈するが（ヨウ素 - デンプン反応），I_2 が I^- に変わると青色が消えるので，この点を終点とする。デンプンは，酸性溶液では加水分解して青色の呈色が鋭敏でなくなるため，滴定終点近くになってから加える。ただし，熱時では使うことができない。

実験4　チオ硫酸ナトリウム標準溶液の標定とさらし粉中の有効塩素の定量

さらし粉 $CaCl$（OCl）に酸を加えた時に発生する塩素を有効塩素という。ここでは，チオ硫酸ナトリウムを用いて，さらし粉中の有効塩素を定量する。

チオ硫酸ナトリウム溶液の標定は，以下のようにして行う。

濃度が正確にわかっている重クロム酸カリウム（$K_2Cr_2O_7$）とヨウ素カリウム（KI），塩酸（HCl）

が反応すると，以下の反応式に示すようにヨウ素（I2）が遊離する。これを前述のヨウ素‐デンプン反応を用いて，チオ硫酸ナトリウムで滴定すれば，チオ硫酸ナトリウムの標定を行うことができる。

K2Cr2O7 ＋ 6KI ＋ 14HCl → 2CrCl3 ＋ 8KCl ＋ 7H2O ＋ 3I2

次に，ヨードメトリーを用いて，さらし粉中の有効塩素を定量する。

さらし粉に酢酸（CH3COOH）を加えると，塩素（Cl2）が発生する。

CaCl（OCl）＋ 2CH3COOH ⟶ Ca（CH3COO）2 ＋ H2O ＋ Cl2

この時，ヨウ化カリウム（KI）が存在すると，発生する塩素と反応して，ヨウ素が遊離する。

Cl2 ＋ 2KI ⟶ 2KCl ＋ I2

この遊離したヨウ素をチオ硫酸ナトリウム標準溶液で滴定する。

I2 ＋ 2Na2S2O3 ⟶ 2NaI ＋ Na2S4O6

なお，酢酸を加えることにより発生する有毒な塩素（Cl2）をただちに塩化カリウム（KCl）にするため，反応溶液中には，必ずヨウ化カリウムを塩酸，酢酸よりも先に加えておくことが重要である。

目 的　① チオ硫酸ナトリウム溶液を用いたヨウ素還元滴定（ヨードメトリー）のやり方，およびその原理を理解する。

② 溶液の力価を求める方法（標定）を身につける。

③ ヨウ素還元滴定により，さらし粉中の有効塩素を定量する。

1）0.1Nチオ硫酸ナトリウム標準溶液（二次標準溶液）の調製と標定

試 薬　① 0.1N チオ硫酸ナトリウム 5 水和物（Na2S2O3・5H2O；分子量 248.19）

以下「実験操作（1）」において調整法を述べるが，市販品を用いてもよい。

② 0.1N 重クロム酸カリウム標準溶液（一次標準溶液）

以下に調製法を述べるが，市販品を用いてもよい。

＜調製法＞

i. 重クロム酸カリウム（K2Cr2O7，分子量 294.19，1 グラム当量 49.032）約 4.9g を精秤する。

ii. 純水で 1000mL に定容し，よく混和する。

iii. この溶液の力価は，以下の式で求める。

0.1N 重クロム酸カリウム標準溶液の力価（F'）＝ 精秤値（g）/4.9032（g）

③ デンプン溶液

＜調製法＞

i. デンプン 1g に純水約 10mL を加えて，混和する。

ii. i の溶液を，熱水 200mL 中に少しずつ加える。

iii. さらに 1 分間煮沸してから冷却し，ろ過する。

ix. 使用時に，0.1N‐I2 溶液 1 滴で，青色を呈することを確認する。この溶液は，使用時に調製する。

④ 濃塩酸（特級）　注）劇薬のため，取り扱いに注意すること。

⑤ ヨウ化カリウム（特級；固体試薬）

試 料　試薬に同じ

器　具	① ガラス製器具

　　　メスフラスコ（1000mL），ビュレット（褐色のもの），共栓付き三角フラスコ（300mL），ホールピペット（25mL），駒込ピペット（1mL，5mL），メスシリンダー（100mL）

　② その他の器具

　　　パーテル，薬包紙，精密電子天秤，ビュレット台，スターラーバー，マグネティックスターラー，試薬びん

実験操作	**(1) 0.1N チオ硫酸ナトリウム標準溶液（二次標準溶液）の調製**

　① チオ硫酸ナトリウム 5 水和物（$Na_2S_2O_3$ ・$5H_2O$，分子量 248.19）25g と，炭酸ナトリウム 0.2g を，精秤する。炭酸ナトリウムの添加は，溶液が二酸化炭素を吸収して弱酸性になり，チオ硫酸ナトリウムが一部分解するの防ぐためである。

　② あらかじめ煮沸，冷却した純水で 1L に定容する。

　③ よく混和した後，栓をして 2 日間放置する。

(2) 0.1N チオ硫酸ナトリウム標準溶液の標定

　① 共洗いをした後，褐色ビュレットに 0.1N チオ硫酸ナトリウム標準溶液を入れる。

　② 0.1N 重クロム酸カリウム標準溶液 25mL をホールピペット（25mL）で測り取り，共栓付き三角フラスコ（300mL）に入れる。

　③ ヨウ化カリウム 2g を加え，栓をして静かに混和する。

　④ 濃塩酸 5mL を駒込ピペット（5mL）で加え，混和する。

　⑤ 10 分間放置する。

　⑥ 純水 100mL をメスシリンダー（100mL）で加える。

　⑦ 0.1N チオ硫酸ナトリウム溶液で滴定を行う。

　⑧ 溶液の色が黄緑色を呈したら，デンプン溶液 1mL を駒込ピペット（1mL）で加える。この時点で，溶液は青黒色となる。

　⑨ さらに滴定を続け，青黒色が消失し，無色となった点を終点とする。

　⑩ 5 回滴定を行い，その平均値を求める。

結　果	調製した 0.1N チオ硫酸ナトリウム標準溶液の力価（F）は，以下の式で求めることが

できる。

　　　$0.1 \times F \times V = 0.1 \times F' \times 25$

　　　　F　　　：0.1N チオ硫酸ナトリウム標準溶液の力価

　　　　V　　　：0.1N チオ硫酸ナトリウム標準溶液の平均滴定値（mL）

　　　　F'　　　：0.1N 重クロム酸カリウム標準溶液の力価

2) さらし粉中の有効塩素の定量

試　薬	① 0.1N チオ硫酸ナトリウム標準溶液

　② デンプン溶液

　③ 酢酸（特級）

　④ ヨウ化カリウム（特級；固体試薬）

試　料	さらし粉

器具 ① ガラス製器具

ビュレット（褐色のもの），共栓付き三角フラスコ（300mL），ホールピペット（25mL），駒込ピペット（1mL，10mL），メスシリンダー（100mL）

② その他の器具

スパーテル，薬包紙，精密電子天秤，ビュレット台，スターラーバー，マグネティックスターラー，試薬びん，洗浄びん

実験操作 **(1) さらし粉溶液の調製**

① さらし粉2.5gを精秤して，乳鉢に入れる。

② 少量の純水でよく練り，薄いクリーム状にする。これをメスフラスコ（250mL）に移し，250mLに定容する。

(2) 試料溶液の滴定

① 共洗いをした後，褐色ビュレットに0.1Nチオ硫酸ナトリウム標準溶液を入れる。

② 試料さらし粉溶液25mLをホールピペット（25mL）で測り取り，共栓付き三角フラスコ（300mL）に入れる。

③ ヨウ化カリウム2gを加え，栓をして静かに混和する。

④ 酢酸10mLを駒込ピペット（10mL）で加え，混和する。

⑤ 10分間放置する。

⑥ 純水100mLをメスシリンダー（100mL）で加える。

⑦ 0.1Nチオ硫酸ナトリウム標準溶液で滴定を行う。

⑧ 溶液の色が黄緑色を呈したら，デンプン溶液1mLを駒込ピペット（1mL）で加える。この時点で，溶液は青黒色となる。

⑨ さらに滴定を続け，青黒色が消失し，無色となった点を終点とする。

⑩ 5回滴定を行い，その平均値を求める。

```
＜フローチャート＞
 試料さらし粉溶液  25mL  ：ホールピペット 25mL
  ↓
 共栓付き三角フラスコ（300mL）
  ↓←ヨウ化カリウム  2g  ：スパーテル
 混和
  ↓←濃塩酸  5mL  ：駒込ピペット（5mL）
 10分間放置
  ↓←純水  100mL  ：メスシリンダー（100mL）
 混和
  ↓
 0.1Nチオ硫酸ナトリウム標準溶液で滴定
  ↓
 黄緑色
  ↓←デンプン溶液  1mL  ：駒込ピペット（1mL）
 青黒色
  ↓
 0.1Nチオ硫酸ナトリウム標準溶液で滴定
  ↓
 終点（青黒色が消失し，無色となった点）
  ↓
```

実験
4

> 計算

| 結　果 | さらし粉中の有効塩素は，以下の式で求めることができる。

さらし粉中の有効塩素（%）

$= 0.0035453 \times F \times V \times 250/25 \times 1/S \times 100$

- 0.0035453　　：0.1N チオ硫酸ナトリウム溶液 1mL に相当する Cl のグラム数
- F　　　　　　：0.1N チオ硫酸ナトリウム標準溶液の力価
- V　　　　　　：0.1N チオ硫酸ナトリウム標準溶液の平均滴定値（mL）
- S　　　　　　：試料の採取量（g）（ここでは，S=2.5（g））

4）キレート滴定

🔑 *Keywords*　◆キレート：有機化合物が金属イオンを捕捉した状態　◆配位　◆血色素　◆葉緑素　◆キレート滴定　◆エチレンジアミン四酢酸（EDTA）　◆金属指示薬　◆エリオムブラック T（EBT または BT）　◆緩衝液　◆水の硬度　◆マスキング

　キレートとは，カニのはさみが物を捕まえるように，有機化合物が金属イオンを捕捉した状態のことである。窒素や酸素などの非共有電子対が金属イオンに配位してできる配位化合物のうち，1分子内の2個以上の配位子が1個の金属イオンを捕捉したものをキレートと呼んでいる。天然に存在しているキレートとしては，血色素（ヘモグロビンなど），葉緑素（クロロフィルなど）がある。

　キレートを形成する能力のある物質をキレート剤というが，このキレート剤を用いて金属イオンを定量する方法をキレート滴定という。

　キレート剤にはいくつかの種類があるが，もっともよく用いられているキレート試薬は，エチレンジアミン四酢酸（EDTA）である。EDTA は水に溶けにくいため，標準溶液の調製には二ナトリウム塩が用いられる。

　EDTA によるキレート滴定では，相手の金属イオンの電荷（価数）に関係なく，常に1:1のモル比で反応し，安定なキレート化合物を生成する。そのため，滴定においては，濃度はモル数で表す。金属イオンの濃度が高いと終点の判定が困難であるため，通常 0.01M 溶液を用いる。

　金属イオンを含む溶液にキレート試薬を加えていくと，キレート生成反応により溶液中の金属イオンは減少する。金属イオンとキレート試薬の当量点付近では，金属イオンの濃度が急激に変化するため，適当な指示薬を用いれば鋭敏な反応が起き，滴定の終点を知ることができる。

　金属指示薬としては，エリオムブラック T（EBT または BT），ムレキシド（MX），2-ヒドロキシ-1-（2'-ヒドロキシ-4'-スルホ-1'-ナフチルアゾ）ナフトエ酸（NN）などがある。キレート化合物の生成反応は，特定の pH 域において，定量的に進行する。pH10 において，指示薬として EBT を用いた場合の，金属イオン（M）とキレート試薬（EDTA）の化学反応は以下のとおりである。

① 　M + EDTA → 《M - EDTA》
　　　　　　　　　　　（無色）

② 　M + 指示薬 → 《M - 指示薬》
　　　　（青色）　　　　（赤色）

③　《M-指示薬》＋EDTA　→《M-EDTA》＋指示薬

　　　（赤色）　　　　　　　　　（無色）　　　（青色）

　①の反応式に示すように，金属イオン（M）とEDTAは1:1の割合で結合し，水溶性で無色のキレート化合物（M-EDTA）を生成する。ここで少量の指示薬（EBT）を加えると，溶液は赤色を呈する（M-指示薬）。そこに，さらにEDTAを滴下していくと，遊離のMが存在する間は①の反応が進行する。しかし，遊離のMがすべて反応すると，キレート試薬としては，EDTAの方が指示薬よりも強力であるため，③の反応が始まる。最終的に，EDTAは金属-指示薬キレート（M-指示薬）から金属イオン（M）を奪い，指示薬は遊離して，指示薬は元の色を呈する。

　なお，この滴定における呈色反応は，pHにより影響を受け，変化するため，滴定中はpHが一定になるように緩衝液を用いる。

実験5　水の硬度測定

　水の硬度とは，水中のカルシウムイオンとマグネシウムイオンの合計量を，それに相当する炭酸カルシウム（$CaCO_3$）の百万分率（ppm：part par million）に換算して表したものである。すなわち，マグネシウムイオンをカルシウムイオンとみなして，定量することになる。ここでは，0.01MEDTA標準溶液を用いて，水道水の硬度を測定する。

　鉄（Fe），銅（Cu），亜鉛（Zn）などの重金属イオンが存在すると，滴定終点が不明瞭になるが，この場合には5％シアン化カリウム（KCN：極めて猛毒のため，取り扱いには十分に注意すること）を数滴加えて，それらのイオンをマスキングし，それらの重金属イオンの妨害反応を止める。

[目　的]　① 0.01M　EDTA標準溶液を用いたキレート滴定のやり方，およびその原理を理解する。

　　　　　② キレート滴定により，水道水の硬度を測定する。

[試　薬]　① 0.01M　EDTA標準溶液

　　　　　　＜調製法＞

　　　　　　i.　EDTA・2Na2水塩［$Na_2H_2(C_{10}H_{12}O_8N_2)\cdot 2H_2O$；分子量　372.24］を80℃で5時間加熱，乾燥後，放冷する。

　　　　　　ii.　約3.7gを精秤し，メスフラスコ（1L）に入れ，純水で1Lに定容する。

　　　　　　iii.　力価は，以下の式で求める。

　　　　　　　　　力価（F：Factor）＝精秤値（g）/3.7224（g）

　　　　　　ix.　なお，EDTA標準溶液は，使用の都度標定する。

　　　　　② 緩衝液

　　　　　　＜調製法＞

　　　　　　i.　塩化アンモニウム（NH_4Cl）67.5gを純水約300mLに溶かす。

　　　　　　ii.　メスフラスコ（1L）に移し，濃アンモニア水570mLを加え，純水で1mLに定容する。pH10.7となる。

　　　　　③ 10％塩酸ヒドロキシルアミン溶液

　　　　　　＜調製法＞

　　　　　　i.　塩酸ヒドロキシルアミン（$NH_2OH\cdot HCl$）10gを精秤し，純水で100mLに定容する。

実験
5

④ EBT（エリオクロムブラックT）指示薬

　＜調製法＞

　ⅰ. EBT粉末0.5gと，塩酸ヒドロキシルアミン4.5gをエチルアルコール100mLに溶かし，褐色びんに保存する。

| 試 料 | 水道水

| 器 具 | ① ガラス製器具

　　メスフラスコ（1000mL），褐色びん，ビュレット（褐色），三角フラスコ（300mL），ホールピペット（25mL），メスピペット（1mL，2mL）

② その他の器具

　　スパーテル，薬包紙，精密電子天秤，ビュレット台，スターラーバー，マグネティックスターラー，駒込ピペット（1mL），洗浄びん

| 実験操作 | ① 共洗いをした後，ビュレットに0.01M　EDTA標準溶液を入れる。

② 試料水50mLをホールピペット（25mL）で測り取り，三角フラスコ（300mL）に入れる。

③ 10％塩酸ヒドロキシルアミン溶液1mLをメスピペット（1mL）で，緩衝液2mLをメスピペット（2mL）で加える。

④ EBT指示薬4，5滴を駒込ピペット（1mL）で加える。この時，カルシウムイオン，あるいはマグネシウムイオンが存在していれば溶液は赤～赤紫色を呈する。

⑤ マグネティックスターラーで溶液を攪拌しながら，0.01M　EDTA標準溶液で滴定を行う。

⑥ 溶液の赤みが完全に消失し，青色になった点を終点とする。

⑦ 5回滴定を行い，その平均値を求める。

```
＜フローチャート＞
試料水50mL：ホールピペット（25mL）
  ↓
┌─────────────────┐
│三角フラスコ（300mL）│
└─────────────────┘
  ↓←10％塩酸ヒドロキシルアミン溶液1mL：メスピペット（1mL）
  ↓←緩衝液　2mL　　：メスピペット（2mL）
  ↓←EBT指示薬　4，5滴　：駒込ピペット（1mL）
混和（赤色～赤紫色）
  ↓
0.01M　EDTA標準溶液で滴定
  ↓
終点（溶液の赤みが完全に消失し，青色になった点）
```

| 結 果 |

$$0.01M \ \text{EDTA標準溶液} \ 1mL = 0.01M \ Ca^{2+} \ 1mL$$
$$= 0.01M \ Mg^{2+} \ 1mL$$
$$= 0.01M \ CaCO_3 \ 1mL$$
$$= CaCO_3 \ 1.001mg$$

　したがって，試料水の全硬度（$CaCO_3$としてppm）は，以下の式で求めることができる。

　全硬度（$CaCO_3$　として：ppm）＝ $1.001 \times V \times F \times 1000/50$

$$
\left[\begin{array}{ll}
1.001 & : 0.01\text{M} \quad \text{EDTA 標準溶液 1mL に相当する } CaCO_3 \text{ の mg 数} \\
V & : 0.01\text{M} \quad \text{EDTA 標準溶液の平均滴定値（mL）} \\
F & : 0.01\text{M} \quad \text{EDTA 標準溶液の力価}
\end{array}\right.
$$

3 溶液の pH

1）水素イオン濃度と pH

 Keywords　◆水素イオン〔H⁺〕の濃度　◆水酸イオン〔OH〕の濃度　◆酸性　◆アルカリ性
◆中性　◆電離（平衡）定数 K　◆Kw：水のイオン積 = 1.0×10^{-14}（mol/L）²
◆pH = log1/〔H⁺〕= - log〔H⁺〕

　pH は，水溶液の酸性，アルカリ性の強さを示す指標である。水溶液中で，水素イオン〔H⁺〕の濃度が水酸イオン〔OH⁻〕の濃度よりも高い状態を酸性，その逆をアルカリ性，そして両者が等しい状態を中性という。

（1）水の電離とイオン積

　純水はわずかに電離しており，H⁺ と OH⁻ が存在する。水素イオンの濃度を〔H⁺〕，水酸イオンの濃度を〔OH⁻〕，水のモル濃度（mol/L）を〔H₂O〕とするとその際の電離（平衡）定数 K は，以下のように示される。

$$H_2O \rightleftarrows H^+ + OH^-$$

$$K = \frac{\text{〔}H^+\text{〕〔}OH^-\text{〕}}{\text{〔}H_2O\text{〕}}$$

　この際の水の電離は極めてわずかであり，〔H₂O〕は，ほぼ一定とみなすことができる。

　　〔H⁺〕〔OH⁻〕= K〔H₂O〕= Kw = 1.0×10^{-14}（mol/L）²

　この定数 Kw を水のイオン積といい，一定温度においては一定の値を示す。25℃における Kw は，ほぼ 1.0×10^{-14}（mol/L）² である。

　すなわち，25℃においては，以下のようになる。

　　〔H⁺〕〔OH⁻〕= 1.0×10^{-14}（mol/L）²

　　〔H⁺〕=〔OH⁻〕= 10^{-7}（mol/L）

（2）水素イオン濃度（〔H⁺〕）

　酸やアルカリの薄い水溶液においては，純水と同じように

　　〔H⁺〕〔OH⁻〕= 1.0×10^{-14}（mol/L）²

という関係が成り立つ。

　　〔H⁺〕>〔OH⁻〕‥‥‥酸性

　　〔H⁺〕=〔OH⁻〕‥‥‥中性

　　〔H⁺〕<〔OH⁻〕‥‥‥アルカリ性

　であるから，水溶液の酸性，中性，アルカリ性は，以下のように定義することができる。

　　〔H⁺〕> 10^{-7}（mol/L）‥‥‥酸性

　　〔H⁺〕= 10^{-7}（mol/L）‥‥‥中性

$[H^+] < 10^{-7}$ (mol/L) ‥‥‥ アルカリ性

(3) pH

セーレンセン（1909）は，水素イオン濃度の表示を $[H^+]$ の逆数の常用対数で示す pH という尺度を提案し，今日では水素イオン濃度の指標として広く用いられている。

$$pH = \log\left(\frac{1}{[H^+]}\right) = -\log[H^+]$$

つまり，

pH < 7‥‥‥ 酸性

pH = 7‥‥‥ 中性

pH > 7‥‥‥ アルカリ性

2）緩衝液

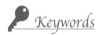

◆緩衝液　◆緩衝液に少量の酸や塩基を加えても，溶液の pH は変化しない
◆pH 試験紙　◆pH メーター　◆水素イオン濃度　◆電位差

溶液の pH は，希釈したり，酸やアルカリを加えたりした場合に変化する。このような場合，あらかじめ弱酸とその塩，または弱塩基とその塩の適当な混合液を加えておくと，希釈しても，酸やアルカリを加えても，その溶液の pH はほとんど変化しない。このように一定の pH を維持しようとする作用を緩衝作用（buffer action），この性質を持った溶液を緩衝液（buffer solution）という。

酢酸と酢酸ナトリウムの混合溶液である酢酸緩衝液で考えてみる。

両者は水溶液中では，以下のように電離している。

① $CH_3COOH \rightarrow CH_3COO^- + H^+$

② $CH_3COONa \rightarrow CH_3COO^- + Na^+$

③ $K = \dfrac{[H^+][CH_3COO^-]}{[CH_3COOH]}$

酢酸は弱酸であるから，ほとんどの酢酸分子は電離していない CH_3COOH の形で存在している。また酢酸ナトリウムは，ほぼ完全に電離して，CH_3COO^- と Na^+ の形で存在している。

したがって，酢酸に酢酸ナトリウムの溶液を加えると，両者の共通するイオンである酢酸イオン（CH_3COO^-）の濃度は，著しく大きくなる。

その結果，①の平衡は左にずれ，酢酸から解離した酢酸イオンの濃度は，酢酸ナトリウムから解離した酢酸イオンの濃度に比べて無視することができる。

したがって酢酸の濃度を A（mol/L），酢酸ナトリウムの濃度を S（mol/L）とすると，混合液中においては，ほぼ近似的に，以下の式で示すことができる。

A = $[CH_3COOH]$

S = $[CH_3COO^-]$

この時の水素イオン濃度 $[H^+]$ は，③の電離定数 K を用いて，以下の式で示すことができる。

$[H^+]$ = K × A/S

両辺の逆数をとると，

1/$[H^+]$ = 1/K × S/A

両辺の常用対数をとると，

$\log\ (1/\ [H^+])\ =\ \log\ (1/K)\ +\ \log\ (S/A)$

$-\ \log\ [H^+]\ =-\ \log K\ +\ \log\ (S/A)$

$-\log K$ を pK で示すと，pH $=-\log\ [H^+]$ であるから，

④　pH $=$ pK $+$ log （S/A）

となる

　この混合液を希釈しても，A と S がともに変化するため，その pH 値は変化しない。

　この混合液に酸を加えると，

$CH_3COO^-\ +\ H^+\ \rightarrow CH_3COOH$

という反応が起こり，H+ が取り除かれて，CH$_3$COOH が増加して④式の A が増大するだけである。また，この溶液に塩基（アルカリ）を加えると

$OH^-\ +\ CH_3COOH \rightarrow CH_3COO^-\ +\ H_2O$

という反応が起こり，OH$^-$ が取り除かれて，CH$_3$COO$^-$ が増加して④式の S が増大するだけである。いずれの場合も，CH$_3$COOH と CH$_3$COO$^-$ の変化量は，存在量に比べて極めて小さいもので，両者の比は変わらない。したがって，酢酸緩衝液に少量の酸や塩基を加えても，溶液の pH は変化しないということになる。

3）pH の測定法

（1）リトマス試験紙による測定法

　リトマスという試薬を紙にしみこませた試験紙で，青色と赤色のものがある。青色のリトマス試験紙が赤変すれば酸性，赤色の試験紙が青変すれば塩基性と判断する。しかし，溶液の pH が中性付近（pH5 ～ 8）では，どちらの色の試験紙も明確な変化をしめさず，判断しにくいという欠点がある。

（2）pH 試験紙による測定法

　pH 試験紙は，溶液の pH により色調の変わる pH 指示薬をろ紙に浸み込ませたものである。ひとつの試験紙で pH1 ～ 14 の範囲を測定できる万能 pH 試験紙や，測定したい pH の範囲に適合した試験紙が各種ある。

①万能 pH 試験紙

　数種の pH 指示薬をひとつのろ紙に浸み込ませたもので，1 種のみで，pH1 ～ 11，あるいは pH0 ～ 14 まで測定することができる。しかし，整数値までの精度しかないため，大まかな測定にしか向いていない。

②さまざまな pH 試験紙

　使用する pH 域により，さまざまな pH 指示薬を浸み込ませた pH 試験紙がある。ひとつの指示薬は，おおむね pH にして 2 ～ 3 程度の範囲にわたってのみ変化する。万能 pH 試験紙よりも精度が高く，標準変色表により，小数点以下一桁の数値まで読み取ることができる。検査する溶液の量が少なく，pH メーターが使用できない場合などにも使用でき，便利である。

　なお，pH 試験紙は必ず密閉できる容器に入れ，日光をさけて乾燥した冷暗所に保管すること。以下，主な pH 指示薬とその変色域（p.36，表 3 － 1），ならびに指示薬の選択基準（p.36，表 3 － 2）は，前述の通りである。以下に，主な pH 試験紙とその変色域を示す（表 3 － 3）。

表3-3　主なpH試験紙とその変色域

名称	略号	変色域(pH)	名称	略号	変色域(pH)
クレゾールレッド	CR	0.0～2.4 6.0～9.3	ブロムクレゾールパープル	BCP	5.2～7.6
チモールブルー	TB	1.0～3.4 7.6～10.0	ブロムチモールブルー	BTB	5.8～8.2
ブロムフェノールブルー	BPB	2.4～4.8	フェノールレッド	PR	0.0～2.0 6.2～8.6
フェノールブルー	PB	2.8～5.8	アリザリンイエロー	AZY	9.6～12.4
フェノールパープル	PP	3.4～6.4	アゾブルー	AZB	10.0～12.4
ヨードフェノールブルー	IPB	3.2～5.6	ボイラーブルー	POB	10.6～13.4
ブロムクレゾールグリーン	BCG	3.6～6.0	アルカリブルー	ALB	10.6～14.0
クロルフェノールレッド	CPR	4.6～7.0	ユニバーサル	UNIV	1.0～12.0
メチルレッド	MR	5.0～7.4			

＜ pH 試験紙による測定方法＞

① 試料溶液のおおよその pH がわかれば，その範囲に変色域を持つ pH 試験紙を選ぶ。

② はさみで pH 試験紙を 5 ～ 7mm に切る。

③ よく乾いたピンセットではさんで試験紙の一端を検液に浸す（あるいは，試料溶液をガラス棒で取り出し，その一滴で試験紙をぬらす，という方法をとってもよい）。

④ 色の変化を標準変色表とすばやく比較して，pH を読む。

⑤ 念のため，推定される pH の上下 2 種の pH 試験紙により同様に pH 測定を行い，それらの平均値をとっておくと，なおよい。

(3) pH メーターによる測定法

＜ pH メーターの原理＞

試料溶液の pH を正確に測定するには，電位差測定を利用した pH メーターが用いられる（図 3 -1）。

pH の異なる 2 種の溶液をガラス壁で隔てると，両液の水素イオン濃度の差に応じた電位差を生じる。pH メーターは，その際に電極に生じる電位差を測定することによって pH を測定する。

一般に用いられる pH メーターは，ガラス電極と比較電極，温度補正電極が一体となった複合電極である。ガラス電極は非常に薄いガラス壁でできているため，取り扱いには細心の注意が必要である。また，この電極部分は乾燥させると正確に測定ができなくなるため，この点も注意が必要である。

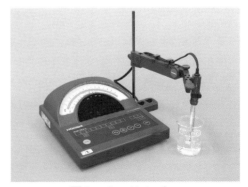

図 3 - 1　pH メーター

＜pHメーターの操作法＞（詳細は，pHメーターの取り扱い説明書に従うこと）

① ガラス電極は使用前に数時間蒸留水につけ，なじませておく。

② pHメーターの電源を入れ，10分程度安定させてから使用する。

③ 電極の先端を蒸留水で洗浄し，キムワイプなどで水分を拭き取る。

④ 電極をpH7の標準液に浸し，温度，pH値を校正する（25℃でのpHは6.86）。

⑤ 次に電極をpH4，またはpH9の標準液に浸し，同様にpH値を校正する。

⑥ 校正が終了したら電極を蒸留水で洗浄し，水分を拭き取る。

⑦ 試料溶液に電極を浸し，pH値を読み取る。

⑧ 測定終了後，電極を取り出し，蒸留水で洗浄する。

4）中和滴定と滴定曲線

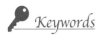 *Keywords* ◆滴定曲線（中和曲線）　◆指示薬　◆当量点と中性を示す点（pH7）は，必ずしも一致しない　◆標定　◆フェノールフタレイン　◆メチルレッド

　一定量，一定濃度の酸溶液を，一定濃度の塩基溶液により滴定する時。滴下量の増加に伴うpHの変化をグラフにしたものを滴定曲線（中和曲線）という（図3－2）。

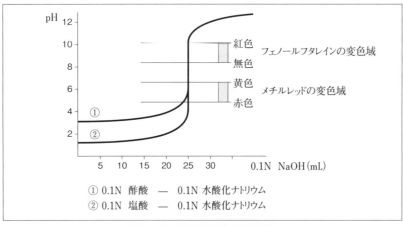

図3－2　滴定曲線（中和曲線）

　ここでは，pHの変化をpHメーターにより測定して，滴定曲線を作成する。その際に指示薬の変色点を観察し，滴定曲線から求めた当量点と，指示薬の変色から求めた当量点を比較する。ただし，当量点と中性を示す点（pH7）は，必ずしも一致しないことには注意が必要である。

　中和滴定には，以下の4つの場合が考えられる。

（1）強酸－強塩基の滴定（HClとNaOHなど）→変色域pH4～pH10

　当量点付近でpHが急激に変化し，その範囲はpH4～pH10と広い。当量点は中性であり，pH7を示す。そのため，この範囲に変色域を持つ指示薬であれば，どれでも使用できる。

　指示薬としては，変色域がpH4.0～pH10.0のメチルレッド，メチルオレンジ，コンゴーレッド，ニュートラルレッド，フェノールフタレインなどがある。

（2）強酸－弱塩基の滴定（HClとNH4OHなど）→変色域pH3.0～pH7.0

当量点付近で生成する塩（NH4Cl など）が分解するため，当量点における溶液の pH は酸性を示す（pH3 ～ pH6）。

NH4Cl ＋ H2O

→ NH4OH ＋ NH4$^+$ ＋ OH$^-$ ＋ H$^+$ ＋ Cl$^-$
　　　　（少量）　（少量）

したがって，指示薬は変色域が酸性側にある指示薬を使用する。

指示薬としては，変色域が pH3.0 ～ pH6.0 のメチルレッド，メチルオレンジ，コンゴーレッドなどがある。

（3）弱酸－強塩基の滴定（CH3COOH と NaOH など）→変色域 pH7.0 ～ pH11.0

当量点付近で生成する塩（CH3COONa など）の分解のため，当量点における溶液の pH は塩基性を示す（pH8 ～ pH11）。

CH3COONa ＋ H2O

→ CH3COOH ＋ CH3COO$^-$ ＋H$^+$ ＋Na$^+$ ＋ OH$^-$
　　　　（少量）　　　（少量）

したがって，指示薬は変色域が塩基性側にある指示薬を使用する。

指示薬としては，変色域が pH8.0 ～ pH11.0 のフェノールフタレイン，チモールフタレイン，チモールブルーなどがある。

ただ，フェノールフタレインのようにアルカリ側で変色する指示薬は，炭酸，あるいは炭酸塩により誤差を生じやすいため，炭酸ナトリウムを含まないアルカリ標準液を調製する必要がある。

（4）弱酸 - 弱塩基の滴定（CH3COOH と NH4OH など）→変色域 pH6.8 ～ pH7.2

生成する塩（CH3COONH4 など）が分解して生じる酸と塩基の電離度はほぼ等しいため，当量点における溶液の pH はほぼ中性であり，pH7 前後（pH6.8 ～ pH7.2）を示す。

指示薬としては，変色域が pH6.8 ～ pH7.2 のニュートラルレッドがあるが，当量点での pH 変化は非常に小さいため，指示薬を用いた滴定は，ほぼ不可能と考えた方がよい。

実験 6　強酸と強塩基の中和滴定と滴定曲線の作成

目 的　① 実験の基礎になる溶液の調製法を身につける。
　　　② 溶液の力価を求める方法（標定）を身につける。
　　　③ pH メーターの使用法を身につける。
　　　④ 滴定曲線（中和曲線）を作成する。

1）0.1M 水酸化ナトリウム標準溶液（二次標準溶液）の調製

「実験１－1）水酸化ナトリウム標準溶液の調製」（p.37）と同様に行う。

2）0.1M 水酸化ナトリウム標準溶液の力価の決定（標定）

「実験１－2）の水酸化ナトリウム標準溶液の標定」（p.37）と同様に行う。

3) 強酸と強塩基の滴定曲線の作成

実験6

試薬 ① 2) で力価標定した 0.1M 水酸化ナトリウム（NaOH）標準溶液（力価：F）

② 0.1M 塩酸（HCl）溶液

③ pH 標準液　リン酸緩衝液（pH7），フタル酸緩衝液（pH4）

試料 ① 0.1M 水酸化ナトリウム標準溶液

② 0.1M 塩酸（HCl）溶液

器具 ① ガラス製器具

モール型ビュレット，三角フラスコ（50mL），ホールピペット（10mL）

② その他の器具

ビュレット台，スターラーバー，マグネティックスターラー，pH メーター，洗浄びん

実験操作 ① pH 標準液を用いて，pH メーターの校正を行う。

② 力価の標定を行った 0.1M 水酸化ナトリウム標準溶液をモール型ビュレットに入れ，共洗いを行った後，先端から空気が抜けるまで流しだす。その後，目盛りを最小目盛りの 1/10（小数第 2 位）まで読み取る。

③ 0.1M 塩酸溶液 10mL をホールピペットで正確にとり，三角フラスコ（50mL）に入れる。

④ pH メーターで 0.1M 塩酸溶液の pH を測定する。

⑤ ビュレットから 0.1M 水酸化ナトリウム標準溶液を滴下していきながら，pH を測定する。中和点付近の刻みが小さくなるように滴下量を調節する（2.0mL → 1.0mL → 0.5mL → 0.2mL → 0.1mL）。

結果 ① 横軸に滴下した水酸化ナトリウム標準溶液の総量（mL）を，縦軸に pH をとりグラフ（滴定曲線）を描く（図 3 － 2 参照）。

② ちょうど中和するまでに加えた水酸化ナトリウム標準溶液の量（mL）と，その時の pH をグラフから求める。

＜手順＞

i.　グラフの上部と下部にそれぞれ接線を引く。

ii.　pH が急変している立ち上がりの部分に接線を引く。

iii.　縦の接線の上下の接線にはさまれた区間を 2 等分する。

iv.　2 等分した中点から垂線を下ろし，横軸との交点を求める。この交点が，中和に要した水酸化ナトリウムの量となる。

　＊中和に要した水酸化ナトリウム標準溶液の量　＝ ＿＿＿＿＿＿＿＿（mL）

v.　2 等分した中点から横軸に水平に線を引き，縦軸との交点を求める。この交点が中和点の pH を示す。

　＊中和点の pH　＝ ＿＿＿＿＿＿

③ フェノールフタレインは，pH8.2 で無色から紅色に変化し始め，pH9.8 以上では完全に紅色になる。この変色域をグラフに斜線で書き込んでみる。

④ メチルレッドの変色域は pH4.2 から pH6.3 で，赤色から黄色に変化する。この変色域をグラフに斜線で書き込んでみる。

4 比色分析

　比色分析は，試料溶液中の目的成分に適当な試薬を加えて発色させ，その色の濃度を標準溶液のものと比較することによって，その成分の濃度を求める定量分析法である。微量の成分でも正確に，かつ迅速に測定できるため，食品成分の分析をはじめ，広く利用されている。現在では，光の吸収の度合い（吸光度）を電気的に測定する吸光光度法が，よく利用されている。

1）光と色

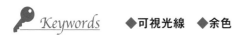 **◆可視光線　◆余色**

　われわれが眼で感じることのできる可視光線は，400nm～800nm（nm：ナノメーター：1nm＝10^{-9}m）の波長である。波長の短いほうから，紫，藍，青，緑，黄，橙，赤へと変化する。太陽の光や，タングステンランプの光は白色光であるが，白色光線は可視光線すべてを含んでおり，それらがすべて混じって（重なって）白色に見えるのである。光の波長と色の関係を示す（表3－4）。

表3－4　光の波長と色の関係

波長	吸収される色（余色）	透過する色（nm）	波長	吸収される色（余色）	透過する色（nm）
～400	無色	—	560～580	黄緑	紫
400～435	紫	黄緑	580～595	黄	青
435～480	青	黄	595～610	橙	緑青
480～490	緑青	橙	610～750	赤	青緑
490～500	青緑	赤	750～800	赤紫	緑
500～560	緑	赤紫	800～	無色	—

　ある溶液に白色光があたった時に，われわれが肉眼で色を感じるのは，溶液によってある特定の波長の光が吸収され，その残りの波長の光（余色）が溶液を通過して眼に入り，それをその溶液の色として認識しているのである。

　したがって，溶液にその溶液が吸収する特定波長の光（単色光）をあてて，光の吸収の程度を測定すれば，その溶液の色の濃さ，つまりその溶液に含まれている物質の濃度を測定することができる。

2）比色分析の原理（ランバート - ベール〈Lambert-Beer〉の法則）

🔑 *Keywords* ◆吸光度　◆ランバート - ベール（Lambert-Beer）の法則　◆「液層の厚さ d を一定にすると，吸光度（E）は溶液の色素の濃度（C）に比例する」　◆検量線

　色がついている溶液を単色光が通過する時，その溶液が吸収する光の量（吸光度）と，その溶液中の色素の濃度との間には，次に示す 2 つの法則が成り立つ。

（1）ランバート（Lambert）の法則

　溶液中の色素の濃度（C）が一定であれば，吸収される光の量（吸光度：E）は，溶液の液層の厚さ（d）に比例する。

（2）ベール（Beer）の法則

　溶液の液層の厚さ（d）が一定であれば，吸収される光の量（吸光度：E）は，溶液中の色素の濃度（C）に比例する。

　（1）と（2）を合わせたものをランバート - ベール（Lambert-Beer）の法則といい，以下に説明する。

　図 3 − 3 に示すように，溶液の濃度（C：mol/L），溶液の厚さ（d：cm）の試料溶液に，に強さ（I_0）の単色光を通過させると，光（入射光）は試料溶液に吸収されて，入射光の強さは減少する。通過した直後の光（透過光）の強さを I_t とすると，溶液層による光の吸収は，次の式で示される。

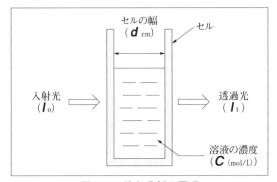

図3−3　比色分析の原理

　　　透過率：$(I_t / I_0) \times 100 = T$（%）

　　　吸光度：$log (I_0 / I_t) = E$

　また，吸光度（E）は，溶液の濃度（C）と溶液の厚さ（d）の積に比例する。

　したがって，

　　　吸光度（E）$= \varepsilon Cd$

　　　　「液層の厚さ d を一定にすると，吸光度（E）は溶液の色素の濃度（C）に比例する」

　これが，ランバート - ベールの法則である。

　つまり，吸光度（E）と溶液の濃度（C）の関係は，原点を通る直線となる。

　したがって，あらかじめ濃度のわかっている標準物質を用いて，その物質の濃度と吸光度の関係のグラフ（検量線）を作成しておくことによって，濃度のわからない溶液中の標準物質の濃度を吸光度から求めることができる。なお，通常は，その物質の最大吸収波長で測定を行うことが多い。

3）比色分析に用いる機器

 Keywords　　◆比色分析　◆比色計　◆分光光度計　◆ガラス製セル　◆石英ガラス製セル

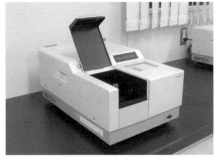

図3－4　分光光度計

　比色分析のために用いられる装置が比色計である。比色計には，正確な単色光を得るためにプリズムや回折格子を使用している分光光度計（図3－4）と，完全な単色光ではないが，一定の幅の波長をフィルターを使用して作り出している光電光度計（光電比色計）がある。

　タングステンランプ（350nm～2500nm）は可視～近赤外部測定用光源として，重水素ランプ（180nm～350nm）は紫外部測定用光源として使用される。

　吸光セルとしては，角型の光路長10mmのものが一般に用いられる。角型セルは，光路面以外はすりガラスになっており，セルを持つ場合は必ずこのすりガラスの部分を持ち，光路面に触れないように注意しなければならない。可視部の測定ではガラス製セルを用いるが，紫外部の測定には石英ガラス製セルを用いる。

4）測定方法

 Keywords　　◆透過率（T%）　◆空試験溶液（ブランク）　◆吸光度（Abs.）

① 電源を入れてから，内部の回路が安定するまで約10分待つ（アイドリング）。
② 光電比色計ではフィルターを，分光光度計では波長を設定する。通常，もっとも感度がよいのは最大吸収波長である。
③ 透過率（T%）＝　0％の設定を行う。
④ セルに溶媒または空試験溶液（ブランク）を入れ，セルの透過面をキムワイプなどできれいに拭く。
⑤ セルをフォルダーに入れ，吸光度（Abs.：absorbannce）＝　0.00に設定する。
⑥ 試料溶液の入ったセルをフォルダーに入れ，吸光度（Abs.）を読み取る。
⑦ いくつかの濃度の異なる標準試料溶液を調製し，それらの吸光度（Abs.）を求める。
⑧ 横軸に濃度を，縦軸に吸光度（もしくは，透過率）をとり，検量線を作成する。
⑨ 試料溶液の吸光度（もしくは，透過率）を測定し，検量線から試料溶液の濃度を求める。
　なお，装置の詳細な操作法については，各装置の使用マニュアルを参考にされたい。

5 クロマトグラフィー

1）クロマトグラフィーとは

 Keywords

◆クロマトグラフィー ◆固定相 ◆移動層 ◆吸着クロマトグラフィー
◆イオン交換クロマトグラフィー ◆ゲルろ過クロマトグラフィー
◆ペーパークロマトグラフィー（PC） ◆薄層クロマトグラフィー（TLC）
◆カラムクロマトグラフィー ◆液体クロマトグラフィー ◆ガスクロマトグラフィー（GS）

クロマトグラフィーという言葉は，ギリシャ語の chroma（色）と graphos（記録）という言葉に基づいている。1903（明治36）年にロシアの科学者ツベット（Mikhail Tswett）が，今日カラムクロマトグラフィーと呼ばれる方法で，葉緑体の色素の分離の実験を行ったのが最初である。今日では，分離される成分の色には関係なく，固定された物質（固定相）と，その間を移動する物質（移動相）との間に置かれた試料成分の化学的・物理的性質の差を利用して分離する方法全般に対して，クロマトグラフィーという名称が用いられている。

成分の移動速度に影響する因子として，成分の固定相に対する吸着力の差，固定相と移動層との間における分配比の差，イオン交換体へのイオン結合力の差，ゲル浸透性などがあり，それぞれ吸着クロマトグラフィー，分配クロマトグラフィー，イオン交換クロマトグラフィー，ゲルろ過クロマトグラフィーと呼ばれている。

また，支持体により以下のように分類されている。支持体がろ紙の場合をペーパークロマトグラフィー（PC），シリカゲルなどを薄層状態で用いる場合を薄層クロマトグラフィー（TLC），ガラス管に物質を充填して用いる場合をカラムクロマトグラフィーという。さらに，移動層が液体の場合を液体クロマトグラフィー，気体の場合をガスクロマトグラフィー（GS）と呼んでいる。

クロマトグラフィーは，物質の分離，精製，検出，同定，を行うのに非常に優れた方法である。食品分析においても，アミノ酸，タンパク質，脂肪酸，糖質，ビタミン，色素などの同定，定量に広く用いられている。

2）ペーパークロマトグラフィー（PC）

 Keywords ◆分配 ◆展開 ◆展開液 ◆一次元展開法 ◆二次元展開法 ◆Rf 値

（1）原理

水と混ざらない有機溶媒に水を加えると，わずかに溶け合うが2層に分離する。これにある試料を加えると，その一部は有機溶媒に，他は水に溶けて平衡に達する。この現象を試料の水と有機溶媒に対する分配という。この現象は，ろ紙の中で起こる。ろ紙は約20%の水分を含んでいるので，水で飽和された有機溶媒がくると，ろ紙に水が吸着され，固定相が水，移動相が有機溶媒となる。

試料をろ紙上の一点につけ，そこに移動層がくると，ろ紙上の水と有機溶媒との間に，試料の分配が起こる。有機溶媒に溶けやすい成分は溶媒とともに試料をつけた点から遠くに移動し，溶けにくい成分はあまり移動しない。これを展開といい，試料中の各成分の固定相（水相）と移動相（有機溶媒

相）に対する溶解度の差によって，各成分は分離される。

(2) ろ紙

　ペーパークロマトグラフィーに用いるろ紙は，市販のペーパークロマトグラフィー用のろ紙を使用する。ろ紙は，紙質は一定で，溶媒がしみ込んでも破れない一定の強度が必要である。

(3) 展開液（剤）

　展開液の選択は非常に重要である。水を固定相とする分配クロマトグラフィーでは，展開液はある程度水を含み，しかも水と自由に混和しない有機溶媒が適当である。n–ブタノール，フェノール，コリジンなどが使用されている。糖質，アミノ酸，核酸などの分離に使用される展開液としては，n–ブタノール・酢酸・水，フェノール・水，コリジン・水，n–ブタノール・ピリジン・水などがある。

(4) 展開方法

　展開は，使用する展開液の蒸気で飽和した密閉容器（展開槽）で行う。展開方法としては，展開液を下から上へ浸透させる上昇法と，下方に浸透させる下降法がある。また，一方向に展開させる一次元展開法と，一度展開した後乾燥させ，さらに異なる展開液で，一回目の展開と直角方向に展開を行う二次元展開法がある。

(5) 操作

　ろ紙の上端から，上昇法では4～5cm，下降法では6～8cmの部分に，キャピラリー（毛細管），あるいはマイクロシリンジで試料をスポットする。スポットの大きさは，直径4mm程度にする。スポットの後，風乾し，展開液の蒸気で飽和した展開槽に入れて固定する。展開液に浸す長さは，上昇法で1cn，下降法では3～4cmである。展開液がろ紙の8割程度まで上昇した時点で，展開槽からろ紙を取り出し，鉛筆で展開液の浸透した先端にマーキングをした後，乾燥する。

　展開後，ろ紙上に分離した成分の位置を特定するために，以下のような方法が取られる。

① 化学的検出法

　発色試薬を吹きつける方法が，一般的である。

② 物理的検出法

　紫外線（UV）照射，X船照射を行う。

③ 生物化学的検出法

　微生物菌体を用いて行う（バイオアッセイ）。

(6) Rf値

　試料をスポットした原点から，検出されたスポットの中心までの距離をAcm，原点から展開液の浸透した上端までの距離をBcmとすると，A/Bが成分の移動率となる。この値をRf値という。標準物質について，同じ条件でRf値を測定しておけば，分離された物質を同定することができる（図3－5）。

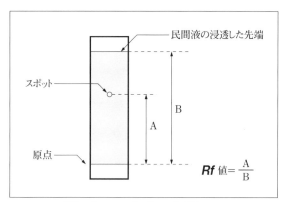

図3－5　ペーパークロマトグラフィー

3）薄層クロマトグラフィー（TLC）

 Keywords ◆支持板 ◆シリカゲル

　平らな磨いたガラス支持板の上に，超微粒子のシリカゲル，アルミナ，あるいはセルロースを薄く，層状に塗布したものを用いるクロマトグラフィーである。薄層クロマトグラフィーは分配の原理だけでなく，吸着の原理も利用して物質を分離することができる。ペーパークロマトグラフィーに比べて，展開時間が短く，鋭敏で，かつ分離能が高く，腐食性の発色試薬も使用することができる。

4）カラムクロマトグラフィー

 Keywords ◆カラム ◆クロマトグラム

　最初に開発されたクロマトグラフィーである。主として，不純物の除去，薄層クロマトグラフィーでは行うことができない，比較的多量の試料の分離，同定に用いられている。固定相用の充填剤をカラムに充填し，その上部に試料をおき，展開溶媒を流して分離を行う。
　カラムクロマトグラフィーについては，後述する実験で行うため，以下に，その概要を簡単に述べておく。

（1）クロマトカラム
　一般的には，下端にコックを取りつけたガラス管の底部に綿，グラスウールをしき，その上に固定相用の充填剤を詰める。充填剤には，アルミナ，ケイソウ土，シリカゲル，セルロース（DEAE-セルロースなど），イオン交換樹脂（アンバーライトなど），ゲルろ過剤（Sephadex 他）などがある。充填剤は，分離，精製，分析しようとする試料の化学的性質によって選択する。
　充填剤は，あらかじめ予備処理（洗浄，膨潤など）を行ったのち，移動相となる溶媒中でよくかき混ぜ，十分に気泡をぬいたのち，カラムの中に静かに流し込む。この際，カラムの中に気泡が入らないように注意が必要である。充填が終了したら，充填剤の上面にろ紙，綿などを置き，固定相の上面を保護する。

（2）展開
　試料溶液をカラムの上端からゆっくり流すと，吸着性の違いにより，試料中の各成分はカラム内で固定相に帯状に分離されて，クロマトグラムを形成する。次いで，移動相となる溶媒（展開液，溶出溶媒）を流し続けると，分離された各成分は順次，カラムの下端から流れ出る。展開液には，極性溶媒（水など），非極性溶媒（石油エーテルなど）とも多くの種類があり，目的に応じて選択する。

（3）分画
　流出した溶液を一定量ずつ分取する。各画分（フラクション）について，成分の検出，分析を行い，目的とする成分だけを含むフラクションを集めて，濃縮，精製すれば純粋な成分が得られる。

5）高速液体クロマトグラフィー

 Keywords ◆移動相に液体 ◆液体クロマトグラフィー ◆高速液体クロマトグラフィー

　移動相に液体を用いるクロマトグラフィーを液体クロマトグラフィーという。高速液体クロマトグ

ラフィーは，高圧送液ポンプ，高性能充填剤（カラム），検出器を備え，微量の試料を迅速，簡便，かつ高精度で分析できる。適当な溶媒に溶ける試料であれば，どのようなものでも分析できる。

6）ガスクロマトグラフィー（GC）

 Keywords ◆移動相（キャリヤーガス）　◆不活性ガス

　ガスクロマトグラフィーは，気化しうる試料に対して適用できる分析法である。試料は，気体か500℃以下の温度で揮発しうる物質である必要がある。試料を加熱，気化したのち，水素，ヘリウム，窒素などを移動相（キャリヤーガス）として，適当な吸着剤を充填したカラム（分離管）を通過させ，吸着力の差によって，成分を分析，同定，定量する方法である。

　装置は，キャリアガス制御部，試料注入口，試料気化室，分離カラム，カラム恒温槽，検出器，記録計から構成されている。

　移動相としての気体（キャリヤーガス）には，不活性ガス（He, N2）を使用する。固定相としては，シリカゲルなどの充填カラム（内径 $2 \sim 6mm$，管長 $1 \sim 3m$，金属製またはガラス製）や，ポリエチレングリコールなどの不揮発性の液体を保持させた毛細管カラム（内径 $0.1 \sim 0.5mm$，管長 $5 \sim 10m$）が用いられる。

　一定温度（室温～350℃程度）に加熱した試料導入部に試料を注入すると，液体試料も瞬時に気化され，キャリアーガスによりカラムに送り込まれ，各成分が分離される。クロマトグラム上の各ピークの溶出時間と面積を標準物質にものと比較して，各成分の定性，定量を行う。検出器としては，熱伝導検出器（TCD：thermo capture detector）や，水素炎イオン化検出器（FID：frame ion detector）などがある。

6 その他の機器分析法

1）蛍光分析法

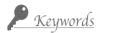 *Keywords* ◆励起光（れいきこう）　◆蛍光

　比色分析法（吸光分析法）と類似した分光分析のひとつで，蛍光物質の定性，定量に用いられる。検出感度が非常に高いため，微量物質の定量に有効である。分析にあたっては，紫外線の透過率の高い石英ガラス製のセルが使用される。なお，測定の際には，試薬や実験器具が蛍光を発したり，消光性がないことをあらかじめ確認しておく必要がある。

　通常，物質に吸収された光は，熱エネルギーとなり瞬時に放出されるが，蛍光物質は吸収した光のエネルギーを再び光として放射する。蛍光分析では，通常，分析対象とする物質が吸収する光の波長（励起光）を照射し，励起光と直角方向に放射された光（蛍光）を検出器で検出する。

　蛍光分析法は，一定条件化下で，蛍光の強度が蛍光物質の濃度に比例することを利用している。分析感度が極めて高く，無機物，有機物を問わず，微量の物質を分析する方法として極めて有効であるが，共存物質による影響が比色分析法より大きいことが多いため，分析する試料と同一条件下での検

量線を用いることが望ましい。

2）原子吸光分析法

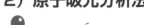 ◆ランバート - ベール（Lambert-Beer）の法則　◆発光スペクトル（輝線スペクトル）

　炎光分析と類似した分析法で，周期律表のⅠ族（Na，K，Cu，Ag など），およびⅡ族（Mg，Ca，Cd など）の微量分析に用いられる。本法は検出感度が高く，ppm（10^{-6}g/mL）から ppb（10^{-9}g/mL）に及ぶ。

　ある原子に適当な波長の光を透過させると，基底状態にある原子がそのエネルギーを吸収して励起され，その結果光の吸収が起こる。これを利用した定量法が，原子吸光分析法である。蒸気中の原子の数に比例して，吸光が起こるため，前述のランバート - ベール（Lambert-Beer）の法則が成り立ち，吸光度から試料中の元素濃度を求めることができる。

　原子吸光光度計は，光源部，試料原子化部，分光部，測光部（検出部）から成る。分光・検出部は，機能的には可視・紫外分光光度計と同一である。

　光源には中空陰極ランプ（ホローカソードランプ）という測定対象元素ごとに特有のランプを用いることが多い。これは，低圧不活性ガスの中に中空円筒型の陰極と，リング状の陽極を封じ込めたものである。両極に電圧を加えると，電子でイオン化された封入ガスが陰極に衝突し，陰極物質がはじき出される（スパッタリング）。このはじき出された原子は，封入されたガスや，その原子，イオンなどと衝突する間に励起され，特定波長の発光スペクトル（輝線スペクトル）を出し，試料を通過する際に，この特定の波長の光が吸収される。したがって，陰極には，分析を目的とする元素そのもや，目的元素を含む金属化合物，合金などが使用される。

第4章

定性分析

学習のポイント

　食品は，さまざま成分から構成されている。特定の成分を検出，同定する実験が定性実験であり，呈色反応，沈殿反応が主なものである。本章では，五大栄養素であるタンパク質，脂質，炭水化物，無機質，ビタミンについて，定性実験を行い，各栄養素の特性を理解する。

1 タンパク質・アミノ酸

1）タンパク質の構造とアミノ酸

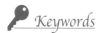
Keywords

◆アミノ酸　◆ペプチド結合　◆ペプチド　◆両性電解質　◆不斉炭素原子　◆酸性アミノ酸
◆塩基性アミノ酸　◆中性アミノ酸　◆含硫アミノ酸　◆1次構造→ペプチド結合
◆2次構造→水素結合　◆3次構造→疎水結合，ジスルフィド結合，イオン結合
◆4次構造→会合，サブユニット　◆変性　◆失活　◆等電点（pI）　◆等電点沈殿

　タンパク質（protein）は，筋肉，血液，皮膚，爪，毛髪などにさまざまな形態で存在している。また，酵素，抗体，ホルモンなど生化学的，生理学的に重要な作用を有するものも多い。

　タンパク質は，炭素（C），水素（H），酸素（O），窒素の4つを主な元素として構成されている。その他，イオウ（S）を含む場合もある。タンパク質は，多数のアミノ酸がペプチド結合してできた高分子化合物である。そのため，タンパク質の定性反応は，アミノ酸やペプチドに由来する反応，両性電解質（ampholyte）としての性質に由来する反応，タンパク質の立体構造に由来する反応など多岐にわたる。

　タンパク質の生合成に用いられるアミノ酸は20種ある。アミノ酸は，分子内にアミノ基（－NH₂），カルボキシル基（－COOH）を持つ両性電解質である。アミノ酸は，一般に R–CH（NH₂）COOH と表され，Rは側鎖と呼ばれる。グリシン（RがH）以外のアミノ酸は，不斉炭素原子を持

つため，L型とD型があるが，自然界に存在するアミノ酸は，大部分がL-アミノ酸である。

　自然界に存在するタンパク質を構成しているアミノ酸は，大部分がL-アミノ酸である（ただ，グリシンにはL型，D型の区別は存在しない）。アミノ酸のうち，側鎖にカルボキシル基を持つものを酸性アミノ酸，アミノ基を持つものを塩基性アミノ酸，両方とも持たないものを中性アミノ酸という。酸性アミノ酸にはアスパラギン酸，グルタミン酸，塩基性アミノ酸にはリシン，アルギニン，ヒスチジンがある。また，システイン，シスチン，メチオニンはイオウ（S）を含むため，含硫アミノ酸と呼ばれる。

　タンパク質の構造は，1次構造，2次構造，3次構造，4次構造で説明される。

　1次構造は，アミノ酸（amino acid）配列のことで，ペプチド結合によるものであり，約20種のアミノ酸が5～6個から2000個，あるいはそれ以上結合したものである。

　2次構造は，1本のポリペプチド鎖がとるα-ヘリックス，β-プリーツシート構造（ひだ状構造），ランダムコイル（不規則構造）を指し，構造は水素結合により支えられている。

　3次構造は，1次構造，2次構造を有する1本のポリペプチド鎖が折りたたまれて（holding）形成されたもので，疎水結合，ジスルフィド結合（-S-S-），イオン結合，水素結合などの相互作用による。タンパク質の3次構造は，1次構造のレベルで決定されており（アンフィンゼン・ドグマ），アミノ酸配列が全体の構造を決定している。

　4次構造は，3次構造を有する2個以上のタンパク質分子が，分子間引力などの非共有結合によって会合したものである。一つひとつのタンパク質単位をサブユニットという。

　これらの立体構造が何らかの要因により変化する現象を，変性（denaturation）という。物理的要因としては，加熱，低温，冷凍，乾燥，撹拌などがあり，化学的要因としては，酸，アルカリ，重金属イオン，界面活性剤，有機溶媒の添加などがある。ただし，変性においては1次構造の切断を伴わない。変性により，生理活性を有するタンパク質はその活性を失う（失活）。さらに，立体構造の変化により，水との親和性が低下，凝集し，沈殿することが多い。

　また，タンパク質は同一分子内に正・負の電荷を有する両性電解質であるため，溶液のpHによってその状態が変化する。（正の電荷）＝（負の電荷）となった時のpHを等電点（isoelectric point：pI）といい，タンパク質はその電荷を失って沈殿する（等電点沈殿）。酸性アミノ酸の含量が高いタンパク質のpIの値は低く，塩基性アミノ酸の含量が高いタンパク質のpIの値は高い。タンパク質はそれぞれ固有の等電点を有しているため，等電点沈殿はタンパク質の分離，精製によく利用される。

2) タンパク質・アミノ酸の定性反応

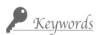 *Keywords*

◆ビウレット反応→ペプチド結合　◆ニンヒドリン反応→α-アミノ酸　◆キサントプロテイン反応→芳香族アミノ酸　◆アダム・キーウィッツ反応→トリプトファン　◆ミロン反応→チロシン
◆硫化鉛反応→システイン・シスチン　◆スルフヒドリル基（-SH）　◆坂口反応→アルギニン

実験 7　タンパク質・アミノ酸の定性反応

目　的　① 定性反応（呈色反応）を通して，タンパク質の特性を理解する。

実験
7

② 個々のアミノ酸特有の呈色反応を通して，そのアミノ酸の特性を理解する。

試 料 ① 約1%卵白溶液

＜調製法＞

i. 鶏卵の卵白だけを取り出し，よく撹拌して，布でこす。

ii. 約6倍量の水を加えて希釈する。

iii. 水に不溶の卵白グロブリンが沈殿し，溶液が白濁してくるため，NaCl，または Na₂SO₄ を撹拌しながら，少量ずつ加える。

iv. 約1%のタンパク質を含む透明な溶液が得られる。

② 1%（w/w）ゼラチン溶液

＜調製法＞

i. ゼラチン1.0gを純水99gに懸濁し，15分以上放置して，十分に吸水させる。

ii. 50℃程度に加温し，ゼラチンを溶解させる。

③ 牛乳希釈溶液

牛乳を水で約3倍に希釈する。

④ 1%アラニン溶液

⑤ 1%チロシン溶液

⑥ 1%トリプトファン溶液

⑦ 1%シスチン溶液

⑧ 1%アルギニン溶液

1）ビウレット反応→タンパク質に共通する反応

尿素が加熱されてできるビウレットが，水酸化第二銅と有色の錯化合物を作る反応である（図4−1）。

ビウレット反応は，2つ以上のカルバミル基（−CO−NH₂）を含む化合物が銅イオンと反応して，赤紫色〜青紫色を呈する反応である。タンパク質は，多くのペプチド結合（−CO−NH−）を持つため，この反応を呈する。したがって，ビウレット反応は，タンパク質に共通する反応で，遊離のアミノ酸（ヒスチジンを除く）やジペプチドは，この反応を示さない。なお，色調はペプチド鎖が短くなると赤みを呈する。

試 薬 ① 10%水酸化ナトリウム（NaOH）溶液

② 0.5%硫酸銅（CuSO₄）溶液

器 具 ① ガラス製器具

試験管，メスピペット（5mL），駒込ピペット（5mL）

② その他の器具

試験管立て，試験管振とう機（ボルテックスミキサー），洗浄びん

実験操作 ① 各試料3mLをメスピペット（5mL）で試験管に採取する。

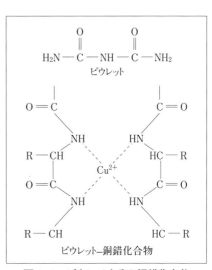

図4−1　ビウレットとその銅錯化合物

② 水酸化ナトリウム溶液 3mL を駒込ピペット（5mL）で加え，よく混合する。

③ 硫酸銅溶液を駒込ピペット（5mL）で2～3滴加え，よく混合する。

④ 赤紫色～青紫色を呈する。

2）ニンヒドリン反応→α-アミノ酸に共通する反応

α-アミノ酸に由来する反応で，遊離のアミノ酸，ペプチド，タンパク質ともにこの反応を呈する。中性～弱酸性で α-アミノ酸とニンヒドリンが反応し，縮合化合物を生成する（図4-2）。色調は，アミノ酸の種類により異なるが，おおむね紫色～青紫色である。ただし，プロリン（黄色），オキシプロリン（赤黄色）は，色調が異なる。また，アミン類，アンモニア，尿素誘導体においても呈色する。

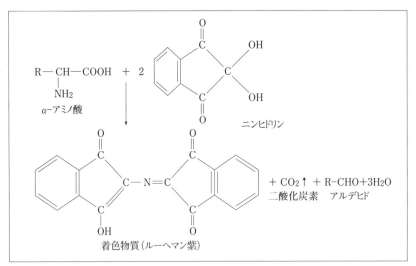

図4-2 ニンヒドリン反応

| 試 薬 | 0.1％ニンヒドリン・エタノール溶液 |

器 具 ① ガラス製器具

　　試験管，メスピペット（5mL），駒込ピペット（2mL）

② その他の器具

　　試験管立て，試験管振とう機（ボルテックスミキサー），ガスバーナー，三脚，湯煎（湯浴），洗浄びん

実験操作 ① 各試料 3mL をメスピペット（5mL）で試験管に採取する。

② ニンヒドリン溶液 1mL を駒込ピペット（2mL）で加え，混合する。

③ 湯浴で2～3分加熱すると淡黄色を呈する。

④ 放冷する。

⑤ 紫色～青紫色を呈する。

3）キサントプロテイン反応→芳香族アミノ酸に由来する反応

芳香族アミノ酸に由来する反応で，タンパク質にチロシン，トリプトファンなどの芳香族アミノ酸が含まれている場合，これらのアミノ酸の側鎖（R）であるベンゼン核が硝酸によりニトロ化されて

実験7

起こる反応である（図4-3）。芳香族アミノ酸は，煮沸後，黄色を呈し，アルカリ性にすると黄橙色に変わる。ただし，フェニルアラニンは，この方法では反応しにくい。また，これらのアミノ酸をほとんど含まないゼラチンは，この反応を示さない。

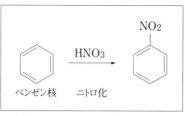

図4-3　ベンゼン核のニトロ化

試　薬　① 濃硝酸（conc.HNO3）

注）劇薬のため，取り扱いに注意すること。

② 10%水酸化ナトリウム（NaOH）溶液

器　具　① ガラス製器具

試験管，メスピペット（5mL），駒込ピペット（1mL），または安全ピペッター

② その他の器具

試験管立て，試験管振とう機（ボルテックスミキサー），ガスバーナー，三脚，湯煎（湯浴），洗浄びん

実験操作　① 各試料3mLをメスピペット（5mL）で試験管に採取する。

② 駒込ピペット（1mL）または,安全ピペッターを用いて濃硝酸1mLを加え,混合する。白濁する。

③ 湯浴で5～6分加熱すると黄変し，白色沈殿は溶解する。

④ 放冷後，10%水酸化ナトリウム溶液を加えてアルカリ性にすると，鮮やかな黄橙色を呈する。

4）アダム・キーウィッツ反応（ホプキンス・コーレ反応）→トリプトファンに由来する反応

　トリプトファンに由来する反応である。トリプトファン側鎖のインドール核が硫酸酸性下で，グリオキシル酸と反応して赤紫色を呈する（図4-4，4-5）。グリオキシル酸を含むホプキンス・コーレ試薬を用いるか，グリオキシル酸が0.002%以上混在する氷酢酸を用いる。

試　薬　① 濃硫酸（conc.H2SO4）

注）劇薬のため，取り扱いに注意すること。

② 氷酢酸（CH3COOH）

器　具　① ガラス製器具

試験管,メスピペット（5mL),駒込ピペット（5mL）または安全ピペッター

② その他の器具

試験管立て，試験管振とう機（ボルテックスミキサー），洗浄びん

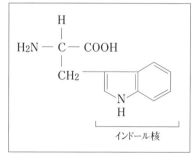

図4-4　トリプトファン

実験操作　① 各試料2mLをメスピペット（5mL）で試験管に採取する。

② 駒込ピペット（5mL）または安全ピペッターを用いて，氷酢酸2mLを加え，混合する。

③ 駒込ピペット（5mL）または安全ピペッターを用いて，濃硫酸2mLを管壁に沿って静かに流し入れる。

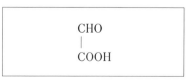

図4-5　グリオキシル酸

④ 両液の境界面に，赤紫色の環が観察される。二層にならず混合された場合には，溶液全体が紫色を呈する。

5）ミロン反応→チロシンに由来する反応

チロシン側鎖のオキシフェニル基による呈色反応である（図4－6）。すみれ色（赤紫色）を呈する。

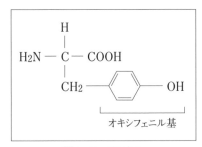

図4-6　チロシン

試薬 ① ミロン試薬

＜調製法＞

i. 水銀20gに濃硝酸40mLを加え，湯浴上で溶解する。始めはおだやかに反応するが，しだいに激しく反応し，褐色の二酸化窒素（NO_2）を発生する。二酸化窒素は有毒であるから，必ずドラフトチャンバー内で実験を行う。

注）劇薬のため，取り扱いに注意すること。

ii. 放冷後，2倍量の純水80mLで希釈する。

iii. 一昼夜放置した後，ろ過する。

iv. 調製後時間が経過して，感度が低下した場合には，1％亜硝酸ナトリウム（$NaNO_2$）を数滴加えて使用する。

器具 ① ガラス製器具

試験管，メスピペット（5mL），駒込ピペット（1mL）

② その他の器具

試験管立て，試験管振とう機（ボルテックスミキサー），ガスバーナー，三脚，湯煎（湯浴），洗浄びん

実験操作 ① 各試料2mLをメスピペット（5mL）で試験管に採取する。

② ミロン試薬を駒込ピペット（1mL）で3〜4滴加え，混合する。沈殿して，白濁する。

③ 湯煎で加熱する（約70℃）。

④ すみれ色（赤紫色）を呈する。

6）硫化鉛反応→含硫アミノ酸に由来する反応

システイン，シスチンなどのスルフヒドリル基（－SH）を含む含硫アミノ酸が示す呈色反応である（図4－7）。これらのアミノ酸は，アルカリ条件下で分解して硫黄イオン（S^{2-}）を遊離するため，黒色の硫化鉛（PbS）の沈殿を生じる。ただし，メチオニンの硫黄は安定であるため，本法でが呈色しない。

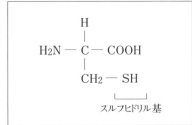

図4-7　システイン

試薬 ① 10％酢酸鉛溶液

② 30％水酸化ナトリウム溶液

器具 ① ガラス製器具

試験管，メスピペット（5mL），駒込ピペット（1mL）

② その他の器具

試験管立て，試験管振とう機（ボルテックスミキ

サー），ガスバーナー，三脚，湯煎（湯浴），洗浄びん

実験操作　① 各試料 3mL をメスピペット（5mL）で試験管に採取する。

② 10%酢酸鉛溶液を駒込ピペット（1mL）で1滴加え，混合すると，白濁する。

③ 30%水酸化ナトリウム溶液を駒込ピペット（1mL）で少しずつ加え，沈殿を溶かす。

④ 湯浴で5〜6分加熱する。

⑤ 褐色から黒色に変化し，硫化鉛の黒色沈殿が観察される。

7）坂口反応→アルギニンに由来する反応

アルギニン側鎖のグアニジル基に由来する反応であり，紅色を呈する（図4－8）。

試　薬　① 10%水酸化ナトリウム溶液

② 0.1% α-ナフトール–アルコール溶液

③ 5%次亜塩素酸ナトリウム溶液

器　具　① ガラス製器具

試験管，メスピペット（5mL），駒込ピペット（1mL）

② その他の器具

試験管立て，試験管振とう機（ボルテックスミキサー），ガスバーナー，三脚，湯煎（湯浴），洗浄びん

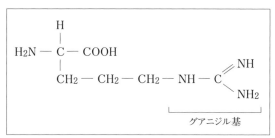

図4-8　アルギニン

実験操作　① 各試料 3mL をメスピペット（5mL）で試験管に採取する。

② 10%水酸化ナトリウム溶液1mLを駒込ピペット（1mL）で加え，強アルカリ性とする。

③ 0.1% α-ナフトール–アルコール溶液を駒込ピペット（1mL）で5〜6滴加え，よく混合する。

④ 5%次亜塩素酸ナトリウム溶液を駒込ピペット（1mL）で5〜6滴加え，よく混合する。

⑤ 紅色を呈する。

3）タンパク質の凝固・沈殿反応

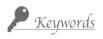 Keywords　◆両性電解質　◆コロイド　◆極性基　◆親水性　◆水和　◆凝固　◆沈殿
◆等電点（pI）　◆変性　◆立体構造　◆塩溶　◆塩析　◆アルカロイド試薬
◆重金属

　タンパク質は，両性電解質であるアミノ酸からなるコロイド状の高分子であり，多くの極性基を持ち，電荷を有している。その電荷に基づく親水性により，タンパク質は多くの水分子を周囲に引きつけて存在している（水和）。何らかの原因により，この親水性が低下すると，タンパク質は水中に溶解していることができなくなり，凝集，凝固，沈殿する。

　また，タンパク質は電荷により水溶液中に溶解しているため，等電点（pI）付近では溶解度が最小となり，沈殿する。

　また，タンパク質は，熱，酸，有機溶媒，濃厚塩類溶液，アルカロイド試薬，重金属により，変性し，立体構造，イオン状態が変化する。表4－1にタンパク質の変性を利用した食品の例をあげる。

表4–1　タンパク質の変性を利用した食品

変性要因	変性を利用した食品
加熱	ゆで卵
冷凍（凍結乾燥）	凍り豆腐（高野豆腐）
乾燥	干物
金属塩	豆腐
酸	ヨーグルト
アルカリ	ピータン

実験8　タンパク質の凝固・沈殿反応

目　的	① タンパク質の凝固反応を通して，タンパク質の特性を理解する。

② タンパク質の沈殿反応を通して，タンパク質の特性を理解する。

試　料	約1％卵白溶液（実験7で調製したものと同じ）

1）熱による凝固

　多くのタンパク質は，60℃以上の加熱により変性し凝固する。ただ，ゼラチン，プロタミンなどは凝固しない。また，アルカリ性では，熱凝固を起こさない。

試　薬	① 10％酢酸

② 10％水酸化ナトリウム溶液

器　具	① ガラス製器具

　　　試験管，メスピペット（5mL），駒込ピペット（1mL）

② その他の器具

　　　試験管立て，試験管振とう機（ボルテックスミキサー），ガスバーナー，三脚，湯煎（湯浴），洗浄びん

実験操作	① 約1％卵白溶液3mLをメスピペット（5mL）で試験管に採取する。

② 一方の試験管に10％酢酸溶液を駒込ピペット（1mL）で少量加え，もう一方の試験管には10％水酸化ナトリウム溶液を駒込ピペット（1mL）で少量加え，混合する。

③ 湯浴で加熱し，タンパク質の凝固を確認する。試料をそのまま加熱しても凝固するが，酸を加えることによって，卵白アルブミンの等電点（pI4.7）に近づくため，凝固が促進される。

2）酸による凝固

　タンパク質溶液に塩酸，硫酸，硝酸などの強酸を加えると，タンパク質は凝固する。しかし，プロタミン，ヒストンなどの塩基性アミノ酸は凝固しない。

実験8

試　薬	濃塩酸（conc.HCl）

注）劇薬のため，取り扱いに注意すること。　注）決して口で吸ってはいけない。

器　具	① ガラス製器具

　　試験管，メスピペット（5mL），駒込ピペット（1mL）

　　② その他の器具

　　試験管立て，試験管振とう機（ボルテックスミキサー），洗浄びん

実験操作	① 約1%卵白溶液3mL をメスピペット（5mL）で試験管に採取する。

　　② 濃塩酸を駒込ピペット（1mL）で5〜6滴加え，混合する。

　　③ タンパク質が凝固する。

3）有機溶媒による沈殿

　タンパク質にエタノール，アセトン，メタノールなどの有機溶媒を加えると，これらの有機溶媒がタンパク質に水和した水を奪うため，タンパク質は凝集して，沈殿する。

試　薬	98%エタノール（C_2H_5OH）

器　具	① ガラス製器具

　　試験管，メスピペット（5mL），駒込ピペット（5mL）

　　② その他の器具

　　試験管立て，試験管振とう機（ボルテックスミキサー），洗浄びん

実験操作	① 約1%卵白溶液3mL をメスピペット（5mL）で試験管に採取する。

　　② エタノールを駒込ピペット（5mL）で3mL 加え，混合する。

　　③ タンパク質が沈殿する。

4）濃厚塩類溶液による沈殿

　希薄な塩溶液中ではタンパク質の溶解度は増すが（塩溶），濃厚な塩溶液中では溶解度が減少し，タンパク質は沈殿する（塩析）。この沈殿法ではタンパク質の変性がほとんど起こらないため，タンパク質の分離，精製に利用される。塩としては，硫酸アンモニウム（硫安），硫酸マグネシウム，塩化ナトリウムなどの飽和溶液が用いられる。

試　薬	硫酸アンモニウム飽和溶液（$(NH_4)_2SO_4$）

器　具	① ガラス製器具

　　試験管，メスピペット（5mL），駒込ピペット（5mL）

　　② その他の器具

　　試験管立て，試験管振とう機（ボルテックスミキサー），洗浄びん

実験操作	① 約1%卵白溶液3mL をメスピペット（5mL）で試験管に採取する。

　　② 硫酸アンモニウム飽和溶液3mL を駒込ピペット（5mL）で加え，混合する。

　　③ タンパク質が沈殿する。

5）アルカロイド試薬による沈殿

　タンパク質は，トリクロロ酢酸（TCA），タンニン酸，ピクリン酸などのアルカロイド試薬と反応し，

凝集，沈殿する。これは，タンパク質の塩基性基とアルカロイド試薬の反応による。

| 試 薬 | 10%トリクロロ酢酸溶液　　注）劇薬のため，取り扱いに注意すること。

| 器 具 | ① ガラス製器具

　　試験管，メスピペット（5mL），駒込ピペット（3mL）

　② その他の器具

　　試験管立て，試験管振とう機（ボルテックスミキサー），洗浄びん

| 実験操作 | ① 約1%卵白溶液 3mL をメスピペット（5mL）で試験管に採取する。

　② 10%トリクロロ酢酸溶液を駒込ピペット（3mL）で滴下していく。

　③ タンパク質が沈殿する。

6) 重金属による沈殿

　タンパク質は，銅（Cu），鉛（Pb），水銀（Hg）などの重金属と反応し，金属錯塩を作り，沈殿する。この反応は，微酸性〜中性で起こりやすい。

| 試 薬 | 1%硫酸銅溶液（$CuSO_4・5H_2O$）

| 器 具 | ① ガラス製器具

　　試験管，メスピペット（5mL），駒込ピペット（5mL）

　② その他の器具

　　試験管立て，試験管振とう機（ボルテックスミキサー），洗浄びん

| 実験操作 | ① 約1%卵白溶液 3mL をメスピペット（5mL）で試験管に採取する。

　② 1%硫酸銅溶液 3mL を駒込ピペット（5mL）で加え，混合する。

　③ タンパク質が沈殿する。

4) アミノ酸の分離と同定

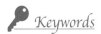 Keywords　　◆ペーパークロマトグラフィー　◆上昇法　◆Rf 値

実験9　ペーパークロマトグラフィーによるアミノ酸の分離と同定

| 目 的 | 前述したペーパークロマトグラフィーを利用して，アミノ酸の分離と同定を行う。

| 試 料 | ① 0.1%ロイシン溶液　　　10mL

　② 0.1%メチオニン溶液　　10mL

　③ 0.1%アラニン溶液　　　10mL

　④ 0.1%リシン溶液　　　　10mL

　⑤ ①〜④を混合した標準試料溶液

| 試 薬 | ① n-ブタノール：酢酸：水（4：1：2 v/v）

　　展開液として使用する。

　② 0.1%ニンヒドリン-n-ブタノール溶液

　　発色剤として，噴霧して使用する。

器具 ① ガラス製器具

メスフラスコ（10mL），ビーカー（100mL），毛細管（キャピラリー）

② その他の器具

電子天秤，スパーテル，薬包紙，展開槽，ろ紙，噴霧器（アトマイザー），二連球，洗浄びん

③ 装置

ドラフトチャンバー

実験操作 ① 展開槽のトレイに n-ブタノール：酢酸：水（4：1：2 v/v）を入れ，ふたをして密閉し，展開槽に展開液の蒸気を満たしておく。展開は上昇法で行う。

② 試料溶液4種を混合して，標準試料溶液を調製する。

③ 毛細管を用いて，標準試料溶液をろ紙にスポットする。

④ あらかじめ容器内に展開液を入れ，展開液の蒸気で満たした後，試料ならびに標準試料をスポットしたろ紙の下端を，1cm程度展開液に浸した後，展開槽を密閉する。

⑤ 30cm〜40cm程度，展開する。

⑥ 展開後，展開液の先端をマーキングし，ドラフトチャンバー内で，乾燥させる。

⑦ ドラフトチャンバー内で，ろ紙に0.1％ニンヒドリン-n-ブタノール溶液を噴霧し，試料を発色させる。青紫色に発色する。

⑧ 90℃程度で5〜6分加熱して，乾燥させる。

⑨ 青紫色の中心をマークして，原点（ベースライン）からの距離を測る。

⑩ 以下の式により，Rf値を求め，各アミノ酸を同定する（表4−2）。

$$\text{Rf値} = \frac{\text{標準試料溶液の移動距離}}{\text{展開液の移動距離}}$$

表4−2
n-ブタノール：酢酸：水（4：1：2 v/v）により
展開した場合の各アミノ酸の標準とされるRf値

アミノ酸	Rf値
ロイシン	0.73
メチオニン	0.56
アラニン	0.39
リジン	0.12

＜フローチャート＞

```
┌標準試料溶液調製
└展開槽の準備
  ↓
ろ紙に標準試料溶液調製をスポット：毛細管
  ↓
展開
  ↓
マーキング
  ↓
乾燥
  ↓←0.1％ニンヒドリン・n-ブタノール溶液を噴霧：二連球
発色
  ↓
Rf値による各アミノ酸の同定
```

2 脂質

1）脂質

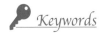

◆脂質　◆単純脂質　◆脂肪酸　◆エステル　◆中性脂肪　◆ロウ　◆複合脂質　◆リン脂質　◆糖脂質　◆リポタンパク質　◆誘導脂質　◆脂溶性ビタミン　◆脂溶性色素　◆ステロール　◆炭化水素　◆ケン化　◆不ケン化物

　水に不溶で，エーテル，クロロホルム，ベンゼンなどの有機溶媒に可溶な生体成分を脂質という。脂質は，単純脂質，複合脂質，誘導脂質に分類される。

　　┌単純脂質→脂肪酸とアルコールのエステル
　　│　　　　　　→中性脂肪，ロウ（ワックス）
　　├複合脂質→脂肪酸とアルコールの他に，窒素化合物などが結合したもの
　　│　　　　　　→リン脂質，糖脂質，リポタンパク質
　　└誘導脂質→単純脂質，複合脂質の加水分解物など
　　　　　　　　→脂溶性ビタミン，脂溶性色素，ステロール，炭化水素（スクワレンなど）

　グリセロールと脂肪酸のエステルは酸で加水分解されるが，水酸化カリウム（KOH），水酸化ナトリウム（NaOH）などのアルカリで加水分解することをケン化という。ケン化により，グリセロールと石ケン（脂肪酸のK，Na塩）が生じる。ケン化されない脂質を不ケン化物という。

2）脂肪酸

◆短鎖脂肪酸　◆中鎖脂肪酸　◆長鎖脂肪酸　◆飽和脂肪酸　◆不飽和脂肪酸　◆多価（高度）不飽和脂肪酸（PUFA）　◆オレイン酸（n-9）系列　◆リノール酸（n-6）系列→アラキドン酸　◆α-リノレン酸（n-3）系列→イコサペンタエン酸（IPA），ドコサヘキサエン酸（DHA）　◆必須脂肪酸

　脂肪酸は，脂質の加水分解で生成する有機酸で，カルボキシル基（-COOH）を持ち，R-COOHで示される。ほとんどの脂肪酸の炭素数は偶数で，短鎖脂肪酸（炭素数が4個以下），中鎖脂肪酸（炭素数が6～10個），長鎖脂肪酸（炭素数が10個以上）に分けられる。

　また，炭化水素鎖に二重結合を持たない飽和脂肪酸と，二重結合を持つ不飽和脂肪酸に分けられる。二重結合を1個持つものを一価不飽和脂肪酸，2個以上持つものを多価（高度）不飽和脂肪酸（ポリエン酸，Poly Unsaturated Fatty Acid：PUFA）という。

　　┌飽和脂肪酸　　→ミリスチン酸（14：0），パルミチン酸（16：0），ステアリン酸（18：0）
　　└不飽和脂肪酸→オレイン酸（n-9）系列→オレイン酸（18：1）
　　　　　　　　　　→リノール酸（n-6）系列→リノール酸（18：2），γ-リノレン酸（18：3），アラキドン酸（20：4）
　　　　　　　　　　→α-リノレン酸（n-3）系列→α-リノレン酸（18:3），イコサペンタエン酸

（IPA，20:5），ドコサヘキサエン酸（DHA，22:6）

注）イコサペンタエン酸は，エイコサペンタエン酸（EPA）ともいわれる。

脂肪酸における二重結合の導入には制限があり，動物は $n-6$，$n-3$ 不飽和化酵素を持たないため，$n-3$ 位，$n-6$ 位に二重結合を導入できない。動物において合成できないリノール酸，α-リノレン酸加えて，リノール酸から合成されるアラキドン酸，α-リノレン酸から合成されるイコサペンタエン酸（IPA または EPA），ドコサヘキサエン酸（DHA）を必須脂肪酸という。アラキドン酸，IPA，DHA の摂取は必ずしも必要ではないが，プロスタグランジン，ロイコトリエンなどの生理活性物質の前駆体として重要である。

3）油脂

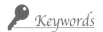
Keywords
◆油脂　◆トリアシルグリセロール　◆油（oil）　◆脂（fat）
◆不飽和脂肪酸は融点が低い　◆飽和脂肪酸は融点が高い
◆植物油　◆魚油　◆植物脂　◆動物脂　◆加工脂

油脂は，一般に天然の植物，動物から抽出し，精製されたもので，その主成分はトリアシルグリセロールである。常温で液体の油（oil）と，常温で固体の脂（fat）に分けられる。

油脂の特性は，その脂肪酸組成の違いによることが大きい。不飽和脂肪酸は融点が低いため，不飽和脂肪酸の含量の高い油脂は常温で液体（油：oil）ある。一方，飽和脂肪酸は融点が高いため，飽和脂肪酸の含量の高い油脂は常温で固体（脂：fat）である。

```
┌ 油 →常温で液体
│    →不飽和脂肪酸の含量が高い
│    ┌ 植物油→オレイン酸（n-9）系，リノール酸（n-6）系の脂肪酸が多い
│    │        ┌乾性油　→あまに油，桐油
│    │        ├半乾性油→大豆油，なたね油
│    │        └不乾性油→オリーブ油（オレイン酸が多いのが特徴）
│    └ 魚油　→α-リノレン酸（n-3）系の脂肪酸が多い
│             →イワシ油，マグロ油
│             →多価（高度）不飽和脂肪酸（Poly Unsaturated Fatty Acid：PUFA）の含量が高い
│
└ 脂 →常温で固体
     →飽和脂肪酸の含量が高い
     ┌ 植物脂→ヤシ油，パーム油，カカオ油
     │        →中鎖脂肪酸トリグリセリド（Middle Chain Triacylglycerol：MCT）が作られる
     ├ 動物脂→豚脂（ラード），牛脂（ヘット），羊脂，バター
     └ 加工脂→ショートニング，マーガリン
```

4）脂質の定性反応

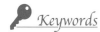 *Keywords*　◆ヒドロキサム酸法→脂肪酸エステル　◆アクロレイン反応→グリセリン
◆ヨウ素の付加→不飽和脂肪酸　◆クライステスト→アルデヒド
◆変敗（酸敗）　◆自動酸化　◆過酸化物　◆鮮度→過酸化物

実験 10　脂質の定性反応

目　的　① 呈色反応を通して，脂質の特性を理解する。
② 呈色反応を通して，簡単な油脂の鮮度判定を行う。

1）ヒドロキサム酸法→脂肪酸エステルの反応

　脂肪酸エステルの反応である。脂肪酸エステルは，アルカリ性下でヒドロキシルアミンと反応して，
ヒドロキサム酸を生成する。これに酸性下で塩化第二鉄を加えると，赤紫色の錯塩を生じる。この反
応により，脂質中の脂肪酸がアルコールとエステル結合をしていることが確認できる。

$$RCO-OR' + NH_2OH \xrightarrow{\text{アルカリ性}} RCO-NHOH + R'-OH$$
（ヒドロキシルアミン）

$$3RCO-NHOH + FeCl_3 \xrightarrow{\text{酸性}} 3HCl + Fe[RCO(NHO)]^3$$
（塩化第二鉄）　　　　　　　　　　　　　赤紫色

試　料　① 油脂
　　i. 飽和脂肪酸：ステアリン酸など
　　ii. 不飽和脂肪酸：オレイン酸，リノレン酸など
　　iii.植物油：大豆油，なたね油など
　　iv.動物脂：ラード，ヘットなど
② 酢酸エチル

試　薬　① 塩酸ヒドロキシルアミン-エタノール飽和溶液
② 1M 水酸化ナトリウム-エタノール溶液
③ 0.5M 塩酸-エタノール溶液
④ 1％塩化第二鉄溶液

器　具　① ガラス製器具
　　試験管，駒込ピペット（2mL）
② その他の器具
　　試験管立て，試験管振とう機（ボルテックスミキサー），試験管ばさみ，ガスバーナー，
　　洗浄びん

実験操作　① 油脂，酢酸エチルを 2〜3 滴ずつ駒込ピペット（2mL）で採取し，それぞれ別の試験管に入れる。
② 1M 水酸化ナトリウム-エタノール溶液数滴を駒込ピペット（2mL）で加えて，アルカ
リ性にし，よく混合する。

③ 塩酸ヒドロキシルアミン-エタノール飽和溶液2～3滴を駒込ピペット（2mL）で加え，よく混合する。

④ ガスバーナーで静かに加熱する。

⑤ 0.5M塩酸エタノール溶液数滴を駒込ピペット（2mL）で加え，酸性にし，よく混合する。

⑥ 1%塩化第二鉄溶液数滴を駒込ピペット（2mL）で加え，呈色を観察する。油脂は，赤紫色を呈し，脂肪酸がアルコールとエステル結合していることが確認できる。酢酸エチルの場合と比較する。

2) アクロレイン反応→グリセリンの反応

油脂を構成しているグリセリンが脱水，分解されてアクロレインを生じる反応で，グリセリドやリン脂質などがグリセリンを含有することを知ることができる。

CH₂-OH
|
CH-OH $\xrightarrow[\text{215℃〜250℃}]{-\text{H}_2\text{O}}$ CH₂＝CH-CHO　（アクロレイン：刺激臭あり）
|
CH₂-OH
（グリセリン）

試料 油脂

 i. 飽和脂肪酸：ステアリン酸など

 ii. 不飽和脂肪酸：オレイン酸，リノレン酸など

 iii. 植物油：大豆油，なたね油など

 iv. 動物脂：ラード，ヘットなど

試薬 ① 硫酸水素カリウム（$KHSO_4$：固体試薬）

② 0.1M アンモニア性硝酸銀（$AgNO_3$：分子量169.87）溶液　→「実験12　糖質の定性反応　5）銀鏡反応」でも使用する。

 ＜調製法＞

 i. 硝酸銀1.70gを精秤し，純水約80mLに溶解する。

 ii. 2Nアンモニア水溶液を徐々に加えていくと，酸化銀の淡褐色の沈殿を生じる。

 iii. さらに，2Nアンモニア水溶液を加え，混合すると，沈殿が溶解する。アンモニア水溶液が過剰になると，反応感度が落ちるため，沈殿が消えたらアンモニア水溶液の添加をやめる。

 iv. 純水で100mLに定容する。

器具 ① ガラス製器具

 試験管，駒込ピペット（2mL），スパーテル

② その他の器具

 電子天秤，薬包紙，スパーテル，試験管立て，試験管振とう機（ボルテックスミキサー），試験管ばさみ，ガスバーナー，洗浄びん

実験操作 ① 各油脂1mLずつを駒込ピペット（2mL）で採取し，試験管に入れる。

② 硫酸水素カリウム約 0.5g をスパーテルで加え，よく混合する。

③ ガスバーナーで静かに加熱する。

④ アンモニア性硝酸銀溶液で湿らせたろ紙を蒸気にかざす。

⑤ ろ紙が黒変し，グリセリンの存在が確認できる。

3）ヨウ素の付加→不飽和脂肪酸の反応

油脂を構成する脂肪酸には，飽和脂肪酸と不飽和脂肪酸がある。ハロゲン化ヨウ素は脂肪酸の二重結合に付加し，その結果ヨウ素の色が退色することによって，不飽和脂肪酸が二重結合を持つことが確認できる。

$$CH_3 \cdots CH_2 - CH = CH - CH_2 \cdots CO \cdot R \quad + \quad ICl$$

$$\xrightarrow[\text{ハロゲンの付加}]{} CH_3 \cdots CH_2 - CH - CH - CH_2 \cdots CO \cdot R$$

$$\underset{\text{ヨウ素の褐色が退色する}}{\overset{|\qquad\quad|}{Cl\qquad I}}$$

| 試 料 | 油脂
| i. 飽和脂肪酸：ステアリン酸など
| ii. 不飽和脂肪酸：オレイン酸，リノレン酸など
| iii.植物油：大豆油，なたね油など
| iv.動物脂：ラード，ヘットなど

| 試 薬 | ① 四塩化炭素（クロロホルム：CCl4） 注）有毒であるため，吸入しないように注意すること。
| ② ウィイス試薬
| ＜調製法＞
| i. 三塩化ヨウ素 (ICl3) 7.9g とヨウ素 (I2) 8.7g を，それぞれ別のビーカーに採取する。
| ii. それぞれに氷酢酸（特級）を加え，わずかに加熱して溶かした後，冷却する。
| iii.冷却後，両液を混合し，氷酢酸で 1L に定容する。

| 器 具 | ① ガラス製器具
| 共栓付試験管，駒込ピペット （2mL，5mL）
| ② その他の器具
| 電子天秤，スパーテル，試験管立て，試験管振とう機（ボルテックスミキサー），試験管ばさみ，ガスバーナー，洗浄びん

| 実験操作 | ① 各油脂約 0.5g ずつを駒込ピペット （2mL）で採取し，共栓付試験管に入れる。
| ② 四塩化炭素約 5mL を駒込ピペット （5mL）で加え，よく混和して，油脂を溶解する。
| ③ ウィイス試薬を駒込ピペット （2mL）で 3 滴加え，よく混和して呈色を観察する。不飽和脂肪酸が存在すれば，30 ～ 60 分で，ヨウ素の褐色が退色する。

4）クライステスト（油脂の鮮度判定）→アルデヒドの検出

油脂を空気中に長時間放置しておくと，空気中の酸素により酸化され，味や香りが悪くなる。これを変敗といい，酸素，熱，光，遷移金属の存在により促進される。油脂の変敗においては，遊離の脂

肪酸が生成するため，酸敗ともいう。

クライステストは，油脂の酸敗によって生じた特殊な物質（エピドリンアルデヒドなど）の存在によるものとされている。油脂の自動酸化に続く過酸化物の分解によって生じたアルデヒドが，濃塩酸による酸性下で，フロログルシンと反応してすみれ色～赤色を呈する。

試 料	① 新鮮な油脂

② 新鮮な油脂を 200℃で，5 時間程度加熱したもの（実際に揚げ物などに使用した油脂を用いてもよい）

試 薬	① 濃塩酸（塩化水素 37.23％：比重 1.19）

注) 劇薬のため，取り扱いに注意すること。　注) 決して吸引してはならない。

② 1％フロログルシン・エーテル溶液　　　　注) 引火性が強いため，火気厳禁。

器 具	① ガラス製器具

共栓付試験管，駒込ピペット（2mL）

② その他の器具

試験管立て，試験管振とう機（ボルテックスミキサー），洗浄びん

実験操作	① 試料 2mL を駒込ピペット（2mL）で共栓付試験管に採取する。

② 濃塩酸 2mL を駒込ピペットで加え，よく混和する。

③ 1％フロログルシン・エーテル溶液 2mL を駒込ピペット（2mL）で加え，30 秒程度よく混合した後，放置する。

④ 塩酸層の呈色を観察する。油脂が変敗している場合には，塩酸層がすみれ色～赤色を呈し，クライステストは陽性となる。微紅色，橙色，黄色の場合は，陰性と判断する。

5) 油脂の鮮度判定→過酸化物の検出

油脂中に生じた過酸化物が，ヨウ化カリウムからヨウ素を遊離させることを利用して，遊離したヨウ素をデンプンに反応させて，油脂の変敗の程度を知ることができる。過酸化物の存在が多いほど，水層は濃い褐色を呈する。

$$- CH - CH = CH - \ + \ 2KI$$
$$|$$
$$OOH$$
（過酸化物）

$$\longrightarrow \quad - CH - CH = CH - \ + \ I_2 \ + \ K_2O$$
$$| \qquad\qquad\qquad （褐色）$$
$$OH$$

試 料	① 新鮮な油脂

② 新鮮な油脂を 200℃で，5 時間程度加熱したもの（実際に揚げ物などに使用した油脂を用いてもよい）

試 薬	① 四塩化炭素（クロロホルム：CCl₄）注) 有毒であるため，吸入しないように注意すること。

② 氷酢酸

③ ヨウ化カリウム飽和溶液　→　ヨウ化カリウム（KI）144g を 100mL の純水に溶かしたもの

④ 1％デンプン溶液　→　加熱して溶解させておく

器 具	① ガラス製器具

共栓付き試験管，駒込ピペット（2mL，5mL）

② その他の器具

試験管立て，試験管振とう機（ボルテックスミキサー），洗浄びん

実験操作　① 試料 1mL を駒込ピペット（2mL）で共栓付試験管に採取する。

② 四塩化炭素 5mL を駒込ピペット（5mL）で加え，よく混合して，油脂を溶解する。

③ 氷酢酸 1mL を駒込ピペット（2mL）で加え，よく混合する。

④ ヨウ化カリウム飽和溶液 1mL を駒込ピペット（2mL）で加え，よく混合する。

⑤ 純水 2mL を駒込ピペット（2mL）で加え，よく混合して，生じたヨウ素（I_2）を純水に移行させる。

⑥ 1％デンプン溶液を駒込ピペット（2mL）で 1，2 滴加え，よく混合して，水層の呈色を観察する。過酸化物の存在が多いほど，水層は濃い褐色を呈する。

5）脂質の物理的変化

 Keywords　◆乳化剤　◆乳化（エマルション）　◆水中油滴型エマルション（O/W 型）　◆油中水滴型エマルション（W/O 型）　◆親水基　◆疎水基　◆レシチン　◆相転移（転相）◆チャーニング

実験 11　脂質の物理的変化

目　的　① 乳化反応，乳化剤について理解する。

② 相転移（転相）について理解する。

1）乳化反応

水と油のように，本来溶け合わない物質が，乳化剤の存在により混じり合い，分散した状態を乳化（エマルション）という。エマルションには，分散媒が水で分散質が油である水中油滴型エマルション（O/W 型）と，その逆である油中水滴型エマルション（W/O 型）がある。O/W 型としては，牛乳，生クリーム，マヨネーズなどがあり，W/O 型としては，バター，マーガリンなどがある。

乳化作用を持つ物質は，分子内に水に対して親和を示す親水基と，油に対して親和を示す疎水基を持っている。レシチン（リン脂質）は，代表的な天然の乳化剤である。レシチンは，卵黄などに含まれている。

試　料　① 大豆油

② 卵黄

③ 大豆レシチン

④ 石ケン水

器　具　① ガラス製器具

試験管，駒込ピペット（2mL）

② その他の器具

試験管立て，試験管振とう機（ボルテックスミキサー），洗浄びん

実験操作　① 大豆油 1mL を駒込ピペット（2mL）で 4 本の試験管（No.1 ～ No.4）に入れる。

② 純水 2mL を駒込ピペット（2mL）で加える。

③ No.1 の試験管に卵黄，No.2 の試験管に大豆レシチン，No.3 の試験管に石ケン水を少量ずつ加える。No.4 の試験管は何も加えず，対照とする。

④ 各試験管を試験管振とう機で30秒〜40秒程度混合した後，静置し，乳化状態を観察する。

2）脂質の物理的変化（相転移，転相）

水と油が分離することなく，O/W 型から W/O 型へ，あるいは W/O 型から O/W 型へ変化することを相転移（転相）という。生クリーム（O/W 型）を攪拌するとバター（W/O 型）になることが，この例である。

| 試 料 | 生クリーム |

| 器 具 | ① ガラス製器具

ビーカー（200mL），メスシリンダー（50mL）

② その他の器具

500mL のペットボトル（市販のものでよい），電子天秤，洗浄びん

| 実験操作 | ① 生クリーム 100mL をビーカー（200mL）に入れ，氷冷しておく。

② 用意したペットボトルの重量を測定する（W_1（g））。

③ 生クリームをペットボトルに移し，水 10mL をメスシリンダー（50mL）で加えて，ふたをする。

④ 激しく振とう，攪拌し，脂肪球を結合させる（チャーニング）。

⑤ 塊（バター塊）ができたら，デカンテーション（傾斜法）で水分を取り除く。

⑥ ペットボトル全体の重量を測定し（W_2（g）），でき上がったバター塊の重量を求める。

（できたバターの重量（g））＝ W_2（g）− W_1（g）

３ 炭水化物

1）糖質

 Keywords ◆炭水化物 ◆$C_n(H_2O)_m$ ◆単糖 ◆誘導糖 ◆オリゴ糖（少糖）◆多糖

炭水化物（carbohydrate）は，$C_n(H_2O)_m$ という一般式で表される化合物である。炭水化物には，糖質と食物繊維が含まれる。

糖質は，化学構造から，「同一分子内に 2 個以上のヒドロキシル基（アルコール性水酸基：−OH）と，少なくとも 1 個のアルデヒド基（−CHO）あるいは，カルボニル基（＞C＝O）を有する化合物と，その誘導体およびそれらの縮合体」と定義される（なお，カルボニル基は，ケトン基とも呼ばれる）。

糖質は，単糖，誘導糖（糖誘導体），オリゴ糖（少糖），多糖に大きく分けられる。単糖と誘導糖は，これ以上加水分解されない最小の単位であり，オリゴ糖と多糖は縮合体である。単糖とオリゴ糖のうち，二糖類は水に溶けやすく，一般に甘味を有するため，糖類（糖分，シュガー：sugar）とよばれる。

2) 単糖

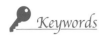 *Keywords*

◆単糖　◆アルドース　◆ケトース　◆五炭糖　◆六炭糖　◆　還元糖　◆不斉炭素原子　◆立体異性体　◆エピマー　◆環状構造　◆アノマー　◆D-リボース　◆D-グルコース（ブドウ糖）　D-ガラクトース　◆D-フルクトース（果糖）

単糖（monosaccharide）は，これ以上加水分解されない基本的な糖である。アルデヒド基（-CHO）を持つものをアルドース（aldose），ケトン基（＞C＝O）を持つものをケトース（ketose）という。分子中の炭素数によって，三炭糖（トリオース，triose），四炭糖（テトロース，tetrose），五炭糖（ペントース，pentose），六炭糖（ヘキソース，hexose）に分類される。食品においては，六炭糖が重要である。

これらは，還元力を有する還元糖である。単糖には不斉炭素原子（キラル中心）があるため，立体異性体としてD体（型），L体（型）が存在する。天然の糖はほとんどがD型であり，L型の単糖はL-ガラクトースなどを除けば，ほとんど存在しない。D-グルコースとD-ガラクトースのように，ひとつのキラル中心の周囲のヒドロキシル基の配置が異なる糖をエピマーとよぶ。

ペントース以上の炭素数の単糖は，水溶液中において直鎖構造では存在せず，環状構造で存在している。これは，分子内のアルデヒド基やケトン基が，自己の分子内のヒドロキシル基とヘミアセタール結合をして，五員環（フラノース）構造，六員環（ピラノース）構造をつくるためである。

グルコースの環状構造を平面で表した場合，1位の炭素の-OHが環の下にくるものをα-アノマー，上にくるものをβ-アノマーとよぶ。グルコースの場合，α型は，β型よりも1.5倍甘味が強い。また，フルクトースの場合，β型は，α型の約3倍甘味が強い。フルクトースにおいては，低温ではβ型の比率が増加するため，低温であるほど甘味が増す。果物を冷やしたほうが，甘くて，おいしいのは，このためである。

代表的な単糖としては，以下のようなものがある（表4-3）。

表4-3　代表的な単糖

	単糖の名称	存在形態
ペントース （五炭糖）	D-リボース	・リボ核酸（RNA），ATP，NAD，NADP，FADの構成糖 ・核酸系うま味成分（GMPナトリウム，IMPナトリウム）の構成糖
	D-キシロース	・たけのこ中に遊離の状態で存在 ・ヘミセルロース，植物ゴムの構成糖
ヘキソース （六炭糖）	D-グルコース （ブドウ糖）	・オリゴ糖（ラクトース，スクロースなど）多糖（デンプン，セルロースなど）の構成糖として広く存在している ・果実，はちみつに含まれる。その他の天然の食品中での濃度は低い。
	D-ガラクトース	・遊離の状態ではほとんど存在していない ・オリゴ糖（ラクトース，ラフィノース，スタキオースなど），多糖（寒天など）の構成糖
	D-マンノース	・遊離の状態ではほとんど存在していない ・こんにゃくの多糖（グルコマンナン）の構成糖
	D-フルクトース （果糖）	・果実，花，はちみつに遊離の状態で存在している ・オリゴ糖（スクロース，ラフィノースなど），多糖（イヌリンなどの構成糖 ・β-D-フルクトースの甘味は，スクロースの1.8倍で，α-D-フルクトースの甘味は0.6倍である。

3）オリゴ糖

◆オリゴ糖　◆グリコシド結合　◆還元性　◆二糖類　◆マルトース（麦芽糖）
◆ラクトース（乳糖）　◆スクロース（ショ糖）　◆三糖類（ラフィノース）
◆四糖類（スタキオース）

　オリゴ糖は，同種または，異種の単糖2～10個が脱水縮合（グリコシド結合）して結合したものである。結合した単糖の数により，二糖類（マルトース，ラクトース，スクロース），三糖類（ラフィノース），四糖類（スタキオース）と分類する。食品中には，二糖類が多い。

　代表的なオリゴ糖としては，以下のようなものがある（表4－4）。

表4-4　代表的なオリゴ糖

	オリゴ糖の名称	存在形態	存在場所
還元性二糖類	マルトース（麦芽糖）	• グルコース2分子がα-1,4グリコシド結合したもの • デンプンにβ-アミラーゼが作用して生じる	水あめ，麦芽
	ラクトース（乳糖）	• ガラクトースとグルコースがβ-1,4グリコシド結合したもの • 分解できないと乳糖不耐症となる	哺乳動物の乳汁
	イソマルトース	• グルコース2分子がα-1,6グリコシド結合したもの • コクやうま味づけに使用される	清酒，みりん
	パラチノース	• グルコースとフルクトースがα-1,6グリコシド結合したもの • スクロースにグルコシルトランスフェラーゼ(転移酵素)を作用させて製造される • 低う蝕性の甘味料として使用される	はちみつ，さとうきび
	セロビオース	• グルコース2分子がβ-1,4結合したもの	セルロースの構成糖
非還元性二糖類	スクロース（ショ糖）	• D-グルコースとD-フルクトースのアノマー炭素原子どうしがβ-1,2結合したもの • アノマー変換しないため,その甘味は温度により影響を受けない。	砂糖 さとうきび，果実
	トレハロース	• グルコース2分子がα-1,1結合したもの • デンプンの老化防止に使用される	きのこ，酵母，昆虫
非還元性三糖類	ラフィノース	ガラクトース，グルコース，フルクトースが結合したもの	大豆，さとうきび，綿実
非還元性四糖類	スタキオース	ガラクトース2分子，グルコース，フルクトースが結合したもの	大豆，ビート

4）多糖

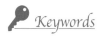
◆多糖　◆デンプン　◆グリコーゲン　◆セルロース　◆イヌリン
◆ペクチン　◆グルコマンナン　◆海草多糖（寒天他）　◆キチン
◆水溶性食物繊維（SDF）　◆不溶性食物繊維（IDF）

　多糖（polysaccharide, glycan）は，数十個～数百万個の単糖，誘導糖がグリコシド結合した高分子化合物である。ヒトの消化酵素で加水分解できる多糖には，デンプン（植物貯蔵多糖），グリコーゲン（動物貯蔵多糖）があり，ヒトの消化酵素で加水分解できない多糖にはセルロース，イヌリン，ペクチン，グルコマンナン，海藻多糖（寒天，カラギーナン（もしくはカラゲナン），アルギン酸，フコイダンなど），キチンなどがある。また，ペクチン，イヌリンのように水溶性（水溶性食物繊維：SDF）のものと，セルロース，キチンのように不溶性（不溶性食物繊維：IDF）のものとに分類する

ことができる。

代表的な多糖としては，以下のようなものがある（表4−5）。

表4−5　代表的な多糖

分類	由来	多糖の名称	構成成分	特性・分布
単純多糖	植物	デンプン（植物のエネルギー貯蔵形態）	アミロース　グルコースがα-1,4結合のみで重合したもの	・直鎖状　・ヨウ素-デンプン反応:濃い青色
			アミロペクチン　グルコースがα-1,4結合とα-1,6結合により重合したもの	・分岐状　・ヨウ素-デンプン反応:赤紫色
		セルロース	グルコースがβ-1,4結合により重合したもの	・植物の細胞壁構成成分
		イヌリン	フルクトースがβ-2,1結合により重合したもの	・ごぼう，きくいもの根塊に分布
	動物	グリコーゲン（動物のエネルギー貯蔵形態）	グルコースがα-1,4結合とα-1,6結合により重合したもの	・アミロペクチン以上に高度に分岐　・ヨウ素-デンプン反応:赤褐色　・肝臓,かき(貝)に存在
		キチン	N-アセチルグルコサミンがβ-1,4結合により重合したもの	・甲殻類(エビ，カニなど)の外骨格の構成成分
複合多糖	植物	ペクチン	D-ガラクツロン酸がα-1,4結合により重合したもの　カルボキシル基の一部がメチルエステル化している	・かんきつ類,りんごの果皮　・ゼリーやジャムの製造に使われる
		グルコマンナン（コンニャクマンナン）	グルコースとマンノースが，β-1.4結合とβ-1,3結合により重合したもの	・こんにゃくいも
	海藻	寒天（アガー）	アガロースとアガロペクチンが重合したもの	・紅ソウ類(テングサ科,オゴノリ科)　・80℃以上でゾル化し,30℃以下でゲル化する
		カラギーナン（カラゲナン）	β-D-ガラクトースと3,6-アンヒドロ-α-D-ガラクトースが重合したもの	・紅ソウ類(スギノリ科，ミリン科)　・寒天より低温でゾル化し，冷却すると寒天より弾力のあるゲルを形成　・寒天より複雑な分岐構造
		アルギン酸	D-マンヌロン酸とL-グルロン酸がβ-1,4結合により重合したもの	・褐ソウ類(こんぶ，わかめ，あらめ)の粘質物
		フコイダン	主にガラクトースとフコースが重合したもの	・こんぶ，わかめの粘質物

5）糖質の定性反応

 Keywords

◆モーリッシュ反応→糖質に共通　◆アンスロン反応→糖質に共通　◆フェーリング反応→還元糖
◆ニーランダー反応→還元糖　◆銀鏡反応→還元糖　◆ベネディクト反応→還元糖　◆バーフォード反応→単糖類　◆セリワノフ反応→ケトース　◆スカトール反応→ヘキソース　◆ビアル反応→ペントース　◆ヨウ素-デンプン反応→ヨウ素-デンプン複合体

実験 12　糖質の定性反応

目的　① 呈色反応を通して，糖質の特性を理解する。
② 個々の糖質に特有の反応と，その原理について理解する。
試料　① 1％リボース溶液

② 1％キシロース溶液

③ 1％グルコース（ブドウ糖）溶液

④ 1％フルクトース（果糖）溶液

⑤ 1％マルトース（麦芽糖）溶液

⑥ 1％スクロース（ショ糖）溶液

⑦ 1％可溶性デンプン溶液

    ＜調製法＞

    i.　可溶性デンプン 1g を採取し，これに純水約 20mL を加え懸濁させる。

    ii.　別に沸騰させておいた約 60mL のお湯を，①の懸濁液に流し込む。デンプンは速やかに溶解する。

    iii.　純水で 100mL に定容し，よく混和する。なお，酵素反応の基質として用いる場合には，リン酸緩衝液（pH6.6）5mL を加えた後，100mL に定容する。

    iv.　よく混和する。

1）モーリッシュ（Molish）反応 → 糖質に共通する反応

　糖，および糖を含むすべての糖質に共通の反応である。糖質が脱水剤（濃硫酸）によりフルフラール誘導体を生じ，これが α-ナフトールと結合して赤紫色を呈する（図4－9，4－10）。

| 試薬 | ① モーリッシュ試薬（α-ナフトール試薬） |

    調製法は，α-ナフトール 1g を採取し，95％エタノールに溶かして，20mL に定容する。

② 濃硫酸（conc.H_2SO_4）

    注）劇薬のため，取り扱いに注意すること。

| 器具 | ② ガラス製器具 |

    試験管，メスピペット（1mL），駒込ピペット（1mL）

② その他の器具

    試験管立て，試験管振とう機（ボルテックスミキサー），洗浄びん

| 実験操作 | ① 各試料 1mL をメスピペット（1mL）で試験管に採取する。 |

② モーリッシュ試薬 2 ～ 3 滴を駒込ピペット（1mL）で加え，よく混合する。

③ 安全のため，試験管を傾けて，濃硫酸 1mL を駒込ピペット（1mL）で管壁を伝わらせながら静かに流し込む。

④ 濃硫酸は比重が大きいため沈んで 2 層になり，下層の硫酸と上層の糖溶液，2 層の境界面に赤紫色の環ができる。

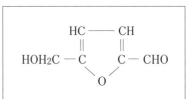

図4－9　ヒドロキシメチルフルフラール

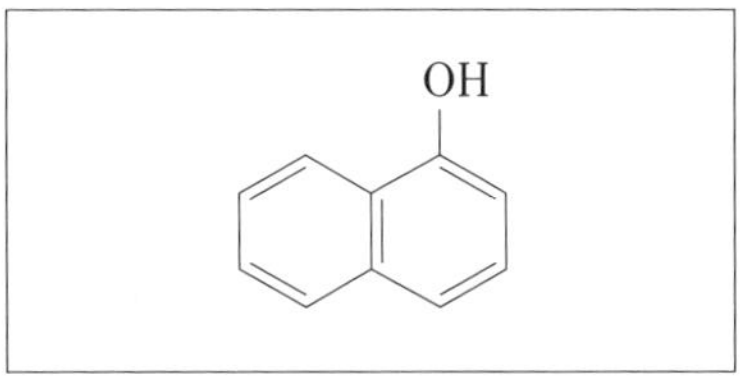

図4－10　α-ナフトール

2）アンスロン（Anthrone）反応 → 糖質に共通する反応

　糖質とアンスロンが反応し，緑色～青緑色を呈する反応であり，糖質に共通する反応である（図4－11）。反応は非常に鋭敏で，条件を精密に設定すれば定量法として用いることもできる。糖質以外の有機物は褐色を呈する。

| 試 薬 | アンスロン試薬 |

<調製法>

アンスロン 0.2g を採取し，濃硫酸 100mL に溶かす。この試薬は黄色を呈し，放置しておくと，しだいに褐色を帯びてくる。保存は冷蔵庫で行うが，長時間は保存できない。

注）劇薬のため，取り扱いに注意すること。

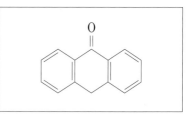

図4-11　アンスロン

| 器 具 | ① ガラス製器具 |

試験管，メスピペット（1mL），駒込ピペット（2mL）

② その他の器具

試験管立て，試験管振とう機（ボルテックスミキサー），バット（氷水で冷却するため），洗浄びん

| 実験操作 | ① 各試料 1mL をメスピペット（1mL）で試験管に採取する。 |

② アンスロン試薬 2mL を駒込ピペット（2mL）で加え，よく混合する。発熱するため，安全のため，氷水で冷却しながら行う。

③ 糖の存在により，始めに緑色を呈し，しだいに青緑色となる。

3) フェーリング（Fehling）反応 → 還元糖の反応

還元糖にアルカリ性銅試薬（フェーリング液）を加え，加熱すると，試薬中の 2 価の銅イオン（Cu^{2+}）が還元され，亜酸化銅（Cu_2O）の赤色沈殿を生じる。

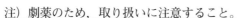

$$R\text{-}CHO \ + \ 2Cu(OH)_2 \ \rightarrow \ R\text{-}COOH \ + \ Cu_2O \downarrow + \ 2H_2O$$
（亜酸化銅：赤褐色の沈殿）

| 試 薬 | ① フェーリング A 液 |

調製法は硫酸銅（$CuSO_4 \cdot 5H_2O$）69.28g を純水に溶かして，1L に定容する。

② フェーリング B 液

<調製法>

i. 酒石酸カリウム・ナトリウム（ロッシェル塩：$KNaC_4H_4O_6 \cdot 4H_2O$）346g を採取し，純水約 400mL に溶解する。

ii. 完全にロッシェル塩が溶けた後，水酸化ナトリウム（NaOH）130g を加えて，溶解する。

iii. 混合，冷却後，1L に定容する。

| 器 具 | ① ガラス製器具 |

試験管，駒込ピペット（1mL），メスピペット（2mL）

② その他の器具

試験管立て，試験管振とう機（ボルテックスミキサー），ガスバーナー，三脚，湯煎（湯浴），洗浄びん

| 実験操作 | ① フェーリング A 液 1mL，フェーリング B 液 1mL を駒込ピペット（1mL）で試験管に入れ，混合する。 |

② 各試料 2mL をメスピペット（2mL）で加え，よく混合する。

③ 沸騰湯浴中で，5 〜 6 分加熱する。

④ 還元糖の存在により，亜酸化銅（Cu_2O）の赤色沈殿を生じる。ただし，糖の量が少ない場合には，溶液の色が黄緑色になる。しばらく放置すれば，試験管の底に赤褐色沈殿が確認できる。

4)　ニーランダー（Nylander）反応 → 還元糖の反応

還元糖の存在により，ビスマスが還元されて，黒色の金属ビスマスが析出する。試料中にタンパク質が存在すると，黒色の硫化ビスマスができるため，試料はあらかじめ除タンパクを行っておく必要がある。

| 試　薬 | ニーランダー試薬（市販のものを使用してもよい）

＜調製法＞

i.　水酸化ナトリウム 10g を純水 100mL に定容する。

ii.　次硝酸ビスマス（Bi(OH)$_2$NO$_3$）2g，ロッシェル塩 4g を，i. で調製した 10 ％水酸化ナトリウム 100mL に溶解する。

iii. 冷却後，ろ過する。

| 器　具 | ① ガラス製器具

試験管，メスピペット（2mL），駒込ピペット（1mL）

② その他の器具

試験管立て，試験管振とう機（ボルテックスミキサー），ガスバーナー，三脚，湯煎（湯浴），洗浄びん

| 実験操作 | ① 各試料 2mL をメスピペット（2mL）で試験管に採取する。

② ニーランダー試薬 0.5mL を駒込ピペット（1mL）で加え，よく混合する。

③ 沸騰湯浴中で，5 〜 6 分加熱する。

④ 還元糖の存在により，黒色の金属ビスマスが析出する。

5)　銀鏡反応（Tollens：トーレンス反応）→ 還元糖の反応

還元糖，アルデヒドなどにより，アンモニア性硝酸銀溶液中の銀イオンが還元され，金属銀を析出する。析出した銀は，試験管壁に付着して銀鏡を形成する。

| 試　薬 | 0.1M アンモニア性硝酸銀（AgNO$_3$；分子量 169.87）溶液

「実験 10　脂質の定性反応　2) アクロレイン反応」と同様に調製する。

| 器　具 | ① ガラス製器具

試験管，駒込ピペット（5mL），メスピペット（2mL）

② その他の器具

試験管立て，試験管振とう機，ガスバーナー，三脚，湯煎（湯浴），洗浄びん

| 実験操作 | ① 0.1M アンモニア性硝酸銀溶液 5mL を駒込ピペット（5mL）で試験管に採取する。

② 試料溶液 2mL をメスピペット（2mL）で加え，混合する。

③ 湯浴で 5 〜 6 分，ゆるやかに加熱する。

④ 還元糖の存在により，銀鏡が生成する。反応液を長く放置すると，爆発の危険があるため，銀鏡生成後は，速やかに反応液を捨てる。なお，実験終了後に試験管を洗浄する時には，硝酸を加えて洗浄すると，銀鏡を楽に除去できる。

6）ベネディクト（Benedict）反応 → 還元糖の反応

フェーリング反応と同様の還元糖が示す反応で，還元糖の量に応じて，黄赤色〜緑褐色の沈殿を生成する。この方法は，尿中の還元糖の検出によく利用される。

試薬 ベネディクト試薬（市販のものを使用してもよい）

<調製法>

i. クエン酸ナトリウム（$Na_3C_6H_5O_7 \cdot 2H_2O$）173g と，無水炭酸ナトリウム（$Na_2CO_3$）100g を約 600mL の温水に溶解する。

ii. ろ過した後，全容量を 850mL とする。

iii. 別に，硫酸銅（$CuSO_4 \cdot 5H_2O$）17.3g を純水 100mL に溶してた溶液を調製しておく。

iv. ii.の溶液に，iii.の硫酸銅溶液を少量ずつ，攪拌しながら，徐々に加えていき，1L に定容する。

器具 ① ガラス製器具

試験管，駒込ピペット（5mL）

② その他の器具

試験管立て，試験管振とう機（ボルテックスミキサー），ガスバーナー，三脚，湯煎（湯浴），洗浄びん

実験操作 ① 各試料 8 〜 10 滴を駒込ピペット（5mL）で試験管に採取する。

② ベネディクト試薬 5mL を駒込ピペット（5mL）で加え，よく混合する。

③ 湯浴で 5 〜 6 分，ゆるやかに加熱する。

④ 還元糖の存在により，黄赤色〜緑褐色の沈殿を生じる。

7） バーフォード（Barfoed）反応 → 単糖類の反応

酸性溶液中で 2 価の銅イオンを還元する作用は，単糖類の方が二糖類よりも強いため，単糖類は二糖類よりも短時間で亜酸化銅（Cu_2O）の赤色沈殿を生じる。この還元力の強さの違い（強弱）を利用して，単糖類と二糖類を識別する反応である。単糖類で 5 分程度，還元性二糖類で 15 分程度で，亜酸化銅の赤色沈殿が生成する。加熱を続けると，二糖類でも反応が陽性となるため，注意が必要である。

試薬 バーフォード試薬

<調製法>

i. 酢酸第二銅（$Cu(CH_3COO)_2 \cdot H_2O$）13.4g を純水 200mL に溶解する。

ii. 氷酢酸 1.8mL を加え，よく混和する。

iii. 保存中に沈殿が生じた場合には，ろ過して使用する。

器具 ① ガラス製器具

試験管，メスピペット（1mL），駒込ピペット（5mL）

② その他の器具

　　　　試験管立て，試験管振とう機（ボルテックスミキサー），ガスバーナー，三脚，湯煎（湯浴），
　　　　洗浄びん

実験操作　① 各試料 1mL をメスピペット（1mL）で試験管に採取する。

　　　　② バーフォード試薬 5mL を駒込ピペット（5mL）で加え，混合する。

　　　　③ 沸騰湯浴中で加熱する。

　　　　④ 単糖類で 5 分程度，還元性二糖類で 15 分程度で，亜酸化銅の赤色沈殿が生成する。

8）セリワノフ（Seliwanoff）反応 → ケトースの反応

　フルクトース（果糖）のようなケトース，スクロース（ショ糖）のようにケトースを含む糖類が，
塩酸によってヒドロキシメチルフルフラールとなり，酸性下でレゾルシンと反応して，赤色〜暗赤色
を呈する反応である。ケトースは比較的短時間（2 〜 5 分）で赤色を呈するが，長時間加熱するとア
ルドースも弱く呈色する。

試　薬　セリワノフ試薬（レゾルシン試薬）

　　　　＜調製法＞

　　　　レゾルシン（$C_6H_4(OH)_2$）0.05g を希塩酸（濃塩酸：水＝ 1:2）100mL に溶解する。

器　具　① ガラス製器具

　　　　試験管，メスピペット（1mL），駒込ピペット（5mL）

　　　　② その他の器具

　　　　試験管立て，試験管振とう機（ボルテックスミキサー），ガスバーナー，三脚，湯煎（湯
　　　　浴），洗浄びん

実験操作　① 各試料 1mL をメスピペット（1mL）で試験管に採取する。

　　　　② セリワノフ試薬 5mL を駒込ピペット（5mL）で加え，混合する。

　　　　③ 沸騰湯浴中で加熱する。

　　　　④ ケトースが存在すれば，2 〜 5 分程度で赤色〜暗赤色を呈する。

9）スカトール反応 → ヘキソース（六炭糖）の反応

　ヘキソース（六炭糖）を構成成分とする糖類は，すべて反応，呈色する。ヘキソースおよび，ヘキ
ソースを含む多糖類は，紫色を呈し，ペントースは始めから淡褐色を示す。ただし，グルコース，フ
ルクトースは，しばらく放置すると褐色を呈する。グルコースは 0.02％，フルクトース 0.001％の濃
度で反応する。前述のセリワノフ反応と合わせて行うことにより，グルコースとフルクトースを識別
することができる。

試　薬　① 濃塩酸（conc. HCl）

　　　　注）劇薬のため，取り扱いに注意すること。

　　　　② 0.5％スカトール溶液（スカトール 0.5％のアルコール溶液）

　　　　注）スカトールは，糞便臭を呈するため，取り扱いに注意すること。

器　具　① ガラス製器具

　　　　試験管，メスピペット（1mL），駒込ピペット（1mL，10mL）

　　　　② その他の器具

実験
12

試験管立て，試験管振とう機（ボルテックスミキサー），ガスバーナー，三脚，湯煎（湯浴），
洗浄びん

実験操作 ① 各試料 1mL をメスピペット（1mL）で試験管に採取する。

② 濃塩酸 10mL を駒込ピペット（10mL）で加え，混合する。

③ 0.5％スカトール溶液 0.5mL を駒込ピペット（1mL）で加え，混合する。

④ 沸騰湯浴中で加熱する。

⑤ ヘキソースが存在すれば，3～4 分程度で紫色を呈する。ただし，グルコース，フルクトースはしばらく放置しておくと褐色になる。なお，ペントースは初めから淡褐色である。

10）ビアル（Bial）反応 → ペントース（五炭糖）の反応

ペントース（五炭糖）を無機酸と加熱するとフルフラールが生成し，これが芳香族アルコールと縮合して緑色～青緑色を示す反応であり，オルシノール反応ともいわれる（図 4 − 12）。最終的には，青紫色を経て，やがて暗青色に濁る。ヘキソースの中には，茶褐色を呈するものがあるが，透明な緑色～青色以外は，陰性（−）と判断する。呈色度は，アラビノースの呈色を 100 とすると，キシロースは 92，リボースは 89 である。グルコース，およびグルコースを構成成分とする糖質は，まったく反応を示さない。

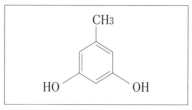

図4−12　オルシノール

試 薬 ビアル試薬

＜調製法＞

i. オルシノール 0.5g を 30％塩酸 250mL に溶解する。

ii. 10％塩化第二鉄（FeCl3）溶液 1mL を加え，混合する。

注）本試薬は，使用の都度，調整する。

器 具 ① ガラス製器具

試験管，メスピペット（1mL），駒込ピペット（5mL）

② その他の器具

試験管立て，試験管振とう機（ボルテックスミキサー），ガスバーナー，三脚，湯煎（湯浴），
洗浄びん

実験操作 ① 各試料 1mL をメスピペット（1mL）で試験管に採取する。

② ビアル試薬 4mL を駒込ピペット（5mL）で加え，混合する。

③ 沸騰湯浴中で加熱する。

④ ヘキソースが存在すれば，緑色～青緑色を呈する。最終的には，青紫色を経て，暗青色に濁る。

11）ヨウ素 - デンプン反応 → デンプンの反応

デンプン溶液に，ヨウ素ヨウ化カリウム溶液を加えると，青紫色～濃青色を呈する。これは，デンプンを構成するアミロース（直鎖構造）が，ヨウ素−デンプン複合体を形成することによる呈色である。アミロペクチン（分枝構造）は，赤褐色を呈する。

実験
12

| 試 薬 | 0.2%ヨウ素ヨウ化カリウム溶液

　　　　　＜調製法＞

　　　　　i.　ヨウ化カリウム（KI）1g を約 15mL の純水に溶解する。

　　　　　ii.　ヨウ素（I_2）0.2g を加え，完全に溶解する。

　　　　　iii. 純水で 100mL に定容する。

| 器 具 | ①　ガラス製器具

　　　　　試験管，メスピペット（2mL），駒込ピペット（1mL）

　　　　②　その他の器具

　　　　　試験管立て，試験管振とう機（ボルテックスミキサー），洗浄びん

| 実験操作 | ①　各試料 2mL をメスピペット（2mL）で試験管に採取する。

　　　　②　ヨウ素ヨウ化カリウム溶 5～6 滴を駒込ピペット（1mL）で加え，混合する。

　　　　③　デンプン（アミロース）が存在すれば，青紫色～濃青色を呈する。

6) デンプン

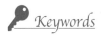 *Keywords*

◆デンプン　◆α-1,4 結合　◆アミロース　◆α-1,6 結合　◆アミロペクチン　◆らせん構造
◆青紫色　◆ヨウ素-デンプン反応　◆生デンプン　◆結晶部分（ミセル）　◆糊化（α化）
◆糊化デンプン（α-デンプン）　◆老化　◆老化デンプン

　デンプンは，植物が太陽光線の光エネルギーを光合成により化学エネルギーとして固定し，種子，地下茎，根塊などに貯蔵した多糖類の1種である。動物やヒトは，生命活動のエネルギー源としてデンプンを利用している（表4-6）。

　デンプンの構成成分はD-グルコース（ブドウ糖）で，直鎖状にα-1，4結合したアミロースと，α-1，4結合の連鎖にα-1，6結合の分岐を持ったアミロペクチンから構成されている。α-1，4結合したグルコース残基は6個で1回転するらせん構造をとり，ヨウ素1分子を取り込み，包括化合物を構成する。デンプン溶液にヨウ素を加えると青紫色を呈するのは，このためである（ヨウ素-デンプン反応）。

　デンプン分子中のアミロース，アミロペクチンは，その鎖の長さの違いにより異なった色調を呈する。アミロースは濃い青色を呈するが，アミロペクチンは分岐間の鎖長が短いため，赤褐色を呈する。

表4-6　デンプンを含む食品

種　別	食　品	含まれるデンプン
地上デンプン（種実など）	米	米デンプン
	小麦	小麦デンプン
	とうもろこし	コーンスターチ
	豆類	緑豆デンプン
	さごヤシ	さごデンプン
地下デンプン（地下茎・根塊）	じゃがいも	ばれいしょデンプン
	さつまいも	かんしょデンプン
	キャッサバ	タピオカデンプン
	くず	くず粉

　植物体に貯蔵されているデンプンは，その植物に特有な形と大きさを持った粒子として存在している（図4-13）。

　植物から分離されたデンプンは，水に不溶で，生デンプン（β-デンプン）とよばれ，アミロース

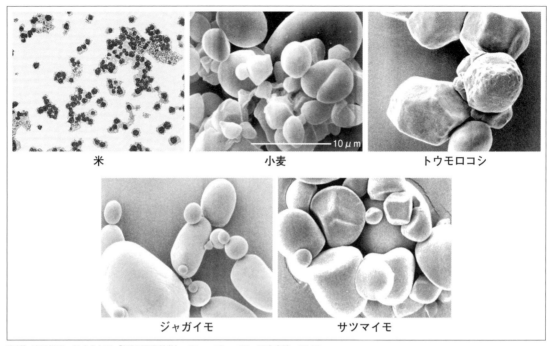

米　　　　　　　　　小麦　　　　　　　トウモロコシ

ジャガイモ　　　　　サツマイモ

資料）渋川祥子，杉山久仁子『新訂 調理科学』p.60, p.73, p.76, 同文書院, 2016
図4－13　植物中に存在するデンプン粒子の顕微鏡写真

やアミロペクチンが密に配列している。そして，デンプン粒子内のアミロペクチンには，規則的に配列した結晶部分（ミセル）と，非結晶部分が存在する。結晶部分は，分岐鎖どうしで，ゆるやかならせん構造を形成し，束になっている。

　生デンプンに水を加えて加熱すると，水分子がミセルに入り込み，膨潤する。さらに加熱すると，デンプン粒子はくずれ，ミセルがほぐれ，溶液は透明度を増し，コロイド状の透明な糊になる。この変化を糊化（α化）といい，この状態のデンプンを糊化デンプンという。糊化には30％以上の水分が必要で，一般に60℃前後から糊化が始まるが，糊化の温度はデンプンの種類により異なる。一般的には，アミロースの割合が多いと，糊化温度が高くなる傾向がある。

(1) 糊化への影響要因

　① アルカリは糊化を促進する。

　② 50％以上の砂糖の添加は，水を奪うため，糊化を妨げる。

　③ 油脂はデンプンの糊化を抑制し，糊化開始温度を高める。

　糊化したデンプンを水分を含んだまま放置すると，離漿（水分が追い出され染み出してくる現象）が起こり，再びミセルが部分的に再形成されて，白濁し，粘度を失い固くなる。この現象をデンプンの老化といい，老化したデンプンを老化デンプンという。老化デンプンは，水に不溶で，食味を失い，アミラーゼでも分解されにくくなる。デンプンの老化は，水分30〜60％，温度0〜5℃で，pHが低い時に起こりやすく，アミロース含量が多いと老化が起こりやすい。

　デンプンの糊化は，デンプンを含む食品を加熱調理する目的のひとつであり，生デンプンをα－デンプンに変えることにより，食味や消化性は向上する。そのため，老化の抑制，防止は，食品の加工，

貯蔵において，重要な課題である。

（2）老化の防止

① 0℃以下，80℃以上の状態で，急速に脱水し，水分を 10 ～ 15％以下にする。これを応用した食品には，せんべい，ビスケット，インスタントラーメンなどがある。

② 親水性の大きい糖を添加すると，糖は膨潤したデンプン粒子中に入り込み，糊化デンプンをそのままの構造に保持できる。求肥が固くなりにくかったり，もちの皮に砂糖を添加した大福もちが柔らかいのは，このためである。

③ － 20℃以下に凍結する。

④ モノグリセリドを添加すると，モノグリセリドはアミロースと複合体を形成し，膨潤粒子からアミロースの一部が溶け出すのを防ぐことができる。これは，パン，インスタントマッシュポテトの製造において，利用されている。

実験 13　デンプンの分離と糊化

目　的	① 植物から，デンプンの分離を行う。
	② 分離したデンプンについて，顕微鏡観察を行う。
	③ 分離したデンプンについて，糊化を観察する。

1）　じゃがいも・さつまいもからのデンプンの分離

試　料	① じゃがいも
	② さつまいも

器　具	① ガラス製器具
	ビーカー（500mL）
	② その他の器具
	包丁，まな板，電子天秤，さらし布，ろ紙，ロート台，洗浄びん

実験操作	① 各試料（じゃがいも・さつまいも）をよく洗って，100gを測りとる。
	② おろし金でおろし，一重のさらし布でくるむ。
	③ ビーカーに水道水を入れ，さらし布に包んだ試料をこの中でよくもみ，デンプンを水中にもみだす。
	④ 布に残った繊維分を捨て，ビーカーを静置してデンプンを沈殿させる。
	⑤ 上澄み液を捨て，再び水道水を加えて攪拌し，静置してデンプンを沈殿させる。この操作を 4 ～ 5 回繰り返す（デンプンの洗浄）。
	⑥ 少量の純水を加えて攪拌し，ろ紙でろ過する。ろ紙上にデンプンが残る（生デンプン）。

2）　米からのデンプンの分離

試　料	米（白米）
試　薬	0.3％水酸化ナトリウム溶液
器　具	① ガラス製器具

ビーカー（500mL），メスシリンダー（50mL）

② その他の器具

スパーテル，電子天秤，乳鉢，乳棒，ろ紙，ロート台，洗浄びん

実験操作 ① 白米 10g を採取し，乳鉢に入れ，粗く砕く。

② 0.3 ％水酸化ナトリウム（NaOH）溶液 30mL をメスシリンダー（50mL）で加えて，米の粒子を膨潤させる。

③ 膨潤し，柔らかくなったら，磨砕し，ビーカーに入れる。

④ 水道水を加え，よく攪拌し，ビーカーを静置してデンプンを沈殿させる。

以下，1）の実験操作⑤，⑥と同様の操作を行い，デンプンを洗浄し，生デンプンを得る。

3）小麦粉からのデンプンの分離

試　料 小麦粉

器　具 ① ガラス製器具

ビーカー（200mL），メスシリンダー（50mL），ビーカー（500mL）

② その他の器具

スパーテル，電子天秤，さらし布，ろ紙，ロート台，洗浄びん

実験操作 ① 小麦粉 20g を採取し，ビーカーに入れる。

② 水道水 12mL をメスシリンダー（50mL）で加えて，よく練る。

③ 30 分放置する。

④ さらし布にくるんで，水道水の入ったビーカーに入れ，布に包んだ試料をこの中でよくもみ，デンプンを水中にもみだす。

⑤ 布に残った繊維分を捨て，ビーカーを静置してデンプンを沈殿させる。

以下，1）の実験操作⑤，⑥と同様の操作を行い，デンプンを洗浄し，生デンプンを得る。

4）デンプンの顕微鏡観察

試　料 1）～ 3）で調製した生デンプン

器　具 ① ガラス製器具

駒込ピペット（1mL），スライドグラス，カバーグラス

② その他の器具

顕微鏡，駒込ピペット（1mL），洗浄びん

実験操作 ① 各試料生デンプンを駒込ピペット（1mL）で少量スライドグラスに採取する。

② 駒込ピペット（1mL）で純水 1 ～ 2 滴を加え，カバーグラスをのせ，プレパラートを作製する。空気を入れないように，注意すること。

③ 顕微鏡観察（50 倍～ 300 倍）を行い，スケッチをする。

5）デンプンの糊化とヨウ素 - デンプン反応

　分離したデンプンを用いて，糊化温度の測定と，ヨウ素−デンプン反応による定性を行う。デンプンは，水を加えて加熱することにより，糊化する。ヨウ素 − デンプン反応は，デンプンのらせん構造

に起因するものであるため，加熱によりデンプンが糊化し，らせん構造が壊れると，ヨウ素-デンプン反応の青紫色を示さない。

試　料	1）～3）で調製した生デンプン

試　薬	0.1M ヨウ素ヨウ化カリウム溶液

　　　　＜調製法＞

　　　　ヨウ素 1g を 15％ヨウ化カリウム溶液に溶解して，100mL に定容する。

器　具	① ガラス製器具

　　　　　試験管，駒込ピペット（5mL），駒込ピペット（1mL），ビーカー（500mL）

　　　　② その他の器具

　　　　　温度計，三脚，金網，ガスバーナー，試験管振とう機（ボルテックスミキサー），洗浄びん

実験操作	① 各試料デンプンの1％懸濁液（生デンプン）を調製する。

　② 各1％懸濁液5mLを駒込ピペット（5mL）で試験管に採取し，温度計を入れる。

　③ 水を入れたビーカー中に試験管を入れ，よくかき混ぜながら，静かに加温する。温度計を割らないように注意すること。

　④ 溶液の変化を観察し，懸濁液が溶解し，濁りを呈さなくなった時の温度を読み取る（糊化温度）。

　⑤ 糊化した1％デンプン溶液に0.1Mヨウ素ヨウ化カリウム溶液を駒込ピペット（1mL）で5～6滴加え，よく混和し，ヨウ素-デンプン反応の呈色を確認する。対照として，加熱していない（糊化していない）1％生デンプン懸濁液に，0.1Mヨウ素ヨウ化カリウム溶液を5～6滴加え，よく混和したものと比較する。

　⑥ 糊化した1％デンプン溶液を流水で冷却し，ヨウ素-デンプン反応の呈色変化を確認する。

7）デンプンの加水分解（糖化）

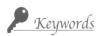

Keywords

◆糖化　◆α-アミラーゼ（液化型アミラーゼ）　◆デキストリン
◆β-アミラーゼ（糖化アミラーゼ）　◆限界デキストリン
◆グルコアミラーゼ（糖化アミラーゼ）　◆イソアミラーゼ（枝切り酵素）

　デンプンのような多糖を加水分解して，糖に変えることを糖化という。糖化は，酸によるものと，酵素によるものがある。デンプンの加水分解（糖化）酵素には，以下のようなものがある（表4-7）。

表4-7　デンプンを加水分解する酵素

	切断する結合	作用特性	生成物
α-アミラーゼ（液化型アミラーゼ）	α-1,4結合のみ	デンプンのα-1,4結合を無差別に切断	デキストリン マルトオリゴ糖
β-アミラーゼ（糖化型アミラーゼ）	α-1,4結合のみ α-1,6結合分岐部分で止まる	デンプンの非還元末端からα-1,4結合をマルトース単位で切断	マルトース 限界デキストリン
グルコアミラーゼ（糖化型アミラーゼ）	α-1,4結合 α-1,6結合	デンプンの非還元末端からグルコース単位で切断	グルコース
イソアミラーゼ	α-1,6結合のみ	枝切り酵素	アミロース

実験 14　デンプンの加水分解（糖化）

| 目 的 | 唾液アミラーゼ（α–アミラーゼ）を用いて，デンプンが加水分解（糖化）されていく様子を，ヨウ素–デンプン反応の呈色により観察する。

| 試 料 | ① 1%可溶性デンプン溶液

  ＜調製法＞

  i. 可溶性デンプン 1g を採取し，これに純水約 20mL を加え懸濁させる

  ii. 別に沸騰させておいた約 60mL のお湯を，①の懸濁液に流し込む。デンプンは速やかに溶解する。

  iii. 試薬に示したリン酸緩衝液（pH6.6）5mL を加えた後，純水で 100mL に定容する。

 ② 唾液（採取者の氏名，採取時の状態，採取時刻を記載しておくこと）

| 試 薬 | ① リン酸緩衝液（pH6.6）

  ＜調製法＞

  0.2M リン酸 1 ナトリウム（NaH$_2$PO$_4$）溶液 62.5mL と 0.2M リン酸 2 ナトリウム（Na$_2$HPO$_4$）37.5mL を混合する（詳細は，巻末の附表参照のこと）。

 ② 0.1M ヨウ素ヨウ化カリウム溶液

  ＜調製法＞

  「実験 13　デンプンの分離・糊化　5）デンプンの糊化とヨウ素–デンプン反応」と同様に調製する。

 ③ フェーリング A 液

 ④ フェーリング B 液

  ＜調製法＞

  「実験 12　糖質の定性反応　3）フェーリング（Fehling）反応」と同様に調製する。

| 器 具 | ① ガラス製器具

  試験管，駒込ピペット（5mL），メスピペット（1mL，10mL）

 ② その他の器具

  脱脂綿，試験管立て，恒温水槽（ウォーターバス），試験管振とう機（ボルテックスミキサー）

| 実験操作 | ① 水でうがいをした後，脱脂綿の小片（2×2cm）をかんで，新鮮な唾液を十分にしみ込ませる。

 ② 脱脂綿を取り出し，唾液を試験管にしぼり出した後，純水で 3～4 倍に希釈する（唾液アミラーゼ希釈溶液）。

 ③ 1%可溶性デンプン溶液 10mL をメスピペット（10mL）で試験管に採取し，37℃の恒温水槽（ウォーターバス）中で 10 分間温めておく。

 ④ 16 本の試験管（No.0～No.15）に，駒込ピペット（5mL）で 0.1M ヨウ素ヨウ化カリウム溶液 2～3 滴を入れておく。

 ⑤ No.0 の試験管に 1%可溶性デンプン溶液 5～6 滴を入れ，ヨウ素–デンプン反応を呈することを確認しておく（ブランク）。

実験
14

⑥ ③で予熱しておいた1％可溶性デンプン溶液に，②で調製した唾液アミラーゼ希釈溶液1.0mLをメスピペット（1mL）で加え，よく混合する（反応溶液）。

⑦ 2分ごとに反応溶液から5〜6滴を駒込ピペット（5mL）で採取し，順にNo.2〜No.15の試験管に入れ，ヨウ素‐デンプン反応の呈色を確認する。

⑧ ヨウ素‐デンプン反応が消失するまで，反応を続ける。なお，分解速度が遅い場合は唾液アミラーゼ希釈溶液の添加量を増やし，速度が速すぎる場合には添加量を減らす（もしくは，採取し直して，希釈倍率を上げる）。

⑨ ヨウ素‐デンプン反応を示さなくなった時に，反応溶液から1mLをメスピペット（1mL）で採取し，フェーリング反応（実験12‐3）を参照）を行う。

<フローチャート>
1％可溶性デンプン溶液10mL：メスピット（10mL）
↓
試験管
↓
ウォーターバス（37℃）：予熱
　↓←0.1Mヨウ素ヨウ化カリウム溶液2〜3滴：駒込ピペット（5mL）
　↓←唾液アミラーゼ希釈溶液1.0mL：メスピペット（1mL）
ウォーターバス（37℃）：反応
↓
↓→2分ごとに反応溶液から5〜6滴を採取：駒込ピペット（5mL）→ヨウ素‐デンプン反応を確認する
↓
ヨウ素‐デンプン反応が消失するまで反応を続ける
↓
＊ヨウ素‐デンプン反応消失→反応液1mL採取：メスピペット（1mL）
　　　　　　　　↓
　　　＊フェーリング反応を確認

4 無機質

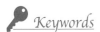 Keywords

◆灰化　◆灰分　◆Na→細胞外液　◆K→細胞内液　◆Ca→骨代謝　◆Mg→骨代謝
◆P→核酸，リン脂質　◆Fe→ヘモグロビン・ミオグロビン　◆Zn→味覚機能，性機能
◆Cu→ラジカルの消去（SOD）　◆I→甲状腺ホルモン　◆Mn→糖代謝　◆Co→ビタミンB12
◆Se→グルタチオンペルオキシダーゼ　◆Cr→耐糖因子（GTF）

　食品中の有機物を燃焼して除去した後の残さに含まれる成分で，炭素（C），酸素（O），水素（H），窒素（N）以外の成分を無機質（ミネラル：mineral）という。

　人体に比較的多く含まれる無機質は，カルシウム（Ca），リン（P），イオウ（S），カリウム（K），ナトリウム（Na），塩素（Cl），マグネシウム（Mg）である。必須微量元素としては，鉄（Fe），銅（Cu），マンガン（Mn），亜鉛（Zn），ヨウ素（I），セレン（Se），コバルト（Co），モリブデン（Mo），クロ

ム（Cr）がある。

　食品を 500 ～ 550℃で灰化した後，残る灰の量を灰分（ash）というが，灰化中に炭素など一部の元素が残ったり，イオウや塩素が失われたりするため，食品中の組成と完全に一致するわけではない。主な無機質とその生理機能を示す（表4 − 8）。

表4−8　主な無機質とその生理機能

	含まれている主な食品	主な生理機能	分　布	欠乏症
ナトリウム （Na）	味噌, しょうゆ, ハム	細胞外液の主要イオン, 酸塩基平衡, 能動輸送	細胞外液, 骨	アジソン病
カリウム （K）	一般に植物性 食品に多い	細胞内液の主要イオン, 酸塩基平衡, 浸透圧の維持	細胞内液, 血漿	低カリウム血症, 高血圧症
カルシウム （Ca）	牛乳, 乳製品, 小魚類	骨代謝, 血液凝固因子, 筋肉の収縮, 細胞の情報伝達（カルモジュリンなど）	生体構成成分(骨・歯), 血漿	低カルシウム血症, 骨粗しょう症
マグネシウム （Mg）	肉類, 魚介類, ほうれん草	骨代謝, 酵素の活性因子, 中枢神経抑制, 骨格筋弛緩	骨, 筋肉, 神経, 脳, 血漿	心機能障害
リン （P）	肉類, 魚介類, 卵黄	骨代謝, 浸透圧の維持, 生体機能の調節, 核酸・リン脂質の構成成分	細胞内液, 生体膜（リン脂質）, 高エネルギー化合物（ATP）, 生体構成成分(骨・歯)	骨の発育低下
鉄 （Fe）	きな粉, 肝臓, のり	ヘモグロビン, ミオグロビンの合成に 関与, 酸化還元反応に関与(シトクロ ム, カタラーゼなど)	赤血球, ミオグロビン, フェリチン	鉄欠乏性貧血, 低色素性貧血, 成長遅延
亜鉛 （Zn）	玄米, 肉類, 牛乳, 魚介類	タンパク質合成, 味覚機能・性機能の維持, 糖代謝	炭酸脱水素酵素, カルボキシペプチダーゼ, SOD	発育障害, 生殖機 能異常, 味覚低下, 免疫力低下
銅 （Cu）	肝臓, 軟体動物の 血色素 （ヘモシアニン）	ヘモグロビン合成, シトクロムオキシダー ゼの活性因子, ラジカルの消去(スー パーオキシドディスムターゼ:SOD)	モノアミンオキシダーゼ, SOD, セルロプラスミン	貧血, 毛髪異常, 脳障害, 骨異常 （骨折・変形）
ヨウ素 （I）	海藻類	甲状腺ホルモンの構成成分, 発育促進, タンパク質合成促進	甲状腺ホルモン（チロキシン）	甲状腺腫, 甲状腺機能低下, 発育遅延
マンガン （Mn）	豆類, 肉類	糖代謝, 脂質代謝, 骨形成	ピルビン酸カルボキシラーゼ, アルギナーゼ, SOD	成長遅延, 生殖機 能異常(低下), 骨の発育低下
コバルト （Co）	肉類, 肝臓, 魚介類	ビタミンB12の構成成分, DNA前駆体の合成	ビタミンB12	悪性貧血
セレン （Se）	チョコレート, イワシ	細胞内過酸化物の処理, グルタチオ ンペルオキシダーゼの補助因子, 抗がん作用	グルタチオンペルオキシダーゼ	中国克山症, カシン・ベック病, 発育遅延
クロム （Cr）	ひじき, イワシ	糖代謝(耐糖因子:GTF), 脂質代謝	耐糖因子（GTF）	耐糖能低下, 動脈硬化症
モリブデン （Mo）	肝臓	キサンチン・ヒポキサンチン代謝	フラビン酵素 （キサンチンオキシダーゼなど）	成長遅延

実験15　無機質（Ca, P, Fe）の定性反応

| 目 的 | ① 試料から無機質を抽出し，カルシウム（Ca），リン（P），鉄（Fe）の検出（定性反応）を行う。 |

① 試料から無機質を抽出し，カルシウム（Ca），リン（P），鉄（Fe）の検出（定性反応）を行う。

② カルシウム，リン，鉄の定性反応の原理について理解する。

| 試 料 | 味付け海苔（市販のもの） |

1)　味付けのりからの無機質の抽出

| 試 薬 | 濃硝酸　　注）劇薬のため，取り扱いに注意すること。 |

| 器 具 | ① ガラス製器具 |

　　　　試験管，駒込ピペット（1mL），メスピペット（5mL）

② その他の器具

　　　　電子天秤，るつぼ，電気炉，るつぼばさみ，三脚，三角架，ガスバーナー，試験管ばさみ，洗浄びん

実験操作　① 味付け海苔1枚（5cm × 9cm；約350mg）の重量を測定した後，細断し，るつぼに入れる。

② るつぼを電気炉に入れ，500℃〜550℃で約2時間灼熱，灰化する。

③ 放冷した後，灰の重量を測定する。

④ 濃硝酸0.2mLを駒込ピペット（1mL）で加える。

⑤ 中の液がなくなるまで，ゆるやかに加熱する。

⑥ 中の液がなくなったら，純水5mLをメスピペット（5mL）で加える。

⑦ さらに加熱し，沸騰させ，内容物を溶解した後（抽出後），試験管に分注する。

2)　カルシウムの検出

　試料を灰化して得られた灰を硝酸で溶解したことにより，カルシウムは2価のカルシウムイオン（Ca^{2+}）の状態になっている。シュウ酸アンモニウム（$(NH_4)_2C_2O_4$）をカルシウムイオンと反応させ，シュウ酸カルシウム（CaC_2O_4）の白色沈殿を生成させ，カルシウムを検出する。

| 試 薬 | ① 10％アンモニア水 |

② 3.5％シュウ酸アンモニウム水溶液

| 器 具 | ① ガラス製器具 |

　　　　試験管，駒込ピペット（1mL）

② その他の器具

　　　　万能pH試験紙，試験管振とう機（ボルテックスミキサー），洗浄びん

実験操作　① 抽出液1mLを駒込ピペット（1mL）で試験管に採取する。

② pHが中性になるまで，10％アンモニア水を駒込ピペット（1mL）で加える。pHは，万能pH試験紙で確認する。

③ 溶液が中性になったら，3.5％シュウ酸アンモニウム水溶液0.2mLを駒込ピペット（1mL）で加え，混合する。

④ シュウ酸カルシウムの白色沈殿が生成することを，確認する。

3) リンの検出

　リン酸イオン（PO_4^{3-}）が存在すれば，モリブデン酸アンモニウム試薬と反応して，リン-モリブデン酸アンモニウム（$(NH_4)_3[PMo_{12}O_{40}]\cdot 6H_2O$）の黄色沈殿が生成する。ただし，リン酸イオンが微量の場合には，溶液は黄色を呈する。

| 試　薬 | モリブデン酸アンモニウム試薬 |

　　　　　　＜調製法＞

　　　　　　i.　モリブデン酸アンモニウム（$(NH_4)_6Mo_7O_{24}\cdot 4H_2O$）の結晶 9g を採取し，10％
　　　　　　　　アンモニア水 10mL に溶解する。

　　　　　　ii.　硝酸アンモニウム（NH_4NO_3）24g を加え，撹拌して，溶解する。

　　　　　　iii. 純水で 100mL に定容する。

| 器　具 | ① ガラス製器具 |

　　　　　　試験管，駒込ピペット（1mL）

　　　　　　② その他の器具

　　　　　　試験管振とう機（ボルテックスミキサー），洗浄びん

| 実験操作 | ① 抽出液 1mL を駒込ピペット（1mL）で試験管に採取する。 |

　　　　　　② モリブデン酸アンモニウム試薬 0.2mL を駒込ピペット（1mL）で加え，混合する。

　　　　　　③ リン-モリブデン酸アンモニウムの黄色沈殿が生成することを，確認する。

4) 鉄の検出

　試料を灰化して得られた灰を硝酸で溶解したことにより，鉄は 3 価の鉄イオン（Fe^{3+}）の状態になっている。これに，ヘキサシアノ酸鉄（Ⅱ）酸カリウム（$K_4Fe(CN)_6$：黄血塩）を反応させ，濃青色の沈殿，または青色のコロイド状溶液（ベルリンブルー）を生成させ，鉄を検出する。

| 試　薬 | 10％ヘキサシアノ鉄（Ⅱ）酸カリウム水溶液 |

| 器　具 | ① ガラス製器具 |

　　　　　　試験管，駒込ピペット（1mL）

　　　　　　② その他の器具

　　　　　　試験管振とう機（ボルテックスミキサー），洗浄びん

| 実験操作 | ① 抽出液 1mL を駒込ピペット（1mL）で試験管に採取する。 |

　　　　　　② 10％ヘキサシアノ酸鉄（Ⅱ）酸カリウム水溶液 0.2mL を駒込ピペット（1mL）で加え，
　　　　　　混合する。

　　　　　　③ 濃青色の沈殿，または青色のコロイド状溶液（ベルリンブルー）が生成することを確認する。

5 ビタミン

1) ビタミン

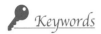 ◆生理機能の維持　◆脂溶性ビタミン（A, D, E, K）　◆水溶性ビタミン（B群, C）
◆過剰症　◆欠乏症　◆補酵素

　ビタミンは，極めて微量で代謝調節をはじめ，生理機能の維持に重要な役割を果たしている低分子の有機化合物である。しかも，ビタミンはヒトの生体においてほとんど合成されないため，食物から摂取しなければならない。

　ビタミンは，その溶解性の違いによって，脂溶性ビタミン（A, D, E, K）と，水溶性ビタミン（B群，C）に大別される。水溶性ビタミンは，多量に摂取しても過剰症になることはまれであるが，欠乏症には十分な注意が必要である。一方，脂溶性ビタミンはビタミンEをのぞいて，脂質とともに脂肪組織に蓄積される性質があるため，過剰症が現れることがある。ビタミンは，補酵素として，代謝調節に深くかかわっている他，抗酸化作用，細胞間情報伝達作用などを有している。

2) 脂溶性ビタミン

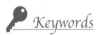 ◆カロテン，レチノール（A₁），デヒドロレチノール（A₂）→夜盲症　◆エルゴカルシフェロール（D₂），コレカルシフェロール（D₃）→骨軟化症　◆トコフェロール→老化　◆フィロキノン（K₁），メナキノン（K₂）→血液凝固不全

　脂溶性ビタミンとその生理機能を示す（表4－9）。

表4－9　脂溶性ビタミン

	活性物質	性質	主な生理機能	主な欠乏症	所在
ビタミンA	（植物）カロテン(α, β, γ)，クリプトキサンチン （動物）レチノール(A_1)デヒドロレチノール(A_2)	・熱にやや安定 ・酸化，高温，乾燥で分解	・粘膜，皮膚の角質化防止 ・視覚色素の合成	夜盲症，角膜乾燥症，皮膚の角質化，発育停止	（植物）緑黄色野菜 （動物）バター，鶏卵（卵黄），肝油
ビタミンD	（植物）エルゴカルシフェロール(D_2) （動物）コレカルシフェロール(D_3)	・酸化，光，熱に不安定	・消化管におけるCaとPの吸収を促進 ・骨形成に重要	くる病，骨軟化症，骨粗しょう症	（植物）きのこ類，酵母 （動物）肝油
ビタミンE	トコフェロール($\alpha, \beta, \gamma, \delta$)	・熱，酸に安定 ・アルカリ，紫外線で分解する	・脂質酸化の防止 ・生体膜の保全	老化，細胞の機能低下，腱反射消失	植物油
ビタミンK	（動物, 植物）フィロキノン(K_1) （微生物）メナキノン(K_2)	・酸化，熱に安定	・血液凝固因子（プロトロンビン）の生合成に必須	血液凝固不全，出血性疾患	（動物, 植物）緑黄色野菜，肝臓，鶏卵（卵黄） （微生物）納豆，味噌，腸内細菌

3）水溶性ビタミン

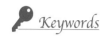 Keywords ◆補酵素 ◆ビタミン B₁ →脚気 ◆ビタミン B₂ →口角炎 ◆ビタミン B₆ → 脂漏性皮膚炎 ◆ビタミン B₁₂ →巨赤芽球貧血 ◆ナイアシン→ペラグラ ◆葉 酸→巨赤芽球貧血 ◆パントテン酸→ CoA ◆ビオチン ◆ビタミン C →壊血病

　ヒトが必要とする水溶性ビタミンは，全部で9種あるが，ビタミンC以外の8種は，ビタミンB群，あるいはビタミンB複合体とよばれる。ビタミンB群は，生体内で種々の酵素の補酵素として作用する。水溶性ビタミンとその生理機能を示す（表4－10）。

表4－10　水溶性ビタミン

	化合物の名称	性　質	主な生理機能	主な欠乏症	所　在
ビタミンB₁	チアミン	・弱酸性で安定，アルカリ性で分解	・補酵素として糖代謝に関与	脚気，ウェルニッケ脳症，多発性神経炎，浮腫，	胚芽，米ぬか，豆類，肝臓，豚肉，酵母
ビタミンB₂	リボフラビン	・酸，熱にはやや安定・アルカリ，光で不安定	・補酵素としてアミノ酸，脂質，糖代謝に関与	口角炎，舌炎，角膜炎，脂漏性皮膚炎	肝臓，肉類，牛乳，卵黄
ビタミンB₆	ピリドキシンピリドキサルピリドキサミン	・酸性でやや安定，中性・アルカリ性で不安定・紫外線により分解	・アミノ酸のアミノ基転移，脱炭酸反応に関与	脂漏性皮膚炎，口角炎，舌炎，高コレステロール血症，脂肪肝	胚芽，肝臓，卵黄，酵母
ビタミンB₁₂	シアノコバラミンメチルコバラミンアデノシルコバラミンヒドロキソコバラミン	・弱酸性で安定，・強酸性・アルカリ性で分解・光により分解	・アミノ酸代謝，タンパク質・核酸の生合成に関与	巨赤芽球貧血（悪性貧血），末梢神経障害，DNA異常	肝臓，卵黄，チーズ，魚介類
ナイアシン	ニコチン酸ニコチン酸アミド（旧：ビタミンB₃）	・酸，アルカリ，熱，光に安定	・補酵素として生体酸化の水素伝達に関与	ペラグラ，神経炎	穀類，豆類，肉類，肝臓，魚類
葉酸	プテロイルグルタミン酸（旧：ビタミンM）	・弱アルカリでは熱に安定・光により分解	・メチル基転移，アミノ酸・核酸塩基の生合成に関与	巨赤芽球貧血，中枢神経の機能低下	緑黄色野菜，きのこ，肝臓
パントテン酸	パントテン酸	・酸，アルカリ，熱に安定	・補酵素（コエンザイムA：CoA）の構成成分・糖質，脂質，タンパク質代謝に関与	・神経系麻痺，消化器障害・欠乏症になりにくい	動植物に広く分布胚芽，肝臓，肉類，牛乳
ビオチン	（旧：ビタミンH）	・腸内細菌により合成される	・糖，脂質，アミノ酸代謝の炭酸固定・脱炭酸反応に関与	・皮膚炎（卵白の過剰摂取時など）・幼児期を除き，欠乏症になりにくい	・穀類，豆類，肝臓，卵黄，牛乳，魚介・腸内細菌により合成される
ビタミンC	L－アスコルビン酸（L－AsA：還元型）デヒドロアスコルビン酸（酸化型）	・熱，酸素，アルカリ性で不安定・酸，低温でやや安定・鉄イオン，銅イオンにより酸化	・コラーゲン生合成チロシン代謝に関与	壊血病，皮下出血，骨形成不全，免疫力低下	果実類（特にかんきつ類），緑黄色野菜，じゃがいも，茶葉

実験 16　ビタミンの定性反応

目的　ビタミンの定性反応を行い，その特性を理解する。

1）ビタミン A の定性反応（カール・プライス反応）

実験16

　ビタミンA（レチノール）が三塩化アンチモン（SbCl₃）と反応して，青色を呈する反応をカールプライス反応と呼ぶ。この呈色反応は，ビタミンA，およびカロテノイド色素（プロビタミンA）のステロイド骨格中にある多数の共役二重結合によって起こる。ただ，試料中のビタミンAは空気中の酸素による酸化を受けやすいため，呈色は不安定である。なお，この定性反応を行う際には，試料，試薬に水分がふくまれていないように，注意することが必要である。

| 試　料 | 肝油（水分がほとんど無い状態のもの）

| 試　薬 | ① クロロホルム

　　　　　注）有毒であるため，吸入しないように注意すること。

　　　　② 20％無水三塩化アンチモン（SbCl₃）-クロロホルム溶液

　　　　　注）有毒であるため，吸入しないように注意すること。

　　　　　＜調製法＞

　　　　　三塩化アンチモン20gを脱水したクロロホルム100mLに溶解する。試薬が吸水しないように注意すること。

| 器　具 | ① ガラス製器具

　　　　　試験管，駒込ピペット（2mL）

　　　　② その他の器具

　　　　　試験管立て，試験管振とう機（ボルテックスミキサー），洗浄びん

| 実験操作 | ① 肝油5〜6滴を駒込ピペット（2mL）で試験管に採取する。

　　　　② クロロホルム2mLを駒込ピペット（2mL）で加え，よく混合し溶解する。

　　　　③ 20％三塩化アンチモン（SbCl₃）-クロロホルム溶液5〜6滴を駒込ピペット（2mL）で加え，混合する。

　　　　④ ビタミンAの青色の呈色を確認する。なお，器具の洗浄時には，30％クエン酸ナトリウム溶液を用いて試験管を洗浄する。

2） ビタミンDの定性反応

　ビタミンA同様，ビタミンDおよびプロビタミンD中に含まれるステロイド骨格中にある多数の共役二重結合に起因する反応であり，黄橙色を呈する。

| 試　料 | ビタミンD製剤（肝油など）をクロロホルムに溶解したもの

　　　　（適当なビタミンD製剤がない場合には，ビタミンD₃，100mgをクロロホルム25mLに溶解したものを用いる）

| 試　薬 | ① クロロホルム

　　　　　注）有毒であるため，吸入しないように注意すること。

　　　　② 20％無水三塩化アンチモン（SbCl₃）-クロロホルム溶液

　　　　　注）有毒であるため，吸入しないように注意すること。

　　　　　＜調製法＞

　　　　　三塩化アンチモン20gを脱水したクロロホルム100mLに溶解する。試薬が吸水しないように注意すること。

| 器　具 | ① ガラス製器具

　　　　　試験管，駒込ピペット（2mL）

② その他の器具

試験管立て，試験管振とう機（ボルテックスミキサー），洗浄びん

実験操作 ① 試料溶液（試料をクロロホルムに溶解したもの）5～6滴を駒込ピペット（2mL）で
試験管に採取する。

② 20％三塩化アンチモン（SbCl₃）−クロロホルム溶液 2mL を駒込ピペット（2mL）で加え，混合する。

③ ビタミン D の黄橙色の呈色を確認する。

④ 試験管を洗浄する。

3）ビタミン E の定性反応

ビタミン E（α−トコフェロール）が酸化されて，キノイド型になることに起因する反応で，赤色
を呈する。

試　料 α−トコフェロール溶液

試　薬 ① メタノール

② 濃硝酸　注）劇薬のため，取り扱いに注意すること。

器　具 ① ガラス製器具

試験管，駒込ピペット（2mL，3mL）

② その他の器具

試験管立て，試験管振とう機（ボルテックスミキサー），三脚，金網，ガスバーナー，
湯煎，洗浄びん

装　置 ドラフトチャンバー

実験操作 ① 試料溶液 5～6滴を駒込ピペット（2mL）で試験管に採取する。

② メタノール 3mL を駒込ピペット（3mL）で加え，混合し，溶解する。

③ 濃硝酸 2mL を駒込ピペット（2mL）で加えて，ドラフトチャンバー中で湯浴加熱する。

④ 赤色を呈する。

4）ビタミン B₁ の定性反応（チオクローム反応）

ビタミン B₁（チアミン）をアルカリ性下で，フェリシアン化カリウム（赤血塩），またはブロムシ
アンで酸化すると，青紫色の蛍光を有するチオクロームに変化する。これを利用して，ビタミン B₁
の定性を行う。

試　料 2mg％ビタミン B₁ 水溶液

試　薬 ① 30％水酸化ナトリウム水溶液

② 0.1％フェリシアン化カリウム水溶液

③ n−ブタノール

器　具 ① ガラス製器具

試験管，駒込ピペット（1mL），駒込ピペット（5mL），遠心チューブ

② その他の器具

試験管立て，試験管振とう機（ボルテックスミキサー），遠心分離機，紫外線ランプ，
洗浄びん

<u>実験操作</u> ① 2mg％ビタミン B₁ 水溶液 1mL を駒込ピペット（1mL）で試験管に採取する。

② 30％水酸化ナトリウム水溶液 1mL，0.1％フェリシアン化カリウム水溶液 1mL を駒込ピペット（1mL）で加え，混合する。

③ n-ブタノール 5mL を駒込ピペット（5mL）で加え，2 分間混和する。

④ 静置，あるいは遠心分離（3500rpm，2 分）を行った後，暗所で紫外線ランプを照射して，上層のチオクロームの青紫色の蛍光を確認する。

5) ビタミン B₂ の定性反応（ルミフラビン反応）

ビタミン B₂（リボフラビン）は，黄橙色で蛍光を有する。弱酸性〜中性では熱に対して比較的安定であるが，アルカリ性下で光を照射すると，分解してルミフラビンに変化する（ルミフラビン反応）。ルミフラビンは微量で黄緑色の蛍光を発する。本法は，ビタミン B₂ が酸性ではクロロホルムに溶解しないが，ルミフラビンに変化すると，酸性下で，クロロホルムに抽出されることを利用して，ビタミン B₂ の定性を行う。

<u>試 料</u> 2mg％ビタミン B₂ 水溶液

<u>試 薬</u> ① 1N 水酸化ナトリウム溶液

② 氷酢酸

③ クロロホルム
注）有毒であるため，吸入しないように注意すること。

<u>器 具</u> ① ガラス製器具
試験管，駒込ピペット（1mL），駒込ピペット（2mL）

② その他の器具
試験管立て，試験管振とう機（ボルテックスミキサー），紫外線ランプ，洗浄びん

<u>実験操作</u> ① 2mg％ビタミン B₂ 水溶液 1mL を駒込ピペット（1mL）で試験管に採取する。

② 1N 水酸化ナトリウム溶液 1mL を駒込ピペット（1mL）で加え，混合する。

③ 紫外線を 20 分照射する。

④ 氷酢酸 0.1mL，クロロホルム 2mL を駒込ピペット（2mL）で加え，激しく混合する。

⑤ 静置して，二層に分離させ，暗所で紫外線ランプを照射して，上層のルミフラビンの黄緑色の蛍光を確認する。

6) ビタミン C の定性反応（インドフェノール反応）

ビタミン C は，生体内でさまざまな酸化還元反応に関与している。食品中においては，還元型の L-アスコルビン酸（L-AsA），および酸化型のデヒドロアスコルビン酸として存在している。

ビタミン C は強い還元力を有するため，有色のインドフェノールを還元して，無色のロイコインドフェノールを生成する。このインドフェノール反応を利用してビタミン C の定性を行う。この反応時，ビタミン C は還元型の L-アスコルビン酸（L-AsA）から，酸化型のデヒドロアスコルビン酸に変化する。

<u>試 料</u> ビタミン C を含む飲料

実験16

<調製法>

2%メタリン酸水溶液で適宜希釈して，使用する。

試 薬 ① 1mg%インドフェノール（2,6-ジクロロフェノールインドフェノールナトリウム塩）溶液

<調製法>

i. 2,6-ジクロロフェノールインドフェノールナトリウム塩100mgを，n-ブタノールで100mLに定容する。

ii. ろ過する。

iii. 使用時に，希釈して使用する。

② 2%メタリン酸水溶液

器 具 ① ガラス製器具

三角フラスコ（50mL），メスシリンダー（50mL），駒込ピペット（5mL）

② その他の器具

洗浄びん

実験操作 ① インドフェノール溶液（濃青色）5mLを駒込ピペット（5mL）で三角フラスコ（50mL）に採取する。

② 2%メタリン酸溶液10mLをメスシリンダー（50mL）で加える。溶液は赤色を呈する。

③ 試料溶液を駒込ピペット（5mL）で滴下していく。溶液の色が消失し，無色（ロイコインドフェノール）になることを確認する。試料溶液の滴下は，3分以内に終えるようにする。

第5章

食品の一般成分の分析
【日本食品標準成分表 2020 年版（八訂）】

1 食品の成分

　食品を構成している成分は，以下のように分類される（図5－1）。タンパク質，脂質，炭水化物，ビタミン，無機質（ミネラル）を食品の五大栄養素という。

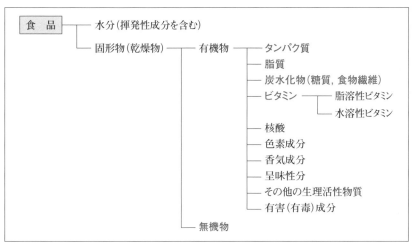

図5-1　食品を構成する成分

2 一般成分の主な測定法

1）食品中の主な成分の測定法

　食品中の一般成分の主な測定法を示す（表5－1）。

表5－1　食品の一般成分の測定法の概要

成　分		測定法
水分		・常圧加熱乾燥法 ・減圧加熱乾燥法， ・カールフィッシャー法，または蒸留法。 ＊ただし，アルコールまたは酢酸を含む食品は，乾燥減量からアルコール分または酢酸の質量をそれぞれ差し引いて算出。
タンパク質	アミノ酸組成によるタンパク質	アミノ酸成分表2020年度版の各アミノ酸量に基づき，アミノ酸の脱水縮合物の量（アミノ酸残基の総量）として算出＊。 ＊【(可食部100g当たりの各アミノ酸の量）×（そのアミノ酸の分子量―18.02）／（そのアミノ酸の分子量)】の総量
	タンパク質	改良ケルダール法，サリチル酸添加改良ケルダール法，または燃焼法（改良デュマ法）によって定量した窒素量から，カフェイン，テオブロミン，あるいは，硝酸態窒素に由来する窒素量を差し引いた基準窒素量に，「窒素－タンパク質換算係数（表5－2)」を乗じて算出＊。 ＊食品とその食品において考慮した窒素含有成分は以下のとおりである。 ・コーヒー→カフェイン ・ココアおよびチョコレート類 　→カフェイン，テオブロミン ・野菜類→硝酸態窒素 ・茶類→カフェイン，硝酸態窒素
脂質	脂肪酸のトリアシルグリセロール当量	脂肪酸成分表2020年版の各脂肪酸量をトリアシルグリセロールに換算した量の総和として算出＊。 ＊【(可食部100g当たりの各脂肪酸の量）×（その脂肪酸の分子量＋12.6826）／（その脂肪酸の分子量)】の総量 ＊ただし，未同定脂肪酸は計算に含まない。 ＊「12.6826」は，脂肪酸をトリアシルグリセロールに換算する際の脂肪酸当たりの式量の増加量 ↓ 【(グリセロールの分子量）×1/3－（エステル結合時に失われる）水の分子量】
	コレステロール	ケン化後，不ケン化物を抽出分離後，水素炎イオン化検出－ガスクロマトグラフ法にて定量。
	脂質	・溶媒抽出‐重量法 　→ジエチルエーテルによるソックスレー抽出法，酸分解法

		・液 - 液抽出法 →クロロホルムーメタノール混液抽出法，レーゼ・ゴットリーブ法，酸・アンモニア分解法，ヘキサンーイソプロパノール法またはフォルチ法。
炭水化物	利用可能炭水化物（単糖当量）	炭水化物成分表2020年版の各利用可能炭水化物量（デンプン，単糖類，二糖類，80％エタノールに可溶性のマルトデキストリンおよびマルトトリオース等のオリゴ糖類）を単糖に換算した量の総和として算出＊。 ＊単糖当量は，デンプンおよび80％エタノール可溶性のマルトデキストリンには1.10を，マルトトリオース等のオリゴ糖類には1.07を，二糖類には1.05をそれぞれの成分値に乗じて換算し，それらと単糖類の量を合計したものである。 ただし，魚介類，肉類および卵類の原材料的食品のうち，炭水化物としてアンスロン-硫酸法による全糖の値が収載されているものは，その値を推定値とする。
	利用可能炭水化物（質量計）	炭水化物成分表2020年版の各利用可能炭水化物量（デンプン，単糖類，二糖類，80％エタノールに可溶性のマルトデキストリンおよびマルトトリオース等のオリゴ糖類）の総和として算出。 ＊ただし，魚介類，肉類および卵類の原材料的食品のうち，炭水化物としてアンスロンー硫酸法による全糖の値が収載されているものは，その値に0.9を乗じた値を推定値とする。
	差し引き法による利用可能炭水化物	100gから，水分，アミノ酸組成によるタンパク質（この収載値がない場合には，タンパク質），脂肪酸のトリアシルグリセロール当量として表した脂質（この収載値がない場合には，脂質），食物繊維総量，有機酸，灰分，アルコール，硝酸イオン，ポリフェノール（タンニンを含む），カフェイン，テオブロミン，加熱により発生する二酸化炭素等の合計（g）を差し引いて算出。
	食物繊維総量	酵素-重量法（プロスキー変法，またはプロスキー法）または，酵素-重量法・液体クロマトグラフ法（AOAC。2011. 25法）。（表5−3）
	糖アルコール	高速液体クロマトグラフ法
	炭水化物	差し引き法。100gから，水分，タンパク質，脂質，および灰分の合計（g）を差し引く。 硝酸イオン，アルコール，酢酸，ポリフェノール（タンニンを含む），カフェイン，または，テオブロミンを多く含む食品や，加熱により二酸化炭素等が多量に発生する食品では，これらも差し引いて算出＊。 ＊ただし，魚介類，肉類，および卵類のうち原材料的食品は，アンスロンー硫酸法による全糖。
有機酸	5％過塩素酸水で抽出，高速液体クロマトグラフ法，酵素法。	
灰分	直接灰化法（550℃）	

資料）文部科学省科学技術・学術審議会 資源調査分科会『日本食品標準成分表2020年版（八訂）』2021

2）タンパク質の定量に用いる窒素‐タンパク質換算係数

改良ケルダール法によるタンパク質の定量に用いる，窒素-タンパク質換算係数を示す（表5－2）。

表5－2　基準窒素量からの計算に用いた窒素‐タンパク質換算係数

食品群	食品名	換算係数
1　穀類	アマランサス	5.30
	えんばく	
	オートミール	5.83
	大麦	5.83
	小麦	
	玄穀，全粒粉	5.83
	小麦粉，フランスパン，うどん・そうめん類，中華めん類，マカロニ・スパゲッティ類，ふ類，小麦タンパク，餃子の皮，しゅうまいの皮	5.70
	小麦胚芽	5.80
	こめ，こめ製品（赤飯を除く）	5.95
	ライ麦	5.83
4　豆類	大豆，大豆製品（豆腐，竹輪を除く）	5.71
5　種実類	アーモンド	5.18
	ブラジルナッツ，落花生	5.46
	その他のナッツ類	5.30
	あさ，あまに，えごま，かぼちゃ，けし，ごま，すいか，はす，ひし，ひまわり	5.30
6　野菜類	えだまめ，大豆もやし	5.71
	落花生（未熟豆）	5.46
10　魚介類	ふかひれ	5.55
11　肉類	ゼラチン，腱（牛），豚足，軟骨（豚，にわとり）	5.55
13　乳類	液状乳類，チーズを含む乳製品，その他（シャーベットを除く）	6.38
14　油脂類	バター類，マーガリン類	6.38
17　調味料および香辛料	しょうゆ類，味噌類	5.71
上記以外の食品		6.25

資料）文部科学省科学技術・学術審議会 資源調査分科会『日本食品標準成分表2020年版（八訂）』2021

3）食物繊維の測定法

食物繊維の測定法について示す（表5－3）。

表5－3　食物繊維の測定法の詳細

成　分	試料調整法	測定法
食物繊維	脂質含量が5%以上のものは脱脂処理	AOAC.2011.25法 （酵素‐重量法，液体クロマトグラフ法） ・不溶性（難消化性デンプンを含む），高分子量水溶　性，低分子量水溶性，および総量 プロスキー変法（酵素‐重量法） ・不溶性（難消化性デンプンの一部を含まない），（高分子量）水溶性，および総量 プロスキー法（酵素‐重量法） 藻類の一部では，不溶性と高分子量水溶性を分別せず一括定量。

資料）文部科学省科学技術・学術審議会 資源調査分科会『日本食品標準成分表2020年版（八訂）』2021

4）無機質の測定法

無機質の測定法について示す（表5－4）。

表5－4　無機質の測定法

成分	試料調製法	測定法
ナトリウム	希酸抽出法，または，乾式灰化法	原子吸光光度法，または，誘導結合プラズマ発光分析法
カリウム	希酸抽出法，または乾式灰化法	原子吸光光度法，誘導結合プラズマ発光分析法，または，誘導結合プラズマ質量分析法
鉄	乾式灰化法	原子吸光光度法，誘導結合プラズマ発光分析法，誘導結合プラズマ質量分析法，または，1,10 - フェナントロリン吸光光度法
亜鉛	乾式灰化法	原子吸光光度法，キレート抽出 - 原子吸光光度法，誘導結合プラズマ発光分析法，または，誘導結合プラズマ質量分析法
マンガン	乾式灰化法	原子吸光光度法，キレート抽出 - 原子吸光光度法，誘導結合プラズマ発光分析法
銅	乾式灰化法，または湿式分解法	原子吸光光度法，キレート抽出 - 原子吸光光度法，誘導結合プラズマ発光分析法，または，誘導結合プラズマ質量分析法
カルシウム マグネシウム	乾式灰化法	原子吸光光度法，誘導結合プラズマ発光分析法，または，誘導結合プラズマ質量分析法
リン	乾式灰化法	誘導結合プラズマ発光分析法，または，バナドモリブデン酸吸光光度法
ヨウ素	アルカリ抽出法，または，アルカリ灰化法（魚類，≧20μg/100g）	誘導結合プラズマ質量分析法
セレン クロム モリブデン	マイクロ波による酸分解法	誘導結合プラズマ質量分析法

資料）文部科学省科学技術・学術審議会 資源調査分科会『日本食品標準成分表2020年版（八訂）』2021

5）ビタミンの測定法

ビタミンの測定法を示す（表5−5）。

表5−5　ビタミンの測定法

成　分	試料調製法	測定法
レチノール	ケン化後，不ケン化物を抽出分離，精製	ODS系カラムと水-メタノール混液による紫外部吸収検出-高速液体クロマトグラフ法
α-カロテン β-カロテン β-クリプトキサンチン	ヘキサン-アセトン-エタノール-トルエン混液抽出後，ケン化，抽出	ODS系カラムとアセトニトリル-メタノール-テトラヒドロフラン-酢酸混液による可視部吸収検出-高速液体クロマトグラフ法
カルシフェロール（ビタミンD）	ケン化後，不ケン化物を抽出分離	順相型カラムと2-プロパノール-n-ヘキサン混液による分取高速液体クロマトグラフ法の後，逆相型カラムとアセトニトリル-水混液による紫外部吸収検出-高速液体クロマトグラフ法
トコフェロール（ビタミンE）	ケン化後，不ケン化物を抽出分離	順相型カラムと酢酸-2-プロパノール-n-ヘキサン混液による蛍光検出-高速液体クロマトグラフ法
フィロキノン類，メナキノン類（ビタミンK）	アセトンまたは，ヘキサン抽出後，精製	還元カラム-ODS系カラムとメタノール，または，エタノール-メタノール混液による蛍光検出-高速液体クロマトグラフ法
チアミン（ビタミンB1）	酸性水溶液で加熱抽出	ODS系カラムとメタノール0.01mol/Lリン酸二水素ナトリウム-0.15mol/L過塩素酸ナトリウム混液による分離とポストカラムでのフェリシアン化カリウムとの反応による蛍光検出-高速液体クロマトグラフ法
リボフラビン（ビタミンB2）	酸性水溶液で加熱抽出	ODS系カラムとメタノール-酢酸緩衝液による蛍光検出-高速液体クロマトグラフ法
ビタミンB6	酸性水溶液で加圧加熱抽出	Saccharomyces cerevisiae ATCC9080による微生物学的定量法
ビタミンB12	緩衝液およびシアン化カリウム溶液で加熱抽出	Lactobacillus delbrueckii subsp. lactis ATCC7830による微生物学的定量法
ナイアシン	酸性水溶液で加圧加熱抽出	Lactobacillus plantarum ATCC8014による微生物学的定量法
葉酸	緩衝液で加圧加熱抽出後，プロテアーゼ処理，コンジュガーゼ処理	Lactobabacillus rhammnosus ATCC7469による微生物学的定量法
パントテン酸	緩衝液で加圧加熱抽出後，アルカリホスファターゼ，ハト肝臓アミダーゼ処理	Lactobacillus plantarum ATCC8014による微生物学的定量法
ビオチン	酸性水溶液で加圧加熱抽出	Lactobacillus plantarum ATCC8014による微生物学的定量法
アスコルビン酸（ビタミンC）	メタリン酸溶液でホモジナイズ抽出，酸化型とした後，オサゾン生成	順送型カラムと酢酸-n-ヘキサン-酢酸エチル混液による可視部吸光検出-高速液体クロマトグラフ法

資料）文部科学省科学技術・学術審議会 資源調査分科会『日本食品標準成分表2020年版（八訂）』2021

6）アルコールの測定法

アルコールの測定法を示す（表5－6）。

表5－6　アルコールの測定法

成　分	試料調製法	測定法
アルコール		浮標法，水素炎イオン化検出-ガスクロマトグラフ法，または振動式密度計法

資料）文部科学省科学技術・学術審議会 資源調査分科会『日本食品標準成分表2020年版（八訂）』2021

7）備考欄収載成分の測定法

備考欄収載の成分の測定法を示す（表5－7）。

表5－7　備考欄*収載の成分の測定法

成　分	試料調製法	測定法
硝酸イオン	水で加温抽出	高速液体クロマトグラフ法，または，イオンクロマトグラフ法
カフェイン	有機溶媒抽出	逆相型カラムと水 - メタノール - 1mol/L過塩素酸，または，0.1mol/Lリン酸水素ナトリウム緩衝液 - アセトニトリルによる紫外部吸収検出 - 高速液体クロマトグラフ法
ポリフェノール	脱脂後，50%メタノール抽出	フォーリン・チオカルト法，または，プルシアンブルー法
タンニン	熱水抽出	酒石酸鉄吸光光度法，または，フォーリンデニス法
テオブロミン	石油エーテル抽出	逆相型カラムと水 - メタノール - 1mol/L過塩素酸による紫外部吸収検出 - 高速液体クロマトグラフ法

*成分表の右端に記載されている備考（食品の内容と各成分値等に関連の深い重要な事項）を指す。

資料）文部科学省科学技術・学術審議会 資源調査分科会『日本食品標準成分表2020年版（八訂）』2021

3 日本食品標準成分表2020年版（八訂）アミノ酸成分表編

1）本成分表の概要

本成分表には，『日本食品標準成分表2020年版（八訂）』の収載食品のうち，直接分析により，あるいは原材料配合割合や文献等からの推計により，アミノ酸組成の成分値を決定した1953食品を対象として，「可食部100g当たりのアミノ酸成分表（第1表）」，および，「基準窒素1g当たりのアミノ酸成分表（第2表)」が収載されている。

食品中のアミノ酸は，食品の可食部を分析試料として秤取り，加水分解等の処理をした後，アミノ酸分析計等で測定し，「可食部100g当たりの遊離態のアミノ酸含量」として，同一試料について測定した「基準窒素によるタンパク質の含量」とともに報告されている。本成分表に利用したアミノ酸の分析値は，加水分解時間を変えて試料のアミノ酸分析をした調査により求めた，加水分解に伴う各アミノ酸の量の変化を基にした補正係数を用いて補正されている。

また，各年度に報告された基準窒素によるタンパク質量が，収載されているタンパク質量と異なる場合には，両タンパク質量の比を用いて，各アミノ酸について得られた分析値を補正して収載値とし

ている。

　根拠となる各アミノ酸の値が, 文献からの引用値（文献値), 他の成分表から引用した数値（借用値）等である場合には, 利用できる情報を活用し, 計算等により, 各アミノ酸量が収載している基準窒素によるタンパク質量に見合うものになるように調整した上で。「可食部100g 当たりのアミノ酸成分表（第1表）」が決定された。

　「基準窒素1g 当たりのアミノ酸成分表（第2表）」は, 第1表の成分値を, 『日本食品標準成分表2020年版（八訂)』に収載したタンパク質を求める際に利用した基準窒素量で除して作成された。

　「アミノ酸組成によるタンパク質1g 当たりのアミノ酸成分表（第3表）」は, 第1表の成分値を, 各アミノ酸量に基づくアミノ酸の脱水縮合物（アミノ酸残基）の総量として算出したアミノ酸組成によるタンパク質量で除して作成された。

　「(基準窒素による）タンパク質1g 当たりのアミノ酸成分表（第4表）」は, 第1表の成分値を, 基準窒素に「窒素-タンパク質換算係数」を乗じて, 算出したタンパク質量で除して作成された。(基準窒素による）タンパク質は, 『日本食品標準成分表2020年版（八訂)』および成分表収載の「タンパク質」と同じものである。

　各表の名称は下記のとおりである。

第1表　「可食部100g あたりのアミノ酸成分表」
第2表　「基準窒素1g 当たりのアミノ酸成分表」
第3表　「アミノ酸組成によるタンパク質1g 当たりのアミノ酸成分表」
第4表　「(基準窒素による）タンパク質1g 当たりのアミノ酸成分表」

＊なお, 基準窒素とは, タンパク質に由来する窒素量に近づけるために, 全窒素量から, 野菜類は硝酸態窒素量を, 茶類は硝酸態窒素およびカフェイン由来の窒素量を, コーヒーはカフェイン由来の窒素量を, ココアおよびチョコレートはカフェインおよびテオブロミン由来の窒素量を, それぞれ差し引いて求めたものである。したがって, 硝酸態窒素, カフェイン, および, テオブロミンを含まない食品では, 全窒素量と基準窒素量は同じ値になる。

2) アミノ酸

(1) アミノ酸の分類

　アミノ酸は18種（魚介類および肉類と調味料および香辛料類は19種類）が収載されている。

　不可欠（必須）アミノ酸として, イソロイシン, ロイシン, リシン（リジン), 含硫アミノ酸（メチオニン, シスチン), 芳香族アミノ酸（フェニルアラニン, チロシン), トレオニン（スレオニン), トリプトファン, バリン, ヒスチジン, その他のアミノ酸として, アルギニン, アラニン, アスパラギン酸, グルタミン酸, グリシン, プロリン, セリンである。この他に, 魚介類および肉類については, ヒドロキシプロリンが収載されている。

　各アミノ酸の成分値は, 脱水縮合時のアミノ酸残基の質量ではなく, アミノ酸としての質量を収載している。このため, 各アミノ酸の成分値からアミノ酸組成によるタンパク質量を算出する際は, 脱水縮合の差分を考慮する必要がある。

　アスパラギン, および, グルタミンは, アミノ酸分析の前処理におけるタンパク質の加水分解で,

それぞれアスパラギン酸，グルタミン酸に変化し，測定の際には，タンパク質中のアスパラギンとアスパラギン酸，あるいは，グルタミンとグルタミン酸は，区別できないため，それぞれアスパラギン酸，および，グルタミン酸に含めた。

また，シスチンの成分値は，システインとシスチン（2分子のシステインが結合したもの）の合計で，1/2シスチン量として表されている。

なお，タンパク質を構成しているアミノ酸と，遊離のアミノ酸は区別されていない。

(2) アミノ酸の測定法

食品中のアミノ酸は，遊離の状態でも存在するが，大部分がタンパク質を構成するアミノ酸（アミノ酸残基）として存在する。そのため，食品中のアミノ酸量を知るためには，タンパク質やペプチドを加水分解して，遊離のアミノ酸にして分析する必要がある。

タンパク質やペプチドを加水分解する際のアミノ酸の安定性や分解性は，アミノ酸の種類により異なる。大部分のアミノ酸は，酸による加水分解条件下で安定しているため，酸により加水分解する。しかし，トリプトファンは，酸による加水分解では分解されるため，アルカリにより加水分解する。システインは，酸による加水分解では，一部が破壊されるため，あらかじめ酸化させて，システイン酸としてから加水分解する。メチオニンも酸化させ，メチオニンスルホンとしてから，加水分解する。

酸アミドであるグルタミンおよびアスパラギンは，加水分解により，それぞれグルタミン酸，および，アスパラギン酸に変化する。このため，成分表では，グルタミン由来のグルタミン酸と，元から存在するグルタミン酸の合計量をグルタミン酸として，アスパラギン由来のアスパラギン酸と，元

表5-8　アミノ酸の測定法

対象アミノ酸	項　目	測定法概要
一般のアミノ酸* ヒドロキシプロリン アンモニア	定量法	カラムクロマトグラフ法 （アミノ酸自動分析機使用）
	加水分解条件	6mol/L　塩酸 （0.04%　2-メルカプトエタノール含有） 110℃，24時間
メチオニン シスチン	定量法	カラムクロマトグラフ法 （アミノ酸自動分析機使用）
	加水分解条件	過ギ酸酸化後，6mol/L塩酸 130～140℃，20時間
メチオニン**	定量法	カラムクロマトグラフ法 （アミノ酸自動分析機使用）
	加水分解条件	6mol/L塩酸（0.1% 2-メルカプトエタノール含有） 窒素を吹き込みながら，130～140℃，20時間
トリプトファン**	定量法	高速液体クロマトグラフ法
	加水分解条件	水酸化バリウム （チオジエチレングリコール含有） 110℃，12時間

*イソロイシン，ロイシン，リシン（リジン），フェニルアラニン，チロシン，トレオニン（スレオニン），バリン，ヒスチジン，アルギニン，アラニン，アスパラギン酸，グルタミン酸，グリシン，プロリン，セリン
**システインおよびメチオニンの測定法では，メチオニンが妨害ピークの影響で分離できない場合に用いる。
資料）文部科学省科学技術・学術審議会 資源調査分科会『日本食品標準成分表2020年版（八訂）アミノ酸成分表編』2021

から存在するアスパラギン酸の合計量をアスパラギン酸として示されている。

　アミノ酸の測定法を示す（表 5 − 8）。

3）水分およびタンパク質（基準窒素によるタンパク質）

　利用者の便宜を図る観点から，水分およびタンパク質について，『日本食品標準成分表 2020 年版（八訂）』の収載値が収載されている。『アミノ酸成分表編』収載の食品に係る『日本食品標準成分表 2020 年版（八訂）』の測定方法の概要を示す（表 5 − 9）。

表 5 − 9　水分およびタンパク質の測定法

成分	測定法
水分	常圧加熱乾燥法，または，減圧加熱乾燥法 ただし，アルコールまたは酢酸を含む食品は，乾燥減量からアルコールまたは酢酸の質量をそれぞれ差し引いて算出。
タンパク質	改良ケルダール法，または，燃焼法（改良デュマ法）によって定量した窒素量に，食品に応じた「窒素 - タンパク質換算係数」を乗じて算出。（参照：「表 5 − 2　基準窒素量からの計算に用いた窒素 - タンパク質換算係数」） ①一般的には，100/16＝6.25 を用いる。 ②コーヒーはカフェインを，ココアおよびチョコレート類は，カフェインおよびテオブロミンを別に定　量し，これら由来の窒素を差し引いてから算出する。 ③野菜類は，サリチル酸添加改良ケルダール法で，硝酸態窒素を含む全窒素を定量し，別に定量した硝酸態窒素を差し引いてから算出する。 ④茶類は，カフェイン由来の窒素量および硝酸態窒素を差し引いてから算出する。

資料）文部科学省科学技術・学術審議会 資源調査分科会『日本食品標準成分表 2020 年版（八訂）アミノ酸成分表編』2021

4）アミノ酸組成によるタンパク質

　アミノ酸組成によるタンパク質は，アミノ酸組成に基づいて，アミノ酸の脱水縮合物の量，すなわち，アミノ酸残基の総量として求めた値である。

　アミノ酸組成によるタンパク質（g）

　　＝ Σ【（可食部 100g 中のアミノ酸量（g））×（そのアミノ酸の分子量− 18.02）

　　　／（そのアミノ酸の分子量）】

5）アミノ酸組成によるタンパク質に対する窒素換算係数

　アミノ酸組成によるタンパク質に対する窒素換算係数は，基準窒素 1g 当たりの個々のアミノ酸残基の総量として求めた値である。

　個々の食品のタンパク質量を求める場合は，その食品の基準窒素量に当該窒素換算係数を乗ずることにより，従来の方法に従い，基準窒素量に，従来の窒素 - タンパク質換算係数（表 5 − 2）を乗じたタンパク質量よりも，より正確なタンパク質量を求めることができる。

4 日本食品標準成分表2020年版（八訂）脂肪酸成分表編

1）本成分表の概要

　収載食品は，『脂肪酸成分表編2015年版』の収載食品と同様に選定しつつ，『日本食品標準成分表2020年版（八訂）』との整合性が確保されている。選定基準としては，原則として，脂質含量の多い食品，日常的に摂取量の多い食品，原材料的食品および代表的加工品とし，原材料的食品は消費形態に近いものが対象とされている。

　この結果，本成分表の収載食品数は1,921食品となった。

　本成分表では，脂肪酸の成分値は，『日本食品標準成分表2020年版（八訂）』に対応した「可食部100g当たりの成分値（第1表）」，および，「脂肪酸総量100g当たりの成分値（第2表）」が収載されている。

　この他，「脂質1g当たりの各脂肪酸の成分値（第3表）」を算出し，第1表，第2表と併せて，文部科学省のウェブサイトで公開されている。

　作表手順は，まず各脂肪酸の分析値を基に「脂質1g当たりの各脂肪酸の成分値（第3表）」を決定し，それに『脂肪酸成分表編2020年版』に収載の脂質量を乗じて，「第1表」としている。さらに，測定した「脂肪酸総量100g当たりの各脂肪酸量」を計算して，「第2表」としている。

　各表の名称は，下記のとおりである。

第1表　可食部100g当たりの脂肪酸成分表
第2表　脂肪酸総量100g当たりの脂肪酸成分表（脂肪酸組成表）
第3表　脂質1g当たりの脂肪酸成分表

2）収載成分項目とその配列

　項目の配列は，以下のとおりである。

（1）項目およびその配列

第1表：可食部100g当たりの脂肪酸成分表
　　　　水分，脂肪酸のトリアシルグリセロール当量で表した脂質，脂質脂肪酸総量，
　　　　飽和脂肪酸，一価不飽和脂肪酸，多価不飽和脂肪酸，n-3系多価不飽和脂肪酸，
　　　　n-6系多価不飽和脂肪酸，および，各脂肪酸

第2表：脂肪酸総量100g当たりの脂肪酸成分表（脂肪酸組成表）
　　　　（脂肪酸総量100g当たり）
　　　　脂肪酸総量，飽和脂肪酸，一価不飽和脂肪酸，多価不飽和脂肪酸，および，各脂肪酸

第3表：脂質1g当たりの脂肪酸成分表
　　　　（脂質1g当たり）
　　　　脂肪酸総量，飽和脂肪酸，一価不飽和脂肪酸，および，多価不飽和脂肪酸，n-3系多価不飽和脂肪酸，n-6系多価不飽和脂肪酸および各脂肪酸

　なお，各脂肪酸の配列は，飽和脂肪酸，一価不飽和脂肪酸および多価不飽和脂肪酸ごとに炭素数の少ない順としている。

3）脂肪酸の測定法

　脂肪酸は，原則として，炭素数4から24の脂肪酸を測定の対象とし，脂質1g当たりの各脂肪酸量が定量されている。脂肪酸の測定法を示す（表5－10）。

表5－10　脂肪酸の測定法

成　分	試料調製法	測定法
脂肪酸	クロロホルム - メタノール混液抽出法，また，魚介類はヘキサン - イソプロパノール抽出法（ただし，甲殻類，軟体動物は，フォルチ法）で脂質抽出後，エステル化	水素炎イオン化検出 - ガスクロマトグラフ法

資料）文部科学省科学技術・学術審議会 資源調査分科会『日本食品標準成分表2020年版（八訂）脂肪酸成分表編』2021

4）水分および脂質の測定法

　水分，および脂質の測定法を示す（表5－11）。

表5－11　水分および脂質の測定法

成　分	測定法
水分	直接法，もしくは，乾燥助剤添加法の常圧，または乾燥助剤添加法の減圧加熱乾燥法による減量法。ただし，酢酸を含む食品は乾燥減量から酢酸の重量を差し引いている。
脂質	次の，溶媒抽出 - 重量法。ジエチルエーテルによるソックスレー抽出法，レーゼゴットリーブ法，酸分解法，液 - 液抽出法，ヘキサン - イソプロパノール法，または，フォルチ法

資料）文部科学省科学技術・学術審議会 資源調査分科会『日本食品標準成分表2020年版（八訂）脂肪酸成分表編』2021

5）脂肪酸のトリアシルグリセロール当量で表した脂質

　脂肪酸のトリアシルグリセロール当量は，核脂肪酸総量をトリアシルグリセロールに換算した量の総和として算出する。

脂肪酸のトリアシルグリセロール当量（g）
　＝Σ【（可食部100g当たりの各脂肪酸の量）×
　　　（その脂肪酸の分子量＋12.6826）／（その脂肪酸の分子量）】

5 日本食品標準成分表2020年版（八訂）炭水化物成分表編

1）本成分表の概要

　『炭水化物成分表編2020年版』の成分値は，「本表」に「可食部100g当たりの利用可能炭水化物，および，糖アルコールの成分値」を収載するとともに，「別表1」に「食物繊維の成分値」，そして，「別表2」に「有機酸の成分値」が示されている。

　すなわち，「本表」には，デンプン，単糖類，二糖類，および，糖アルコールが収載されている。食品によっては，備考欄に，80％エタノールに可溶性のマルトデキストリン，マルトトリオース等

のオリゴ糖類，イソマルトースが記載されているものがある。

　炭水化物のうち，食物繊維については，追補 2018 年版より，難消化性オリゴ糖類，および，難消化性デンプンを含む食品の食物繊維分をより適切に定量するため，AOAC.2011.25 法による成分値の収載を開始したことから，「別表 1」として，「従来法（プロスキー変法，および，プロスキー法）による食物繊維」と，「AOAC.2011.25 法による食物繊維」が併記して収載されている。

　なお，『日本食品標準成分表 2020 年版（八訂）』において，食物繊維総量のみを収載したことに伴い，『炭水化物成分表編』では，食物繊維について，「別表 1」には，従来法のみの収載値がある食品も収載されている。

　有機酸については，FAO/INFOODS が定義する「差し引き法による炭水化物（CHOCDF）」に含まれていることを考慮して，「別表 2」として，収載されている。

　各表の名称は，下記のとおりである。

本表　　可食部 100g 当たりの利用可能炭水化物（デンプン，単糖類，二糖類等），糖アルコール
別表 1　可食部 100g 当たりの食物繊維（プロスキー変法，および，プロスキー法によるもの，
　　　　AOAC.2011.25 法によるもの）
別表 2　可食部 100g 当たりの有機酸

2）収載食品の概要

　収載食品は，原則として，炭水化物の含有割合が高い食品，日常的に摂取量の多い食品，原材料的食品，および，代表的加工食品とし，原材料的食品は実際の消費形態に近いものが対象とされている。

　食物繊維については，『炭水化物成分表追補 2018 年』，および 2019 年のデータ更新においては，AOAC.2011.25 法による成分値があるものに限って，従来法であるプロスキー変法等の成分値の比較表として収載されていたが，『日本食品標準成分表 2020 年版（八訂）』の本表には，水溶性食物繊維，不溶性食物繊維等の食物繊維の内訳が収載されなくなったことに伴い，本編では，これまで食物繊維の成分値を決定したすべての食品（魚介類，肉類等の動物性食品において「(0)」とした食品を含む）を収載することとなった。

　また，有機酸については，これらの食品のうち，種々の情報から判断して，有機酸の含有量が多いと考えられる食品を中心に選定がなされた。

　なお，成分値は，原則として，『日本食品標準成分表 2020 年版（八訂）』の本表の水分値で補正して収載されている。

　この結果，『炭水化物成分表編 2015 年版』に収載した本表 854 食品に，新たに 221 食品が追加され，合計 1075 食品となっている。「別表 1」において食物繊維の成分値を収載した食品は 1416 食品，「別表 2」において有機酸を収載した食品は，『炭水化物成分表編 2015 年版』に収載された 96 食品に，新たに 312 食品が追加され，合計 409 食品となっている。

3）収載成分項目

（1）本表：利用可能炭水化物，糖アルコール

　利用可能炭水化物は，デンプン，ブドウ糖，果糖，ガラクトース，ショ糖，麦芽糖，乳糖，および，トレハロースを収載し，糖アルコールの項目は，ソルビトールおよびマンニトールが収載されている。

80％エタノールに可溶性のマルトデキストリン，マルトトリオース等のオリゴ糖類，イソマルトース，マルチトールは備考欄に示されている。あわせて，利用可能炭水化物（単糖当量），および，利用炭水化物の合計量（質量）も収載されている。

デンプン，および，二糖類のその単糖当量への換算係数は，FAO/INFOODS の指針（2012）を参考にして，デンプン，および，80％エタノールに可溶性のマルトデキストリンについては「1.10」，マルトトリオース等のオリゴ糖類については，「1.07」，二糖類については「1.05」とされている。

また，デンプンについては，適用した分析法の特性から，デンプン以外の 80％エタノール不溶性の多糖類（たとえば，デキストリンやグリコーゲン）も区別せずに測定するため，食品によっては，これらの多糖類をデンプンとして収載している。

成分項目は，FAO/INFOODS の指針にも従って，「デンプン」としているため，たとえば，きのこ類や魚介類にふくまれるグリコーゲンはデンプンとして収載されているが，きのこ類や生の魚介類がデンプンを含んでいることを示すものではない。

これらの測定法の概要を示す（表 5 − 12）。

表 5 − 12　利用可能炭水化物，糖アルコール，および，有機酸の測定法

成分項目	成　　分	測定法
利用可能炭水化物	デンプン（デキストリン，グリコーゲンを含む）	AOAC996.11法 80％エタノール抽出処理により，測定値に影響する可溶性炭水化物（ブドウ糖，麦芽糖，マルトデキストリン等）を除去した。
	ブドウ糖，果糖，ガラクトース，ショ糖，麦芽糖，乳糖，および，トレハロース	高速液体クロマトグラフ法
糖アルコール	ソルビトール，および，マンニトール	高速液体クロマトグラフ法
食物繊維	AOAC。2011.25法による食物繊維 　・不溶性，難消化性デンプン，高分子量水溶性，低分子量水溶性，総量 プロスキー変法等による食物繊維 　・不溶性，水溶性，総量	酵素・重量法・高速液体クロマトグラフ法 　・AOAC。2011.25法 　・プロスキー変法 　・プロスキー法 （不溶性と水溶性の分画の困難な藻類等の場合）
有機酸	ギ酸，酢酸，グリコール酸，乳酸，シュウ酸，マロン酸，コハク酸，フマル酸，リンゴ酸，酒石酸，α−ケトグルタル酸，クエン酸，サリチル酸，p−クマル酸，コーヒー酸，フェルラ酸，クロロゲン酸，キナ酸，オロト酸，プロピオン酸およびピログルタミン酸	高速液体クロマトグラフ法
	グルコン酸	酵素法

資料）文部科学省科学技術・学術審議会 資源調査分科会『日本食品標準成分表 2020 年版（八訂）炭水化物成分表編』2021

（2）食物繊維

食物繊維は，追補 2017 年版までの成分表の本表（エネルギー，一般成分，ビタミン，ミネラル等を収載するもの）のみに収載し，『炭水化物成分表編』への収載はなかったが，追補 2018 年版に係

る成分分析より, コーデックス食品委員会の定義による食物繊維を測定可能な分析法 (AOAC.2011.25 法) を適用したため,『炭水化物成分表編追補 2018 年版』以降の報告では, 別表 1 として食物繊維の成分値を収載することとなった。

　また,『日本食品標準成分表 2020 年版 (八訂)』の本表では, 食物繊維の内数 (プロスキー変法では, 水溶性食物繊維, および, 不溶性食物繊維;AOAC.2011.25 法では低分子量水溶性食物繊維, 高分子量水溶性食物繊維, および不溶性食物繊維) の収載はなされていない。

　このため, これまで収載してきた食物繊維の構成成分については, 本『炭水化物成分表編 2020 年版』に一括して収載することとなった。別表 1 では,『日本食品標準成分表 2020 年版 (八訂)』の本表に食物繊維を収載した 1,420 食品 (推定ゼロは含まない) を一括して収載している。

　この際, 従来の分析法 (プロスキー変法等) と新たな分析法では, 測定される食物繊維の成分が異なることから, 調査時期は異なるものの両法による成分値について, その内数も含めて, 併せて収載し, 利用者がその目的に応じて各欄の値を参照できるように配慮されている。

　すなわち, 従来法 (プロスキー変法等) に基づく成分値として,「水溶性食物繊維」,「不溶性食物繊維」, および,「食物繊維総量」を, AOAC.2011.25 法に基づく成分値として,「低分子量水溶性食物繊維」,「高分子量水溶性食物繊維」,「不溶性食物繊維」,「難消化性デンプン」, および,「食物繊維総量」が収載されることとなった。なお,「難消化性デンプン」は,「不溶性食物繊維」に含まれる内数として収載されているが, 本表の利用可能炭水化物にあるデンプン量からこの値を差し引くことにより,「易消化性デンプン量」を計算できる。

(3) 有機酸

　ギ酸, 酢酸, グリコール酸, 乳酸, グルコン酸, シュウ酸, マロン酸, コハク酸, フマル酸, リンゴ酸, 酒石酸, α-ケトグルタル酸, クエン酸, サリチル酸, p-クマル酸, コーヒー酸, フェルラ酸, クロロゲン酸, キナ酸, オロト酸, プロピオン酸, およびピログルタミン酸の 22 種類が収載されている。収載された有機酸は, カルボキシル基を 1 個～3 個持つカルボン酸である。

　これらの測定法の概要は, 表 5-12 のとおりである。

参考文献
　1) 文部科学省科学技術・学術審議会 資源調査分科会『日本食品標準成分表 2020 年版 (八訂)』2021
　2) 文部科学省科学技術・学術審議会 資源調査分科会『日本食品標準成分表 2020 年版 (八訂) アミノ酸成分表編』2021
　3) 文部科学省科学技術・学術審議会 資源調査分科会『日本食品標準成分表 2020 年版 (八訂) 脂肪酸成分表編』2021
　4) 文部科学省科学技術・学術審議会 資源調査分科会『日本食品成分表 2020 年版 (八訂) 炭水化物成分表編』2021

第6章

定 量 分 析

学 習 の ポ イ ン ト

　本章では，試料食品中の水分と，五大栄養素であるタンパク質，脂質，炭水化物，無機質，ビタミン，および嗜好成分の定量について学ぶ。

1 分析試料の調製

🔑 *Keywords*　　◆乾燥（予備乾燥）　◆脱脂　◆ふるい（メッシュ）　◆円錐四分法

　食品の分析に通常用いる試料の量は 1 ～ 10g 程度である。それに対して，分析に供される食品の量は，これよりも大きい。水分や脂肪分を多く含む試料の場合には，あらかじめ乾燥（予備乾燥）や，脱脂を行って粉末試料として調製しておくこともある。したがって，測定に際し，分析する試料のどの部分を採取しても誤差が少なく，均一であるように，採取，粉砕，混合することが必要である。

　試料に供する食品は，ミキサーで粉砕し，ふるいに通す。ふるいの上に残った試料は，ミキサー，ミルによって再度粉砕する。食品の成分分析においては，通常金網の径が 1mm のものを用いる。これは，アメリカのタイラー社の 16 メッシュに相当する。

　粉末試料は，できるだけ均一にし，円錐四分法（縮分）を用いて，分析に用いる量まで減量しておく必要がある。四分法は，試料を円錐状に盛り，上面を平らにして A，B，C，D の画分に分け，対角線上の A と C，または B と D を採取し，よく混合して分析に供する（図 6 － 1）。

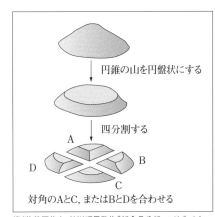

資料）菅原龍幸・前川昭男監修『新食品分析ハンドブック』建帛社,p.1,2000

図6−1　円錐四分法

食品は，品種，生産地，季節，保存状態などといったさまざまな条件により，その成分値が変わってくる。そのため，分析する試料については，これらの条件をできるだけ詳しく調べておくことが必要である。そのため，分析によって得られた値は，必ずしも成分表の値と必ずしも一致しないことを認識しておくことも必要である。

2 水分の定量

1) 食品中の水の状態

 ◆結合水 ◆水素結合 ◆単分子層吸着水 ◆準結合水
◆多重吸着水 ◆自由水

食品中の水の状態には，結合水，準結合水，自由水の3種類がある。

結合水（bound water）は，束縛水ともいわれ，食品構成成分の表面に単分子層でならび，タンパク質や糖質のヒドロキシル基，アミノ基，カルボニル基などと水素結合やイオン結合をしている単分子層吸着水である。準結合水（semi-free water）は，水単分子層の外側にさらに水2～3分子層で存在する多重吸着水や，非常に細い毛管に閉じ込められた状態の水である。その周囲に自由に運動できる水が存在し，これが自由水（free water）で，遊離水ともいわれる。食品中の水について示す（表6-1）。

表6-1 食品中の水

	結合・吸着	運動性	凍結	蒸発	溶媒としての機能	酵素反応・微生物の利用
自由水	水素結合，吸着されていない	自由に運動できる	0℃で凍結する	100℃で蒸発する	機能する	利用される
準結合水	多重吸着水	熱力学的な運動が制限されており，自由に運動できない	0℃で凍結しない	100℃で蒸発しない	機能しない	利用されない
結合水	単分子層吸着水（水素結合・イオン結合）					

2) 水分活性（Aw）

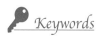 ◆水分活性 Aw ◆自由水の指標 ◆微生物の繁殖 ◆酵素反応 ◆非酵素的褐変反応（アミノ・カルボニル反応） ◆タンパク質の変性 ◆脂質の酸化 ◆中間水分食品（Aw = 0.65 ～ 0.85）

食品の保存性は，必ずしも水分含量と相関しない。食品の保存性は，自由に運動でき，自由に気化，液化できる水，すなわち自由水の量によって決まる。また，食品の水分含量は，その食品の置かれている状態（温度，湿度など）により変化する。一般的には，水分活性 Aw（water activity）を求めて，自由水の指標としている。水分活性は，同じ温度での純水の蒸気圧（P0）と食品の蒸気圧（P）比として定義される。　純水の Aw は1であり，食品の Aw は常に1より小さな値となる。

$$水分活性（Aw）= \frac{食品の蒸気圧（P_0）}{純水の蒸気圧（P）} = 相対湿度（RH）/100$$

一般に水分活性が低いほど微生物の繁殖は抑制され，食品の保存性は高まる。一般に，細菌は Aw0.90 以下，酵母は 0.85 以下，カビは 0.80 以下で生育できなくなる。Aw が 0.60 以下になると，すべての微生物の生育が抑えられる。

また，水分活性が低いと，種々の酵素反応や非酵素的褐変反応（アミノ・カルボニル反応，p.202 参照）も起こりにくくなり，食品の保存性は高まる。しかし，水分活性が極端に低い（Aw ≦ 0.25）とタンパク質の変性，脂質の酸化が進行する。

ゼリー，ジャム，味噌などのように糖や塩の添加により自由水の割合を減らし，水分活性を低下させた食品を中間水分食品（Aw = 0.65 〜 0.85）といい，微生物が繁殖しにくく，保存性が高い。

3）水分の定量法

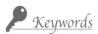
Keywords　　◆常圧乾燥法　◆重量の減少値　◆常圧 105℃乾燥法　◆秤量びん　◆恒量
　　　　　　　◆自由水　◆準結合水　◆結合水

水分の定量方法には，常圧あるいは減圧下における加熱乾燥法，蒸留法，カールフィッシャー法による化学的測定法，電気的測定法などがあるが，常圧乾燥法がもっとも一般的に用いられている。

粉砕した試料粉末を一定の時間，一定の温度で加熱乾燥し，重量の減少値を水分とみなす方法である。測定温度は，105℃〜 110℃，または 135℃で測定するのが普通であるが，加熱により変化を受けやすい成分を多く含む試料の場合には，100℃以下の温度で加熱する方法もある。

この方法は，試料が以下の条件を満たす場合に使用できる。
① 水が唯一の揮発成分である。
② 加熱により，試料中の水分は，完全に揮発する。
③ 加熱により，試料成分の化学的変化がない。また，あったとしても重量の変化を伴わない。

しかし，実際には，試料成分中には加熱により揮発する成分も含み，また加熱中に脂質が酸化されて試料重量が増加することも考えられる。したがって，この方法で得られた水分量は，真の水分量の近似値と考えられる。

ここでは，常圧 105℃乾燥法により，食品中の水分量を求める。

実験 17　水分の定量（常圧 105℃乾燥法）

| 目 的 | 常圧 105℃乾燥法により，食品中の水分量を求める。 |

1）秤量びんの恒量測定

試薬　乾燥剤（シリカゲル（135℃で乾燥したもの）など）

器具・装置　① ガラス製器具
　　　　　　秤量びん，デシケーター
　　　　　② その他の器具
　　　　　　るつぼばさみ（あるいは，新しい未使用の軍手），精密電子天秤
　　　　　③ 装置

電気定温乾燥機（60 〜 150℃の範囲で，温度が ± 1℃で調節可能なもの）

実験操作 ① 番号を控えた秤量びんをるつぼばさみで挟んで，電気定温乾燥機に入れ，105℃で 2 時間加熱，乾燥させる。

② 秤量びんをるつぼばさみで挟み，シリカゲルを入れたデシケーター中で，30 分間放冷し，秤量する。

③ 秤量びんを電気定温乾燥機にいれ，再び 105℃で 1 時間加熱する。

④ 秤量びんをるつぼばさみで挟み，シリカゲルを入れたデシケーター中で，30 分間放冷し，秤量する。

⑤ ③〜④を重量が一定になるまで繰り返し，重量が一定になったら（前回との重量差が 0.3mg 未満），これを秤量びんの恒量（W_0 (g)）とする。

2）水分の定量（常圧 105℃乾燥法）

試 料 食品

＜調製法＞

本章の「1 分析試料の調製（p.129）」に示した方法により，試料を調製する。ただし，水分量の多い試料については，105℃で予備乾燥をしておく。

試 薬 乾燥剤（シリカゲル(135℃で数時間乾燥したもの)など）

器具・装置 ① ガラス製器具

ガラス製秤量びん（あるいは，アルミニウム製秤量皿），デシケーター

② その他の器具

スパーテル，るつぼばさみ，精密電子天秤，乳鉢，乳棒

③ 装置

電気定温乾燥機（60℃〜 150℃の範囲で，温度が ± 1℃で調節可能なもの）

実験操作 ① 調製した試料 S（g）（約 2(g)）を秤量びんに入れ，精秤する（W_1 (g)）。

② 秤量びんのふたを取り，るつぼばさみで挟んで，105℃（試料が大豆の場合は，130℃）に加熱した電気定温乾燥機に入れ，105℃で 2 時間加熱する。

③ 秤量びんをるつぼばさみではさみ，シリカゲルを入れたデシケーター中で，30 分間放冷し，ふたをして，秤量する。

④ 秤量びんを電気定温乾燥機に入れ，再び 105℃で 1 時間加熱，乾燥させる。

⑤ 秤量びんをるつぼばさみではさみ，シリカゲルを入れたデシケーター中で，30 分間放冷し，秤量する。

⑥ ④〜⑤を重量が一定になるまで繰り返し，恒量になったら（重量が一定前回との重量差が 0.3mg 未満），これを無水物の恒量（W_2 (g)）とする。

＜フローチャート＞

試料 S（2 g 程度）：スパーテル

↓

恒量に達した秤量びん（恒量 W_0 (g)）

↓

秤量（W_1 (g)）

↓

実験
17

```
乾燥（105℃；2時間）：電気定温乾燥機
    ↓
放冷（30分間）：デシケーター
    ↓
乾燥（105℃；1時間）：電気定温乾燥機 ┐
    ↓                              │── 恒量に達するまで繰り返す
放冷（30分間）：デシケーター     ┘   （重量差が0.3mg未満）
    ↓
秤量
    ↓
恒量（W₂(g)）
    ↓
計算
```

結 果 試料中の水分量（g/100g）は，以下の式により求めることができる。

$$試料の水分量（g/100g） = \frac{水分重量（W_1 - W_2）}{試料重量（W_1 - W_0）} \times 100$$

- W₀ ：秤量びんの重量（g）
- W₁ ：乾燥前（試料＋秤量びん）の重量（g）
- W₂ ：乾燥後（試料＋秤量びん）の重量（g）

3 タンパク質の定量

1）食品中のタンパク質の定量法

Keywords ◆窒素 ◆窒素‐タンパク質換算係数（100/16＝6.25） ◆FAO（国際連合食料農業機構） ◆粗タンパク質 ◆ケルダール法 ◆ローリー法

　タンパク質は，炭素，水素，酸素の他に窒素を含有している。タンパク質以外の主要成分である脂質，炭水化物は窒素を含まない。そこで，食品中に含まれる窒素を定量し，一定の係数を乗じて求める方法が一般的である。

　天然のタンパク質においては，タンパク質の種類が異なっても，窒素の含量は約16％とほぼ一定である。したがって，求めた窒素量に100/16＝6.25を乗じて，タンパク質量を求めることができる。この6.25を窒素‐タンパク質換算係数という。

　しかし，この6.25はあくまで平均値であり，タンパク質の構成アミノ酸に塩基性アミノ酸などを多く含むと，窒素含量は高くなる。そこで，食品ごとに異なる換算係数がFAO（Food and Agriculture Organization：国際連合食料農業機構）により示されている（p.116，表5－2参照）。

　また，食品中の窒素には，タンパク質以外に，プリン塩基，クレアチン塩，アミド化合物といったのタンパク質でない化合物に由来する窒素も含まれるため，食品中の全窒素量に窒素‐タンパク質換算係数を乗じて得られた値を粗タンパク質とよんでいる。

　粗タンパク質の定量には，一般にケルダール法が用いられる。また，食品中のタンパク質が可溶性である場合には，ローリー法が適用される。なお，『日本食品標準成分表2020年版（八訂）』では，『ア

ミノ酸成分表編』の各アミノ酸量に基づき，「各アミノ酸の脱水化合物（アミノ酸残基の総量）」として算出した値を収載している。タンパク質の定量法について詳しくは，第5章の表5－1（p.114），表5－2（p.116），表5－9（p.122）を参照されたい。

2）ケルダール法

 Keywords

◆窒素　◆硫酸アンモニウム　◆アンモニア　◆空試験　◆中和滴定　◆窒素量　◆ケルダール法　◆窒素-タンパク質換算係数　◆粗タンパク質　◆ケルダール窒素分解装置　◆ケルダール蒸留装置　◆空試験

　試料に濃硫酸を加えて加熱すると，分解と酸化が同時に起こり，タンパク質中の窒素はアンモニアに変わり，硫酸アンモニウムの形になって，分解液中に捕捉される。これに過剰の水酸化ナトリウムを加えて蒸留すると，アンモニアが蒸留される。蒸留されたアンモニアを一定濃度の硫酸溶液に吸収させ，過剰の酸を水酸化ナトリウム溶液で中和滴定し，窒素量を求める。この方法をケルダール法という。

　ケルダール法の原理を以下に示す。タンパク質に含まれている窒素を N で示す。

(1) 試料の分解　→　試料に濃硫酸を加え，加熱分解する

タンパク質（N を含む）＋濃硫酸（H_2SO_4）→（NH_4）$_2SO_4$ ＋ SO_2 ↑＋ CO_2 ↑＋ CO ↑＋ H_2O

(2) 水蒸気蒸留によるアンモニアの遊離　→　過剰の濃アルカリを加えて蒸留を行う

（NH_4）$_2SO_4$ ＋ $2NaOH$ → $2NH_3$ ↑＋ Na_2SO_4 ＋ $2H_2O$

(3) 発生したアンモニアの捕捉　→　濃度既知の希硫酸で発生したアンモニアを捕捉する

$2NH_3$ ↑＋ H_2SO_4 →（NH_4）$_2SO_4$

(4) 中和滴定　→　残った希硫酸を濃度既知の希アルカリ溶液で滴定する

H_2SO_4（残った硫酸）＋ NaOH → Na_2SO_4 ＋ $2H_2O$

　ケルダール法で求めた窒素量に，窒素－タンパク質換算係数を乗じて粗タンパク質とする（第5章の表5－1，表5－2，表5－9参照）。

実験 18　タンパク質の定量 I（ケルダール法）

目 的　ケルダール法により，食品中の粗タンパク質を求める。

1）試料の分解

試 料　食品

＜調製法＞

本章の「1 分析試料の調製（p.129）」に示した方法により，試料を調製する。ただし，水分量の多い試料については，105℃で予備乾燥をしておく。

試 薬　① 濃硫酸（conc.H_2SO_4）　注）劇薬のため，取り扱いに注意すること。

② 触媒

＜調製法＞

i. 硫酸銅（$CuSO_4 \cdot 5H_2O$）と硫酸カリウムを 1:9（w/w）の割合で混合する。

　　　ii. 乳鉢中でよく混合する。

器具・装置　① ガラス製器具

ケルダール分解フラスコ，ホール
ピペット（10mL），メスシリンダー
（50mL），メスフラスコ（100mL）

② その他の器具

薬包紙，スパーテル，精密電子天
秤，安全ピペッター，アスピレー
ター（または，水流ポンプ，サッ
カー），洗浄びん

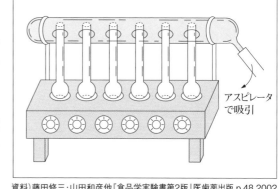

資料) 藤田修三·山田和彦他『食品学実験書第2版』医歯薬出版, p.48, 2002

図6−2　ケルダール窒素分解装置

③ 装置

ケルダール窒素分解装置（ドラフトチャンバー内での使用が望ましい）

実験操作　① 試料 0.5 〜 2g（大豆の場合は，2(g)）を精秤し，薬包紙につつんで，分解フラスコに
　　　　 入れる。

② 触媒 3g を測り取り，薬包紙にくるんだまま，分解フラスコに入れる。

③ 濃硫酸 20mL を安全ピペッターを取り付けたホールピペット（10mL）で測り取り，分
　解フラスコに入れ, ゆるやかに振り混ぜる。注) 劇薬のため, 取り扱いに注意すること。

④ 分解フラスコをドラフト内のケルダール窒素分解装置に取り付け，アスピレーターで
　吸引しながら，分解を行う（図 6 − 2）。

⑤ 始めは弱く加熱し，ふきこぼれなくなった後，強く加熱する。反応液は，黒褐色→緑
　褐色→透明な青緑色に変化する。

⑥ 透明になった後，さらに 60 分加熱する。

⑦ 冷却した後，分解液をメスフラスコ（100mL）に移し，純水で 100mL に定容する。十
　分に混合しておく。この希釈分解液を，試料溶液とする。

2) 蒸留

試　料　1) で調製した希釈分解液

試　薬　① 40％水酸化ナトリウム（NaOH）溶液　注) 劇薬のため, 取り扱いに注意すること。

② 0.1N 硫酸（H_2SO_4）標準溶液

③ 混合指示薬

＜調製法＞

i. メチルレッド 0.2g と，メチレンブルー 0.1g を秤量する。

ii. 95％エタノールに溶解し，100mL に定容する。

器具・装置　① ガラス製器具

ホールピペット（10mL），メスピペット（10mL），三角フラスコ（100mL），駒込ピペ
ット（2mL），メスシリンダー（50mL）

＊ホールピペットの代わりに，自動ピペット（ピペットマン）を使用してもよい。

② その他の器具

実験18

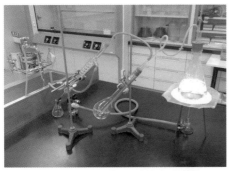

図6-3 ケルダール窒素蒸留装置

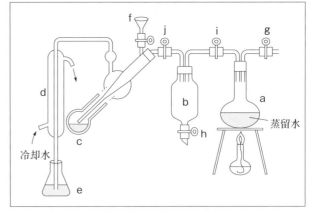

資料)藤田修三・山田和彦他『食品学実験書第2版』医歯薬出版,p.48,2002

図6-4 ケルダール窒素蒸留装置

ガスバーナー，沸騰石，安全ピペッター，洗浄びん

③ 装置

ケルダール窒素蒸留装置（図6-3）

実験操作 ① ケルダール窒素蒸留装置を作製する（図6-4）。

② aのフラスコに約2/3水を入れ，沸騰石を入れる。ピンチコックf，h，i，jを閉め，ピンチコックgを開き，ガスバーナーで加熱し，沸騰させる。

③ 0.1N硫酸（H_2SO_4）標準溶液10mLをホールピペット（10mL）で採取し，三角フラスコ（100mL）に入れ，さらに混合指示薬を駒込ピペット（2mL）で5～6滴加え，図のeに取りつける。三角フラスコを傾け，先端が十分に溶液につかるようにする。

④ 希釈分解液10mLをホールピペットで採取し，fから蒸留用フラスコ（c）に入れ，さらに少量の純水で洗う。

⑤ 40％水酸化ナトリウム（NaOH）溶液10mLをメスシリンダー（50mL）で採取し，④と同じく，fから蒸留用フラスコ（c）に入れ，少量の純水で洗う。

注）劇薬のため，取り扱いに注意すること。

⑥ ピンチコックfを閉じ，すばやくピンチコックi，jを開く。

⑦ ピンチコックgを閉じ，蒸留用フラスコ（c）に蒸気を送る。蒸気は，a→b→cと流れ，蒸留用フラスコ（c）でアンモニアを発生させる。

⑧ 15～20分間蒸留を行い，eの三角フラスコ内の溶液量が約2倍になった時点で，冷却管の先端を0.1N硫酸標準溶液から離し，この状態で約2分間蒸留を続ける。

⑨ 冷却管の先端を純水で洗い，三角フラスコ内に洗いこむ。

⑩ ピンチコックgを開き，ピンチコックiを閉じると蒸留フラスコ（c）内の反応液がbに逆流する。

⑪ ピンチコックfを開いて，純水約10mLをメスピペット（10mL）で入れ，fを閉めて，hを開き，bまで逆流させて排出する。これで，蒸留の1行程が終了する。

⑫ ①～⑨までの操作を5～6回行った後，試料溶液の代わりに純水10mLを用いて，空試験を行う。

実験18

```
＜フローチャート＞
  ケルダール蒸留装置
        ↓
  三角フラスコ（e）をセット：0.1N 硫酸（H₂SO₄）標準溶液 10mL ＋混合指示薬 5 〜 6 滴
        ↓
  蒸留フラスコ（c）
     ←希釈分解液 10mL：ホールピペット（10mL）
     ←40％水酸化ナトリウム（NaOH）溶液 10mL：メスシリンダー（50mL）
        注）劇薬のため，取り扱いに注意すること。
        ↓
  蒸留（15 〜 20 分間）
        ↓
  三角フラスコ内の溶液量が約 2 倍
        ↓
  冷却管の先端を，硫酸標準溶液から離す
        ↓
  さらに，2 分間蒸留を続ける
        ↓
  冷却管の先端を純水で洗浄し，洗いこむ
        ↓
  蒸留後の試料溶液
```

3）中和滴定

| 試 料 | 2）で蒸留後に得られた溶液 |

| 試 薬 | 0.1N 水酸化ナトリウム（NaOH）標準溶液 |

（正確に標定し，力価（F）を求めておく；市販のものを使用してもよい）

| 器 具 | ① ガラス製器具 |

ビュレット（モール型），三角フラスコ（100mL）

② その他の器具

ビュレット台，スターラーバー，マグネティックスターラー，洗浄びん

| 実験操作 | ① 蒸留後の三角フラスコ内の溶液について，0.1N 水酸化ナトリウム（NaOH）標準溶液で中和滴定を行う。

② 赤色から微緑色になった点を，終点とする。試料溶液の滴定値を V_1（mL），空試験の滴定値を V_0（mL）とする。

| 結 果 | 試料中の粗タンパク質量（g/100g）は，以下の式により求めることができる。

$$窒素量（g）＝ \frac{0.0014 \times （V_0 － V_1）\times F \times （100/10）}{S} \times 100$$

- 0.0014：0.1N 水酸化ナトリウム標準溶液 1mL は窒素量 0.0014g に相当する
- V_1 ：試料溶液の平均滴定値（mL）
- V_0 ：空試験の平均滴定値（mL）
- F ：0.1N 水酸化ナトリウム標準溶液の力価
- 100/10：試料の希釈率（試料全量 /1 回の蒸留に供した量）（mL）
- S ：試料採取量（g）

粗タンパク質量（g）＝（窒素量）×（窒素−タンパク質換算係数）（g）

3）ローリー法

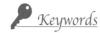 *Keywords* ◆ローリー法　◆フェノール法　◆ビウレット反応　◆トリプトファン，チロシン
◆可溶性タンパク質　◆　◆牛血清アルブミン（BSA）◆検量線

　フェノール法を改良して，ビウレット反応と組み合わせた方法で，高い精度で定量することができる。フェノール試薬中のリンモリブデン酸やリンタングステン酸が，アルカリ性下でタンパク質中のトリプトファン，チロシンなどの特定のアミノ酸によって還元され，青色を呈する反応を利用したものであるが，アミノ酸含量の差によって，発色が不ぞろいになる欠点がある。そこで，これにタンパク質のペプチド由来の呈色反応であるビウレット反応を組み合わせた方法である。2つの呈色反応を　併用したこのローリー法は，食品中の可溶性タンパク質や，微量のタンパク質を比較的簡単な操作で定量することができる。

実験 19　タンパク質の定量　II（ローリー法）

| 目　的 | ローリー法により，食品中のタンパク質量を求める。 |

| 試　料 | 試料 S（g）を純水で V（mL）に定容して，試料溶液とする。タンパク質濃度が 120mg/L 以下になるように調製する。以下に，調製例を示す。 |

① 卵白

　＜試料溶液の調製法＞

　i.　卵白 1 個を採取し，純水 150mL を加える。

　ii.　グロブリンが分離し，懸濁するまで，よく混和する。

　iii.　遠心分離（3000rpm；10 分）を行う。

　ix.　アルブミンを含む上澄み液を，純水で 200mL に定容して，試料溶液とする。

② 牛乳

　＜試料溶液の調製法＞

　牛乳 0.25g を精秤し，純水で 100mL に定容して，試料溶液とする。

③ 豆乳

　＜試料溶液の調製法＞

　豆乳 0.25g（250mg）を精秤し，純水で 200mL に定容して，試料溶液とする。

| 試　薬 | ① 250mg/L 牛血清アルブミン標準溶液（市販品） |

　＜調製法＞

　i.　牛血清アルブミン 25mg を秤量し，純水で 100mL に定容する（250mg/L：母液）。

　ii.　以下の表に示すように希釈して，検量線用標準溶液とする。

タンパク質濃度（mg/L）	0	25	50	75	100	125
標準溶液採取量（mL）	0	1	2	3	4	5
純水（mL）	10	9	8	7	6	5

実験
19

② ローリー法 A 液

　　<調製法>

　　無水炭酸ナトリウム (Na2CO3) 0.2g を, 0.1N 水酸化ナトリウム溶液 100mL に溶解する。

③ ローリー法 B 液

　　<調製法>

　　硫酸銅 (CuSO4・5H2O) 0.5g を 1％ 酒石酸カリウム (K2C4H4O6) 100mL に溶解し, 上澄み液を使用する。

④ ローリー法 C 液 (アルカリ性銅試薬)

　　<調製法>

　　A 液と B 液を 50：1 (v/v) で混合する。使用直前に調製し, 1 日を経過したものは廃棄する。

⑤ 希釈フェノール試薬

　　<調製法>

　　市販の 2N フェノール試薬を純水で 2 倍に希釈して, 使用する。使用の都度, 新しく調製し, 緑色がかったものは使用しない。

器具・装置 ① ガラス製器具

　　試験管, ホールピペット (0.5mL, 1mL, 5mL)

　　＊ホールピペットの代わりに, 自動ピペット (ピペットマン) を使用してもよい。

② その他の器具

　　試験管立て, 試験管振とう機 (ボルテックスミキサー), 精密電子天秤, 洗浄びん

③ 装置

　　分光光度計

実験操作 ① 試料溶液, 検量線用標準溶液各 1mL をホールピペット (1mL) で採取し, 試験管に入れる。

② ローリー C 液 5mL をホールピペット (5mL) で加え, よく混合する。

③ 10 分間, 室温に放置する。

④ 希釈フェノール試薬 0.5mL をホールピペット (0.5mL) で加え, ただちによく混合する。混合が遅れたり, 不十分であると, 発色度が均一にならない。

⑤ 30 分間, 室温に放置する。

⑥ 波長 750nm で吸光度を測定する。

⑦ 作成した検量線により, 試料中のタンパク質量を求める。

結　果 ① 検量線の作成

　　グラフを作成し, 検量線を求める。

② 試料中のタンパク質濃度

　　試料溶液の吸光度の平均値を, ①で求めた検量線の式に代入して, 試料溶液中のタンパク質濃度 C (mg/L) を求める。

③ 試料中のタンパク質量の算出

　　検量線から求めた試料溶液のタンパク質濃度が C (mg/L) であるから, 試料中のタンパク質量 (g/100g) は, 以下の式で求められる。

実験
20

$$試料中のタンパク質量 \quad (g/100g) = C \times \frac{V}{S} \times 10^{-4}$$

$$\begin{array}{ll}
C & : 試料溶液のタンパク質濃度 （mg/L） \\
V & : 試料を溶解した純水の量 （mL） \\
S & : 採取した試料重量 （g）
\end{array}$$

4 脂質の定量

1）食品中の脂質の定量法

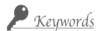 *Keywords* ◆エーテル可溶性成分の総量　◆粗脂肪　◆ソックスレー抽出法
◆クロロホルム - メタノール混液法（大豆・卵類）　◆酸分解法（穀類）
◆レーゼ・ゴットリーブ法（乳類）

　食品中の脂質は，一般に有機溶剤のエーテル，石油エーテルなどで抽出されるエーテル可溶性成分の総量をもって示される。しかし，エーテルでは極性脂質や組織成分と強く結合した脂質の抽出が難しく，また，中性脂質以外に遊離脂肪酸，色素（クロロフィル，カロテノイドなど），ロウ（ワックス），レシチンなどが抽出される。そのため，この方法によって定量された値を粗脂肪という。

　抽出法は，分析する食品によって異なるが，ソックスレー抽出法が一般的である。ソックスレー抽出法は，比較的脂質の含量が高く，組織成分と結合した脂質の少ない，粉砕しやすい食品に適している。

　リン脂質を多く含む大豆や卵類などには，クロロホルム - メタノール混液法を用いる。メタノールは組織への浸透性が高く，クロロホルムは脂質に対する親和性，溶解性が高いため，リン脂質などの複合脂質を十分に抽出することができる。

　組織成分と強く結合した脂質を含む穀類などには，酸分解法を用いる。穀類などの脂質は組織中に包含されていたり，組織成分と結合したりしているため，希塩酸を加えて加熱し，デンプンやタンパク質を加水分解して，脂質を遊離の状態にした後，エーテル，石油エーテルを用いて脂質を抽出する。

　乳類などの液体試料については，レーゼ・ゴットリーブ法が用いられる。さらに，近年では，赤外波長分光吸収法に基ずく自動測定装置も開発されている。なお，『日本食品標準成分表2020年版（八訂）』では，『脂肪酸成分表編』の各脂肪酸量に基づき，「トリアシルグリセロールに換算した量の総和として算出した値（トリアシルグリセロール当量)」を収載している。脂質の定量法について詳しくは，第5章の表5－1（p.114），表5－11（p.124）を参照されたい。

2）ソックスレー抽出法

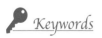 *Keywords* ◆ソックスレー抽出法　◆粗脂肪　◆恒量　◆ソックスレー脂肪抽出装置
◆エーテル可溶性成分の総量　◆恒量

┌───┐
│　　　　　　　実験20　脂質の定量（ソックスレー抽出法）　　　　　　　│
└───┘

目 的　ソックスレー抽出法により，食品中の粗脂肪を求める。

実験
20

1) 脂肪定量びんの恒量測定

| 試　料 | ガラス製脂肪定量びん

＜調製法＞

本章の「1 分析試料の調製 (p.129)」に示した方法により，試料を調製する。ただし，水分量の多い試料については，105℃で予備乾燥をしておく。

| 試　薬 | 乾燥剤（シリカゲル(135℃で数時間乾燥したもの)など）

| 器具・装置 | ① ガラス製器具

脂肪定量びん，デシケーター

② その他の器具

るつぼばさみ（あるいは，新しい未使用の軍手），精密電子天秤

③ 装置

電気定温乾燥機（60 ～ 150℃の範囲で，温度が± 1℃で調節可能なもの）

| 実験操作 | ① 脂肪定量びん（以下，定量びん）をるつぼばさみで挟んで，電気定温乾燥機に入れ，105℃で 2 時間加熱，乾燥させる。

② 定量びんをるつぼばさみで挟み，シリカゲルを入れたデシケーター中で，30 分間放冷した後，精密電子天秤で精秤する。

③ 定量びんを電気定温乾燥機にいれ，再び 105℃で 1 時間加熱する。

④ 定量びんをるつぼばさみで挟み，シリカゲルを入れたデシケーター中で，30 分間放冷した後，精密電子天秤で精秤する。

⑤ ③～④の操作を重量が一定になるまで繰り返し，重量が一定になったら（前回との重量差が 0.3mg 未満），これを定量びんの恒量（W_0 (g)）とする。

2) 脂質の定量

| 試　料 | 食品

＜調製法＞

本章の「1 分析試料の調製 (p.129)」に示した方法と同様にして，試料を調製する。ただし，水分が多い食品については，105℃で予備乾燥をしておく。

| 試　薬 | ① 無水エチルエーテル（$C_2H_5OC_2H_5$）

注) 沸点が 34.5℃と低いため，揮発しやすく，引火性，爆発性があるため，取り扱いには十分に注意すること。エーテルを使用する際には，実験室で火を使用してはいけない。

② 乾燥剤（シリカゲルなど）

| 器具・装置 | ① ガラス製器具

脂肪定量びん，デシケーター，エーテル回収びん

② その他の器具

軍手，円筒ろ紙（東洋ろ紙 No.84：ろ紙の長さは，抽出管のサイフォンの高さより，2 ～ 3mm 低くなるようにする），スパーテル，精密電子天秤，脱脂綿，ピンセット

③ 装置

ソックスレー脂肪抽出装置（冷却管，サイフォン付きの抽出管，脂肪定量びんからなる）

実験
20

（図6−5, 6−6），電気定温乾燥機，ウォーターバス，
ドラフトチャンバー

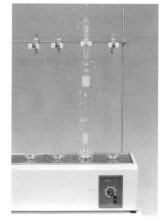

図6−5　ソックスレー抽出装置

実験操作 ① 試料S（g）（約2〜5(g)）を円筒ろ紙に精秤する。
② 円筒ろ紙に脱脂綿を詰め，電気定温乾燥機に入れ，
105℃で1時間加熱，乾燥させた後，デシケーター中で
30分間放冷する。
③ 試料の入った円筒ろ紙を，ドラフトチャンバー内に設置
したソックスレー抽出装置の抽出管に入れる（図6−6）。
④ 定量びんに無水エチルエーテルを定量びんの約2/3入
れ，抽出管，冷却管を連結し，冷却水を流す。
⑤ ウォーターバスを50℃に設定し，エーテルの滴下数
が1分間に70〜80滴になるように調節して，
8〜16時間加温，抽出する。エーテルが少な
くなった場合，冷却管の上から補充する。
⑥ 抽出完了後，エーテルが定量びんに下がった
時に，ピンセットで円筒ろ紙を抜き取り，再
び装置を連結して，加温を続ける。
⑦ エーテルが抽出管に上がった時に，定量びん
を取りはずす。エーテルは，回収して，回収
びんに入れる。
⑧ 定量びんをウォーターバス上で加温し，エー
テルを完全に蒸発させる。エーテル臭がしな
くなるまで，加温する。
⑨ 蒸発の終わった定量びんを電気定温乾燥機に
入れ，100〜105℃で1時間加熱，乾燥させる。
⑩ 乾燥後，シリカゲルを入れたデシケーター中
で，30分間放冷後，重量を測定する。
⑪ ⑨〜⑩の操作を重量が一定になるまで繰り返
し，重量が一定になったら（前回との重量差
が0.3mg未満），これを恒量（W₁（g））とする。

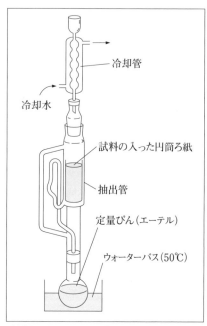

資料）藤田修三・山田和彦他『食品学実験書第2版』医歯
薬出版,p.50,2002

図6−6　ソックスレー抽出装置

＜フローチャート＞
試料S（g）（約2〜5(g)）：スパーテル
↓
円筒ろ紙
↓←脱脂綿を詰める
加熱，乾燥（105℃；1時間）：電気定温乾燥機
↓

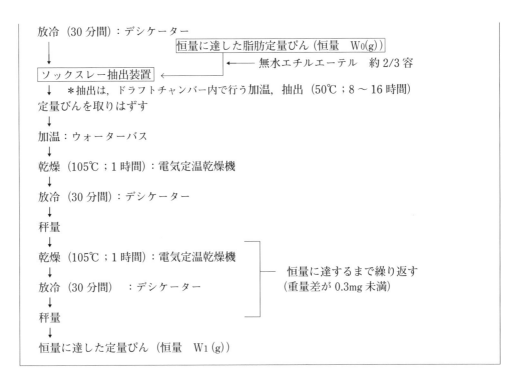

放冷（30分間）：デシケーター
↓　　　　　　　　　　恒量に達した脂肪定量びん（恒量　W_0(g)）

ソックスレー抽出装置 ←　　　　　　　　　←　 無水エチルエーテル　約2/3容
↓　＊抽出は，ドラフトチャンバー内で行う加温，抽出（50℃；8〜16時間）
定量びんを取りはずす
↓
加温：ウォーターバス
↓
乾燥（105℃；1時間）：電気定温乾燥機
↓
放冷（30分間）：デシケーター
↓
秤量
↓
乾燥（105℃；1時間）：電気定温乾燥機
↓　　　　　　　　　　　　　　　　　　　恒量に達するまで繰り返す
放冷（30分間）　：デシケーター　　　　　（重量差が0.3mg未満）
↓
秤量
↓
恒量に達した定量びん（恒量　W_1(g)）

結　果　試料中の粗脂肪量（g/100g）は，以下の式により求めることができる。

$$粗脂肪量（g/100g）= \frac{脂質重量（W_1 - W_0）}{試料採取重量（S）} \times 100$$

- W_0　：空の定量びんの恒量（g）
- W_1　：抽出・乾燥後の定量びんの恒量（g）＝（粗脂肪＋定量びん）の重量（g）
- S　　：試料採取重量（g）

5 炭水化物の定量

1）食品中の炭水化物の定量法

Keywords
◆差し引きの炭水化物
◆炭水化物（g）＝ 100（g）−〔（水分）＋（タンパク質）＋（脂質）＋（灰分）〕
◆アンスロン硫酸法　◆全糖量　◆直接定量　◆単糖当量

　成分表においては，炭水化物は以下の式で示すように，「差し引きの炭水化物」として求めるため，直接定量は行わない。

　炭水化物（g）＝ 100（g）−〔（水分）＋（タンパク質）＋（脂質）＋（灰分）〕

　しかし，炭水化物が微量である動物性食品の場合，差し引きの炭水化物では，他の成分の影響により，炭水化物の精度が極めて悪くなる。そのため，肉類，卵類，魚介類については，アンスロン硫酸法により，全糖量を直接定量して炭水化物量としている。肉類，魚介類に含まれる炭水化物は，主に

水溶性のブドウ糖とグリコーゲンである。エネルギー計算をする際には，炭水化物量にエネルギー換算係数を乗じて求める。

なお，『日本食品標準成分表2020年版（八訂）』では，『炭水化物成分表編』の利用可能炭水化物量に基づき，「単糖に換算した量の総和として算出した値（単糖当量）」を収載している。

単糖当量は，デンプンには1.10を，二糖類には1.05を，それぞれの成分値に乗じて換算し，それらと単糖の量を合計したものである。炭水化物の定量法について詳しくは，第5章の表5－1（p.114），表5－12（p.126）を参照されたい。

2）全糖の定量（アンスロン硫酸法）

 Keywords ◆全糖量 ◆アンスロン硫酸法 ◆グリコシド結合

試料をトリクロロ酢酸で処理することにより，タンパク質を変性させると同時に，炭水化物を抽出し，抽出液中の全糖量をアンスロンと反応させ，グルコースとして定量する。これをアンスロン硫酸法という。この反応は，グリコシド結合をあらかじめ加水分解することなく，試料をそのまま定量に供することができるため便利である。この反応は緑色～青緑色を呈する。

実験21　全糖質の定量（アンスロン硫酸法）

目　的　アンスロン硫酸法により，食品中の全糖量を求める。全糖量は，グルコース量として算出する。

試　料　食品

＜調製法＞

本章の「1 分析試料の調製（p.129）」に示した方法と同様にして，試料を調製する。ただし，水分が多い食品については，105℃で予備乾燥をしておく。

試　薬　① 0.1mg/1mL グルコース標準溶液（母液）

＜調製法＞

i.　グルコース100mgを秤量し，1000mLに定容する（0.1mg/1mL）。

ii.　以下の表に示すように希釈して，検量線用標準溶液とする。

グルコース濃度（mg/L）	0	0.02	0.04	0.06	0.08	0.10
標準液採取量（mL）	0	2	4	6	8	10
純水（mL）	10	8	6	4	2	0

② 10%（w/v）トリクロロ酢酸溶液

＜調製法＞

トリクロロ酢酸10gを秤量し，純水で100mLに定容する。

注）劇薬のため，取り扱いに注意すること。

③ 5%（w/v）トリクロロ酢酸溶液

＜調製法＞

トリクロロ酢酸5gを秤量し，純水で100mLに定容する。

注）劇薬のため，取り扱いに注意すること。

④ 0.2％（w/v）アンスロン溶液

＜調製法＞

アンスロン200mgを秤量し，75％硫酸（v/v）で100mLに定容する。この溶液は，使用の都度，調製すること。 注）劇薬のため，取り扱いに注意すること。

器具・装置 ① ガラス製器具

駒込ピペット（5mL），メスシリンダー（50mL），メスフラスコ（200mL），ホールピペット（1mL，10mL），共栓付き試験管

＊ホールピペットの代わりに，自動ピペット（ピペットマン）を使用してもよい。

② その他の器具

スパーテル，遠心管，試験管振とう機（ボルテックスミキサー），湯煎，三脚，金網，ガスバーナー，安全ピペッター，精密電子天秤，洗浄びん

③ 装置

ホモジナイザー，遠心分離機，分光光度計

実験操作 ① 試料S（g）（約5g）を精秤し，ホモジナイザーのカップに入れる。

② 冷却した10％（w/v）トリクロロ酢酸溶液を駒込ピペット（5mL）で試料の2倍量加える。 注）劇薬のため，取り扱いに注意すること。

③ ホモジナイズ（10000回転；3分間）した後，内容物を遠心管に移す。ホモジナイザーの回転により発熱するため，氷冷しながらホモジナイズを行う。さらに，カップをメスシリンダー（50mL）で5％（w/v）トリクロロ酢酸溶液20mLを加え洗浄し，洗浄した液を遠心管に入れる。

④ 遠心分離（2000回転；5分間）を行い，上澄み液を採取する。

⑤ 試料の4倍量の5％（w/v）トリクロロ酢酸溶液で，この操作をさらに2回繰り返し，上澄み液を採取する。 注）劇薬のため，取り扱いに注意すること。

⑥ 上澄み液を純水で200mLに定容し，ろ過する。ろ液を試料溶液とする。

⑦ アンスロン溶液10mLを安全ピペッター付きのホールピペット（10mL）で共栓付き試験管に採取し，氷冷しておく。この際に，アンスロン溶液を壁面につけないように注意する。 注）劇薬のため，取り扱いに注意すること。

⑧ 試験溶液1mLを，ホールピペット（1mL）で，アンスロン溶液の上に静かに重層する。

⑨ ただちに激しく混合する。この際に発熱するため，十分に氷冷しておくこと。

⑩ 沸騰湯浴中で10分間加熱した後，流水で冷却する。

⑪ 波長620nmで吸光度を測定する。

⑫ グルコース標準溶液について，⑦〜⑪と同様の操作を検量線を作成し，試料の全糖量を求める。全糖は，ブドウ糖として算出する。

実験
21

<フローチャート>
　試料 S（g）（約5g程度）：スパーテル
　　↓
　ホモジナイザー・カップ
　　　←試料の2倍量の10%（w/v）トリクロロ酢酸溶液：駒込ピペット（5mL）
　　　　注）劇薬のため，取り扱いに注意すること。
　　↓
　ホモジナイズ（10000回転；3分間）：氷冷
　　　←カップの洗浄液←5%（w/v）トリクロロ酢酸溶液 20mL×2回：メスシリンダー（50mL）
　　↓
　遠心管
　　↓
　遠心分離（2000回転；5分間）
　　↓
　上澄み液
　　　←試料の4倍量の5%（w/w）トリクロロ酢酸溶液　　　┐
　　↓　　　　　　　　　　　　　　　　　　　　　　　　├ 2回繰り返す
　遠心分離（2000回転；5分間）　　　　　　　　　　　　　│
　　↓　　　　　　　　　　　　　　　　　　　　　　　　┘
　上澄み液
　　↓
　200mL に定容（試料溶液）
　　
　アンスロン溶液 10mL：安全ピペッター付きホールピペット（10mL）
　　　　　　　　　注）劇薬のため，取り扱いに注意すること。
　　↓
　共栓付き試験管（氷冷）
　　　←試料溶液 1mL（あるいは，グルコース標準溶液 1mL）を静かに重層する：ホールピペット（1mL）
　　↓
　ただちに激しく混合（氷冷）
　　↓
　加熱（沸騰湯煎：10分間）
　　↓
　水冷
　　↓
　吸光度測定（620nm）
　　↓
　検量線の作製
　　↓
　全糖量の算出

結　果　① 検量線の作成
　　　　グラフを作成し，検量線を求める。
　　② 試料溶液中のグルコース濃度
　　　　試料溶液の吸光度の平均値を，①で求めた検量線の式に代入して，試料溶液中の試料溶液中のグルコース濃度 C（mg/L）を求める。
　　③ 試料中の全糖量の算出
　　　　検量線から求めた試料溶液の全糖量が C（mg/L）であったとすると，試料中の全糖量（g/100g）は，以下の式で求められる。

$$試料中の全糖量 （g/100g） = \frac{C}{1 (mL)} \times V \times D \times \frac{100}{S} \times \frac{1}{1000}$$

- C　　：試料溶液の全糖量（グルコース量）（mg/L）
- V　　：試料の定容量（mL）
- S　　：採取した試料重量（g）
- D　　：希釈倍数

3）還元糖の定量

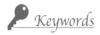 *Keywords*　　◆還元　◆酸化第一銅（Cu₂O）　◆モリブデン青（モリブデンブルー）
◆ソモギー・ネルソン法　◆除タンパク質　◆加水分解　◆還元糖

アルカリ性下で，還元糖により銅試薬（酒石酸銅）の銅が還元される。その結果生じた酸化第一銅（亜酸化銅；Cu_2O；赤褐色沈殿）が，硫酸酸性下でヒ素モリブデン酸を還元し，モリブデン青（モリブデンブルー）を生成する。このモリブデンブルーの吸光度を測定し，還元糖の量を測定する方法を，ソモギー・ネルソン法という。還元糖一般に対して，$10 \sim 100 \mu g$ の感度で定量が可能である。ただ，本法を行うにあたっては，除タンパク質の操作が不可欠である。

　試料をあらかじめ加水分解して，試料中の糖質を還元糖に変換しておけば，全糖量を還元糖として求めることができる。ただ，ここで行う加水分解はあくまで簡単に行えるものを採用しており，試料によっては，他の試薬，他の条件により完全な加水分解を行うことが必要である。したがって，ここで述べる方法は，あくまで簡便法と考えていただきたい。

実験 22　還元糖の定量（ソモギー・ネルソン法）

目　的	① 還元糖の定量にあたって，除タンパク質を行う。
	② 還元糖の定量にあったて，簡単な加水分解を行い，食品中の糖質を還元糖に変換しておく。
	③ ソモギー・ネルソン法により，食品中の還元糖を求める。

1）試料糖液の調製

　試料糖液中に水溶性のタンパク質，アミノ酸，およびデキストリンなどが溶存している場合，これらの物質は糖の定量反応において阻害作用を有する。そのため，これらが相当量存在する牛乳，ならびにその加工品，果実類，大豆およびその加工品については，定量の前にあらかじめ除去しておく必要がある（除タンパク質）。通常は，中性酢酸鉛溶液が用いられる。

　除タンパク質のみを行った試料を，ソモギー・ネルソン法に供すれば，還元糖量を求めることができる。ここでは，さらに，簡単な加水分解を行うことにより，試料中の糖を還元糖に変換しておく。それにより，試料中の糖を還元糖として定量することができる。

試　料	液体である牛乳，あるいはその加工品などが行いやすい（例「ヤクルト」など）
試　薬	① 中性酢酸鉛溶液
	調製法は中性酢酸鉛 250g を純水 500mL に溶解し，比重 1.25 に希釈する。遊離の酸を

含む場合は水酸化ナトリウムで，遊離のアルカリを含む場合は酢酸で中和する。

② 無水炭酸ナトリウム（固体試薬）

③ 0.1N 水酸化ナトリウム溶液

④ 0.1N 塩酸

器具 ① ガラス製器具

駒込ピペット（3mL），メスフラスコ（50mL，200mL），メスシリンダー（50mL），ロート，三角フラスコ（100mL），ホールピペット（10mL），冷却管（ゴム栓付き）

＊ホールピペットの代わりに，自動ピペット（ピペットマン）を使用してもよい。

② その他の器具

精密電子天秤，ろ紙，ロート台，三脚，金網，ガスバーナー，軍手，洗浄びん

③ 装置

遠心分離機

実験操作 ① 牛乳 2.5g（還元糖として 0.1 ～ 1.0g を含む試料）を駒込ピペット（3mL）で精秤し，メスフラスコ（50mL）に入れる。

② 純水約 25mL をメスシリンダー（50mL）で加え，混合する。

③ 中性酢酸鉛溶液 2.0mL を駒込ピペット（3mL）で加え，激しく混合した後，15 ～ 20 分放置する。

④ 純水で 50mL に定容する。

⑤ 沈殿を，乾燥ろ紙でろ過（あるいは，遠心分離：4000 回転：10 分）して，ろ別する。

⑥ ろ液（あるいは，上澄み液）に無水炭酸ナトリウムを沈殿が生じなくなるまで加える。

⑦ 沈殿を乾燥ろ紙でろ過し，ろ液を三角フラスコ（100mL）に入れる。

⑧ 0.1N 水酸化ナトリウム溶液 10mL をホールピペット（10mL）で加え，冷却管（ゴム栓付き）を取り付けて，ガスバーナーで 10 分間加熱する。

⑨ 流水で冷却する。

⑩ 0.1N 塩酸 10mL をホールピペット（10mL）で加え，十分に混合する。

⑪ メスフラスコ（200mL）に移し，200mL に定容する。

⑫ 沈殿があれば，ろ過を行い，これを試料糖液とする。

＜フローチャート＞

牛乳 2.5g：駒込ピペット（3mL）
↓
メスフラスコ（50mL）
↓←純水約 25mL：メスシリンダー（50mL）
混合
↓←中性酢酸鉛溶液 2.0mL：駒込ピペット（3mL）
はげしく混合
↓
15 ～ 20 分放置
沈殿生成
↓
ろ過（あるいは，遠心分離：4000 回転：10 分）
↓

実験22

ろ液（あるいは，上澄み液）
↓←無水炭酸ナトリウム（沈殿が生じなくなるまで加える）
混合
↓
ろ過
↓
ろ液（除タンパク質のみを行った試料）
↓
三角フラスコ（100mL）
↓← 0.1N 水酸化ナトリウム溶液 10mL：ホールピペット（10mL）
冷却管（ゴム栓付き）を取り付け，10分間加熱（ガスバーナー）
↓
流水冷却
↓← 0.1N 塩酸 10mL：ホールピペット（10mL）
混合
↓
200mL に定容：メスフラスコ（200mL）
↓
（沈殿があれば，ろ過）
↓
試料糖液

2) 還元糖の定量

試料 1) で調製した試料糖溶液

試薬 ① 20mg/100mL グルコース標準溶液（母液）

　　＜調製法＞

　　i. グルコース 200mg を秤量し，1000mL に定容する（0.2mg/1mL）。

　　ii. 以下の表に示すように希釈して，検量線用標準溶液とする。

グルコース濃度（mg/100mL）	0	2	5	10	15	20
標準溶液採取量（mL）	0	1	2.5	5	7.5	10
純水（mL）	10	9	7.5	5	2.5	0

② ソモギー銅試薬

　市販のものを使用してもよい。

　＜調製法＞

　i. リン酸2ナトリウム（$Na_2HPO_4 \cdot 12H_2O$）71g，酒石酸カリウムナトリウム 40g を約 700mL の純水に溶解する。

　ii. 1M 水酸化ナトリウム溶液 100mL を加える。

　iii. 硫酸銅（$CuSO_4 \cdot 5H_2O$）8g を 80mL の純水に溶かした溶液を，かきまぜながら加えて，加温する。

　iv. 無水硫酸ナトリウム（Na_2SO_4）180g を加え，1L に定容する。

　v. 1～2日放置した後，ろ紙でろ過して，褐色共栓びんに保存する。

③ ネルソン試薬

　市販のものを使用してもよい。

実験
22

<調製法>

i. モリブデン酸アンモニウム（$(NH_4)_6Mo_7O_{24}\cdot 4H_2O$）25g を 900mL の純水に溶解する。

ii. 硫酸 42g を加えて，よく混合する。

iii. 結晶ヒ酸１水素ナトリウム（$Na_2HAsO_4 \cdot 7H_2O$）6g（または，ヒ酸２水素カリウム 3.6g）を 50mL の純水に溶かして加える。

iv. 37℃のインキュベーター中で，24 ～ 28 時間放置した後，褐色共栓びんに保存する。

器具 ① ガラス製器具

試験管，ビー玉，ホールピペット（2mL），共栓付き試験管（25mL），ロート

＊ホールピペットの代わりに，自動ピペット（ピペットマン）を使用してもよい。

② その他の器具

試験管立て，試験管振とう機（ボルテックスミキサー），三脚，金網，ガスバーナー，湯煎，ろ紙，ロート台，洗浄びん

③ 装置

分光光度計

実験操作 ① 試料溶液，検量線用標準溶液それぞれ 2mL をホールピペット（2mL）で試験管に採取する。

② 銅試薬 2mL をホールピペット（2mL）で加え，混合した後，ビー玉で試験管にふたをする。

③ 沸騰湯煎中で正確に 15 分間加熱する。酸化第一銅の赤褐色沈殿が生成する。

④ ただちに流水で冷却した後，正確に 5 分間放置する。

⑤ 速やかにネルソン試薬 2mL をホールピペット（2mL）で加え，十分に混合し，15 分間放置する。この時，溶液は糖の濃度にしたがって緑色～濃青色（モリブデンブルー）を呈する。

⑥ 反応溶液を共栓付き試験管（25mL）に移し，純水で 25mL に定容する。

⑦ 反応溶液をろ紙で，ろ過する。

⑧ 波長 520nm で吸光度を測定する。（濃度が薄い場合には，660nm で吸光度を測定する。）

⑨ 検量線を作成し，試料の還元糖量を求める。

<フローチャート>

試料溶液，検量線用標準溶液 2mL：ホールピペット（2mL）

↓

試験管

↓←銅試薬 2mL：メスピペット（2mL）

混合

↓←ビー玉でふたをする

加熱（沸騰湯浴）：15 分間（赤褐色沈殿生成＜酸化第一銅＞）

↓

流水冷却

↓

正確に 5 分間放置

↓←速やかにネルソン試薬 2mL：メスピペット（2mL）

↓

実験
22

十分に混合
↓
15分間放置（緑色〜濃青色）
↓
共栓付き試験管（25mL）
↓
25mLに定容
↓
ろ過
↓
吸光度測定（520nm または 660nm）
↓
検量線の作製
↓
還元糖量の算出

結　果　① 検量線の作成

グラフを作成し，検量線を求める。

② 試料溶液中のグルコース濃度

試料溶液の吸光度の平均値を，①で求めた検量線の式に代入して，試料溶液中のグルコース濃度 C（mg/100mL）を求める。

③ 試料中の還元糖量の算出

検量線から求めた試料溶液のグルコース濃度が C（mg/100mL）であったとすると，試料中の還元糖量（g/100g）は，以下の式で求めることができる。

$$還元糖量（g/100g）= \frac{C}{100\,(mL)} \times 2\,(mL) \times \frac{200\,(mL)}{2\,(mL)} \times \frac{200\,(mL)}{V\,(mL)} \times \frac{100\,(g)}{S\,(g)} \times \frac{1}{1000\,(mg)}$$

C　　：試料溶液のグルコース濃度（mg/100mL）
V　　：試料の定容量（mL）：ここでは，V = 50（mL）
S　　：採取した試料重量（g）：ここでは，S = 2.5（g）

4）食物繊維の定量

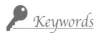 *Keywords*

◆食物繊維（DF）「人の消化酵素で分解されない食物中のすべての成分」 ◆Prosky らの酵素・重量法の変法（プロスキー変法）　水溶性食物繊維（SDF）　◆不溶性食物繊維（IDF）
◆耐熱性 α-アミラーゼ　◆プロテアーゼ　◆アミログルコシダーゼ　◆非消化性タンパク質
◆灰分　◆ケルダール法　◆直接灰化法（550℃）

　食物繊維（Dietary Fiber）は，「人の消化酵素で消化されない難消化性成分の総称」と定義されている。ただし，難消化性成分でも低分子の成分は含まない。食物繊維の定量法には，Van Soest 法，Southgate 法，Asp 法などがあるが，ここではプロスキー変法（Prosky らの酵素・重量法の変法）を行う。

　プロスキー変法の原理は，食品に酵素を作用させて，デンプンとタンパク質を加水分解した後，水

実験
23

溶性食物繊維（SDF）と不溶性食物繊維（IDF）に分別し，おのおのを重量法で求める，というものである。

　試料を耐熱性α-アミラーゼ，プロテアーゼ，アミログルコシダーゼにより順次処理し，ろ過し，ろ液（SDF：水溶性食物繊維画分），残渣（IDF：不溶性食物繊維画分）とに分別する。そして，それぞれをエタノールおよびアセトンで沈殿・洗浄した後，乾燥し，秤量する。乾燥残さから非消化性タンパク質および灰分を差し引いて，水溶性食物繊維（SDF）と不溶性食物繊維（IDF）とする。タンパク質の定量にはケルダール法を，灰分の測定には550℃直接灰化法（後述する：6　灰分の定量）を用いるのが，一般的である。

　　注）本法は多くの食品に適用することが可能だが，硝酸塩やキチンを含む野菜類やきのこ類については，不溶性食物繊維画分残渣中のタンパク質の補正が必要となるので，タンパク質の定量をせずに，灰分のみを差し引くという簡便法がとられる。また，藻類では，アルギン酸，フコイダン，寒天などの粘性多糖類が多く，ガラスろ過器（グラスフィルター）によるろ過操作が困難なものが多く，正確な分別定量ができないこともあり，プロスキー法による総食物繊維として定量する方法が取られる。なお，『日本食品標準成分表2020年版（八訂）』における定量法について詳しくは，第5章の表5-3（p.116）を参照されたい。

実験23　食物繊維の定量（プロスキー変法；Proskyらの酵素・重量法の変法）

目 的　プロスキー変法（酵素・重量法）により，食品中の食物繊維（水溶性食物繊維：SDF，不溶性食物繊維：IDF）を求める。

1）水溶性食物繊維（SDF）と不溶性食物繊維（IDF）の分離

試 料　食品

　　＜調製法＞
　　i.　本章の「1 分析試料の調製（p.129）」に示した方法により，試料を調製する。ただし，水分量の多い試料については，105℃で予備乾燥をしておく。
　　ii.　水分，脂質の少ないものは，そのままコーヒーミルなどで粉砕し，0.50mm（32メッシュ）のふるいを通す。
　　iii.　水分の多いものは，凍結乾燥（あるいは，70℃で一夜減圧乾燥）したものを用いる。
　　iv.　脂質を多く含むものは，石油エーテルかクロロホルム-メタノール（2:1 v/v）混液で脱脂したのもを用いる。

試 薬　① 耐熱性α-アミラーゼ
　　termamyl（heat-stable-α-amylase）No.120L，Novo 社製（冷蔵保存）
　　② プロテアーゼ
　　protease：No. P-5380，Sigma Chemical 社製（冷蔵保存）
　　③ アミログルコシダーゼ
　　amyloglucosidase：No. A-9913，Sigma Chemical 社製（冷蔵保存）
　　④ 0.0.8M リン酸緩衝液（pH6.0）

⑤ 0.275N 水酸化ナトリウム溶液（pH 調整用）

⑥ 0.205M リン酸溶液（pH 調整用）

⑦ 95％（v/v）エタノール ⎫
⎬ 注）劇薬のため，取り扱いに注意すること。
⑧ 78％（v/v）エタノール ⎭

⑨ アセトン

ケルダール法に使用する試薬，ならびに粗灰分の定量に使用する試薬も使用する。

器具・装置 ① ガラス製器具

トールビーカー（500mL），メスシリンダー（50mL），ホールピペット（0.5mL, 10mL），ガラスフィルター（1G－2），メスシリンダー（200mL），駒込ピペット（10mL）

＊ホールピペットの代わりに，自動ピペット（ピペットマン）を使用してもよい。

② その他の器具

スパーテル，精密電子天秤，アルミホイル，三脚，金網，湯煎（湯浴），ガスバーナー，ミクロスパーテル，ウォーターバス，洗浄びん

③ 装置

グロッケろ過器（真空排気鐘），アスピレーター（あるいはサッカー（水流ポンプ）でもよい）

④ その他

注）ケルダール法に使用する実験器具・装置，ならびに粗灰分の定量に使用する実験器具・装置も使用する。

実験操作 ① 1 試料について，同時に 2 点を採取し，一方をタンパク質測定用（S1 と B1），他方を灰分測定用（S2 と B2）とする。

32 メッシュ（0.50mm）以下に粉砕した試料 1g を 2 つ精秤し（S1，S2），おのおののトールビーカー（500mL）に入れる。両者の差は，20mg 以内にする。試料以外にブランク（空試験）を 2 つ準備し（B1，B2），同様の操作を行う。

② 0.0.8M リン酸緩衝液（pH6.0）50mL をメスシリンダー（50mL）で，termamyl－120L 0.1mL をホールピペット（0.5mL）で加え，アルミホイルでふたをする。

③ 沸騰湯浴中（100℃が可能であれば，ウォーターバスでもよい）100℃で，30 分間，酵素反応を行う。5 分間ごとに，ゆるやかにビーカーを振り混ぜる

④ 放冷後，0.275N 水酸化ナトリウム溶液 10mL をホールピペット（10mL）で加えて，pH を 7.5 ± 0.1 に調整する。

⑤ protease　5mg を加えて，ふたをし，ウォーターバス中で 60℃，30 分間，撹拌しながら酵素反応を行う。

⑥ 放冷後，0.205M リン酸溶液 10mL をホールピペット（10mL）で加えて，pH を 4.5 ± 0.2 に調整する。

⑦ amyloglucosidase 0.3mL をホールピペット（0.5mL）で加えて，ふたをし，ウォーターバス中で 60℃，30 分間，撹拌しながら酵素反応を行う。

⑧ デンプンとタンパク質を加水分解した後，ガラスフィルター（1G‐2）をグロッケろ過器（真空排気鐘）に取り付け，アスピレーターで吸引しながら，反応溶液を水溶性画分と不溶性画分にろ別する。

＜フローチャート＞

試料　W ± 0.02（g）　（S1，S2，B1，B2）　　　　　＊ S → sample（サンプル）
↓　　　　　　　　　　　　　　　　　　　　　　　　　＊ B → blank（ブランク）
| トールビーカー（500mL） |
　← 0.0.8M リン酸緩衝液（pH6.0）50mL　：メスシリンダー（50mL）
↓ ← termamyl‐120L　0.1mL　：ホールピペット（0.5mL）
加熱（100℃，30 分間）
↓
放冷
　← 0.275N 水酸化ナトリウム溶液 10mL　（pH7.5 ± 0.1 に調整）：ホールピペット（10mL）
↓ ← protease　5mg　：ミクロスパーテル
加温（60℃，30 分間）
　← 0.205M リン酸溶液 10mL　（pH4.5 ± 0.2 に調整）：ホールピペット（10mL）
↓ ← amyloglucosidase　0.3mL　：ホールピペット（0.5mL）
加温（60℃，30 分間）
↓
吸引ろ過　：ガラスフィルター（1G‐2）
↓
ろ液…（SS1，SS2，SB1，SB2）　　　　| 残渣 |…（IS1，IS2，IB1，IB2）
↓　　　　　　　　　　　　　　　　　　　↓
SDF の定量　　　　　　　　　　　　　　IDF の定量　　　＊ S → soluble（水溶性の）
　　　　　　　　　　　　　　　　　　　　　　　　　　＊ I → insoluble（不溶性の）

2) 水溶性食物繊維（SDF）の定量

① ろ液（SS1，SS2，SB1，SB2）に 95％エタノール 280mL（60℃）をメスシリンダー（200mL）で加え，60 分間室温放置する。水溶性食物繊維（SDF）が析出してくる。

② 析出した SDF をガラスフィルター（1G － 2）でろ別する。

③ 駒込ピペット（10mL）を用いて，78％エタノール 20mL で 3 回，95％エタノール 10mL で 2 回，アセトン 10mL で 2 回，洗浄する。

④ 105℃で一夜乾燥した後，重量を測定する。（RS1，RS2，RB1，RB2）

⑤ RS1，RB1 を，それぞれ別のケルダール分解びんに移し，ケルダール法によりタンパク質を求める。この時，窒素 ‐ タンパク質換算係数は 6.25 を使用する。求められたタンパク質をそれぞれ，PS1，PB1 とする。

⑥ RS2，RB2 を，500 ～ 550℃で 5 時間灰化（直接灰化法：p.157 参照）を行い，灰分を求める。求められた灰分をそれぞれ，AS2，AB2 とする。

＜フローチャート＞

| ろ液 |…（SS1，SS2，SB1，SB2）　　　＊ S → soluble（可溶性の）
↓ ← 95％エタノール 280mL（60℃）：メスシリンダー（200mL）
混合　　　　　　　注) 火気厳禁。　注) 吸入しないように注意すること。
↓
室温放置（60 分間）
↓
SDF 析出
↓

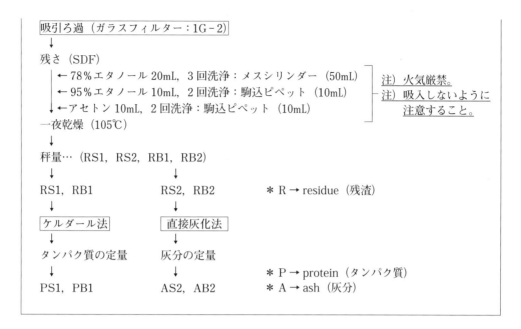

吸引ろ過（ガラスフィルター：1G-2）
↓
残さ（SDF）
← 78％エタノール 20mL，3 回洗浄：メスシリンダー（50mL）
← 95％エタノール 10mL，2 回洗浄：駒込ピペット（10mL）
←アセトン 10mL，2 回洗浄：駒込ピペット（10mL）

注）火気厳禁。
注）吸入しないように
　　注意すること。

一夜乾燥（105℃）
↓
秤量… （RS1，RS2，RB1，RB2）
↓　　　　　　　↓
RS1，RB1　　　RS2，RB2　　　＊R → residue（残渣）
↓　　　　　　　↓
ケルダール法　　直接灰化法
↓　　　　　　　↓
タンパク質の定量　灰分の定量
↓　　　　　　　↓　　　　　　　＊P → protein（タンパク質）
PS1，PB1　　　AS2，AB2　　　＊A → ash（灰分）

3）不溶性食物繊維（IDF）の定量

① 駒込ピペット（10mL）を用いて，残渣（IS1，IS2，IB1，IB2）を，95％エタノール 10mL で 2 回，アセトン 10mL で 2 回洗浄する。

② 105℃で一夜乾燥した後，重量を測定する（RIS1，RIS2，RIB1，RIB2）。

③ 上記⑬と同様に，RIS1，RIB1 についてケルダール法を行い，タンパク質を求める。求められたタンパク質をそれぞれ，PIS1，PIB1 とする。

④ 上記 2）- ⑥と同様に， RIS2，RIB2 について直接灰化法を行い，灰分を求める。求められた灰分をそれぞれ，AIS2，AIB2 とする。

＜フローチャート＞
残渣 … （IS1，IS2，IB1，IB2）　　　　＊I → insoluble（不溶性の）
← 95％エタノール 10mL　2 回洗浄：駒込ピペット（10mL）
←アセトン 10mL　2 回洗浄：駒込ピペット（10mL）
一夜乾燥（105℃）
↓
秤量 ···· （RIS1，RIS2，RIB1，RIB2）　　　＊R → residue（残渣）
↓　　　　　　　↓
RIS1，RIB1　　RIS2，RIB2
↓　　　　　　　↓
ケルダール法　　直接灰化法
↓　　　　　　　↓
タンパク質の定量　灰分の定量
↓　　　　　　　↓　　　　　　　＊P → protein（タンパク質）
PIS1，PIB1　　AIS2，AIB2　　　＊A → ash（灰分）

結 果 ① 水溶性食物繊維（SDF）の算出

	試料1(S1)	試料2(S2)	ブランク1(B1)	ブランク2(B2)
試料採取重量 W(g)				
乾燥重量(g)	RS1=	RS2=	RB1=	RB2=
タンパク質(g)	PS1=		PB1=	
灰分(g)		AS2=		AB2=

　　　試料中の SDF 量（g/100g）は以下の式により求めることができる。

　　　　水溶性食物繊維量（SDF：g/100g）＝

$$\frac{[\{(RS1+RS2)/2\}-PS1-AS2]-[\{(RB1+RB2)/2\}-PB1-AB2]}{W} \times 100$$

② 不溶性食物繊維（IDF）の算出

	試料1(S1)	試料2(S2)	ブランク1(B1)	ブランク2(B2)
試料採取重量 W(g)				
乾燥重量(g)	RIS1=	RIS2=	RIB1=	RIB2=
タンパク質(g)	PIS1=		PIB1=	
灰分(g)		AIS2=		AIB2=

　　　試料中の IDF 量（g/100g）は以下の式により求めることができる。

　　　　不溶性食物繊維量（IDF：g/100g）＝

$$\frac{[\{(RIS1+RIS2)/2\}-PIS1-AIS2]-[\{(RIB1+RIB2)/2\}-PIB1-AIB2]}{W} \times 100$$

③ 総食物繊維量（TDF）の算出

　　したがって，試料中の総食物繊維量（g/100g）は以下の式により求めることができる。

　　　　総食物繊維量（TDF：g/100g）

　　　　　＝水溶性食物繊維量（SDF）＋ 不溶性食物繊維量（IDF）

6 灰分の定量

1) 食品中の灰分の定量法

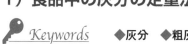 **Keywords** ◆灰分 ◆粗灰分 ◆「差し引きによる炭水化物」 ◆直接灰化法（550℃）

食品分析における「灰分」は，一般に「食品をある温度で燃焼した時に残る灰の量」として定義され，食品中の無機質の総量と考えられている。しかし，厳密には，灰分と無機質の総量とは一致しないことが多い。これは，リン酸が過剰である灰は酸性を示し，食品に本来存在したはずの塩素の一部が失われたり，あるいは，陽イオン元素が過剰である灰はアルカリ性を示し，有機物由来の二酸化炭素を吸収して炭酸塩を形成したりすることなどによる。このため，灰分は必ずしも無機質の総量を正確に表すのもではなく，1つの指標と考えるほうが妥当である。これを粗灰分という。

一方，現在の食品分析において，日本および米国をはじめ多くの国々では，「差し引きによる炭水化物」を算出するための分析項目として，粗灰分の値は大きな意味を持っている。粗灰分として，過少あるいは過大な値が得られると「差し引き」計算による炭水化物の値にその誤差が加わってくる。しかし，その補正は行われていない。

以上のことから，灰分の定量は，ある定められた測定条件において精度のよい測定値を得ることが重要である。灰分の定量には，直接灰化法，硫酸添加灰化法，酢酸マグネシウム添加灰化法などがあるが，ここでは，直接灰化法（550℃）により粗灰分を定量する。

2) 直接灰化法

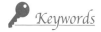 **Keywords** ◆直接灰化法（550℃） ◆灰分 ◆予備乾燥 ◆予備炭化 ◆恒量

実験 24　灰分の定量（磁製容器を用いる直接灰化法）

磁製容器を用いる直接灰化法は，磁製容器（ここでは，「るつぼ」）に試料を入れ，550～600℃で灰化した時に恒量の得られる食品全般に用いられる。試料中の有機物を，550～600℃の高温で燃焼（灼熱灰化）して除去し，残った全無機質重量を灰分とする。成分表作成には，統一的に550℃が用いられた。

| 目 的 | 磁製容器を用いる直接灰化法により，食品中の灰分を求める。

1) るつぼの恒量測定

| 試 料 | るつぼ
| 試 薬 | 乾燥剤（シリカゲル（135℃で数時間乾燥したもの）など）
| 器具・装置 | ① ガラス製器具
　　　　　　　　デシケーター
　　　　　　　② その他の器具

ふた付き磁製るつぼ，るつぼばさみ，精密電子天秤

③ 装置

電気炉（温度表示ができるもの）

実験操作　① 番号を控えたるつぼをよく乾燥させ，るつぼばさみで挟んで電気炉に入れ，550℃で2時間，灼熱する。

② るつぼをるつぼばさみで挟んで電気炉から取り出し，デシケーター中で30分間放冷後，秤量する。

③ るつぼを，再び電気炉に入れ，550℃で1時間，灼熱する。

④ るつぼを電気炉から取り出し，デシケーター中で30分間放冷後，秤量する。

⑤ ③〜④を重量が一定になるまで繰り返し，重量が一定になったら（前回との重量差が0.3mg未満），これをるつぼの恒量（W_0 (g)）とする。

2）灰分の定量

試　料　食品（きな粉，しらす干し，チーズなど）

　　　　＜調製法＞

　　　i. 本章の「1 分析試料の調製 (p.129)」に示した方法により，試料を調製する。ただし，水分量の多い試料については，105℃で予備乾燥をしておく。

　　　ii. 砂糖類，はちみつなどの甘味料を多量に含む菓子類，デンプン類，魚介類などで，灰化時に膨化して容器の外にあふれる恐れのあるもの，および穀類，豆類，種実類，乾燥食品などで，灰化時に膨化，飛散する恐れのあるものは，予備炭化を煙が出なくなるまで，完全に行う必要がある。予備炭化には，ホットプレート，赤外線ランプなどを使用する。ホットプレート上での加熱と，上部からの赤外線ランプによる加熱を同時に，あるいは交互に行って，噴きこぼれないようにおだやかに加熱する。

　　iii. 水分含量の多い野菜類，果実類，および液状の試料は，予備乾燥後，予備炭化を行う。

　　iv. 油脂類，バターなどは，乾燥して水分を除いた後，ホットプレート上で加熱したものに炎を近づけて点火し，燃焼させる。

試　薬　乾燥剤（シリカゲル(135℃で数時間乾燥したもの)）など

器具・装置　① ガラス製器具

デシケーター

② その他の器具

スパーテル，精密電子天秤，ふた付き磁製るつぼ，るつぼばさみ

③ 装置

電気炉（温度表示ができるもの）

実験操作　① 試料を S (g)（2g程度）をスパーテルで，るつぼに精秤する（W_1 (g)）。

② 必要があれば，試料の調製法に示したように，前処理（予備乾燥など）を行う。

③ 予備炭化を行う。るつぼを電気炉に入れ，ふたをしないで200℃程度で，煙が出なくなるまで焼く（加熱する）。

④ 予備炭化終了後，550℃で5〜6時間灼熱灰化を行う。白色，またはそれに近い色調

になるまで灰化する。ただ，すべての試料が白色になるとは限らず，たとえば鉄を多く含むような試料では褐色を帯びることがある。

⑤ 灰化後，200℃まで電気炉の温度が下がったら，るつぼをるつぼばさみで挟んで電気炉から取り出し，デシケーター中で30分間放冷後，秤量する。

⑥ 再び550℃で2時間灼熱灰化を行う。

⑦ るつぼを電気炉から取り出し，デシケーター中で30分間放冷後，秤量する。

⑧ ⑥～⑦を重量が一定になるまで繰り返し，重量が一定になったら（前回との重量差が0.3mg未満），これを恒量（W_2（g））とする。

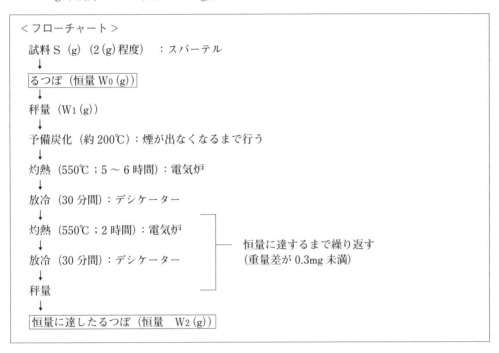

```
＜フローチャート＞
  試料S（g）（2（g）程度）　：スパーテル
      ↓
 ┌─────────────────┐
 │ るつぼ（恒量 W₀（g））│
 └─────────────────┘
      ↓
  秤量（W₁（g））
      ↓
  予備炭化（約200℃）：煙が出なくなるまで行う
      ↓
  灼熱（550℃；5～6時間）：電気炉
      ↓
  放冷（30分間）：デシケーター
      ↓
  灼熱（550℃；2時間）：電気炉           ┐
      ↓                               │  恒量に達するまで繰り返す
  放冷（30分間）：デシケーター          ├─ （重量差が0.3mg未満）
      ↓                               │
  秤量                                 ┘
      ↓
 ┌──────────────────────────┐
 │ 恒量に達したるつぼ（恒量　W₂（g））│
 └──────────────────────────┘
```

結　果　試料中の灰分量（g/100g）は，以下の式により，求めることができる。

$$灰分量（g/100g）= \frac{灰分重量（g）}{試料採取量（g）} = \frac{W_2 - W_0}{W_1 - W_0} \times 100$$

┌ W_0：るつぼの重量（g）
├ W_1：試料採取重量（g）
└ W_2：灰化後の W_1 の恒量（g）

7 無機質の定量

1）食品中の無機質の定量法

 Keywords　◆原子吸光法　◆高周波誘導結合プラズマ（ICP）　◆湿式分解法
　◆乾式灰化法　◆希酸抽出法

　食品中の無機質の分析には，一般に原子吸光法が採用されている。近い将来，より高感度かつ多元素の同時分析が可能な高周波誘導結合プラズマ（inductively coupled plasma：ICP）が採用されることになると　予想される。いずれの方法も分析感度が高いため，試薬の選定，器具の取り扱い，試料の調製には十分な注意が必要である。

　無機質分析時の試料の調製法として，一般的なものは，湿式分解法，乾式灰化法，希酸抽出法（Na，K）である。

　無機質の定量にあたっての試料の調製法と，一般的な定量法については第5章の表5−4（p.117）を参照されたい。

2）無機質の定量にあたっての試薬，使用器具

 Keywords　◆精製水　◆イオン交換樹脂　◆蒸留　◆硬質ガラス（ホウケイ素ガラス）
　◆希硝酸　◆精密分析用試薬

（1）精製水
　試料調製に用いる精製水は，無機質を最大限に除去しておく必要がある。イオン交換樹脂だけでは，溶存するコロイド状の物質や，分子型の物質，溶存ガス（塩素，二酸化炭素など），アルカリ金属（Na，K など）を除去しきれないため，イオン交換樹脂と蒸留を併用するのが一般的である。最近では，さらに高度な精製を行うため，超純水製造装置（ミリポア社製　Milli−Q など）を採用する場合も増えている。

（2）使用器具
　ガラス器具は，材質によって，アルカリ金属（Na，K など），アルカリ土類金属（Ca，Mn など），その他亜鉛（Zn），鉛（Pb）などが溶出してくる恐れがあるため，高品質の硬質ガラス（ホウケイ酸ガラス）の器具を使用する必要がある。

　ガラス器具は，希硝酸に浸した後，十分に酸を洗い流し，最後に精製水をかけて，乾燥させる。なお，希釈や試料の保存の際には，耐塩性のポリエチレン，ポリプロピレン製の実験器具などが使用される。

（3）試薬
　精密分析用試薬は，JIS 特級よりも不純物が少ない。また，標準溶液は，直接分析値に影響するため，より高い品質と純度が要求される。原子吸光分析用試薬があれば，それを使用することが望ましい。

3）湿式分解法と乾式灰化法

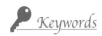　◆湿式分解法　◆硝酸‐過塩素酸　◆乾式灰化法　◆灰分

　湿式分解法は，有機物を酸と組み合わせて分解する方法で，乾式灰化では揮散する恐れのある水銀（Hg），ヒ素（As），セレン（Se）などを多く含む試料の前処理に用いられる。試料と測定する元素によって，最適な酸を選択することが重要である。使用する酸の組み合わせとしては，「硝酸‐過塩素酸」，「硝酸‐過酸化水素」，「硝酸‐硫酸‐過塩素酸」などがある。

　カリウム（K），マグネシウム（Mg），カルシウム（Ca），マンガン（Mn），鉄（Fe），銅（Cu），亜鉛（Zn），リン（P）の定量の前処理には，通常，「硝酸‐過塩素酸」の組み合わせが用いられる。全As，全Hgの定量の前処理には，「硝酸‐硫酸‐過塩素酸」の組み合わせが用いられる。なお，湿式分解は操作中に，酸の蒸気，分解に伴うガスなどが発生するため，必ずドラフトチャンバー内で行う必要がある。

　乾式灰化法は，灰化容器に白金皿，磁製皿，ビーカーなどが用いられるが，白金皿の使用が標準的である。食品分析においては灰分を測定する必要があるため，この方法がよく用いられる。①多量に試料を処理できる，②使用する酸からの汚染がない，といった長所がある。反面，①処理に時間がかかる，②容器からの元素の混入の恐れがある，③試料中の元素が容器へ吸着する恐れがある，といった短所がある。特に，試料が野菜である場合には，灰がアルカリ性を示すため，ガラス製ビーカーから多量のNaが溶出して増加し，Kは減少する。

4）カルシウムの定量

　◆湿式分解法（硝酸‐過塩素酸）　◆乾式灰化法　◆原子吸光分析
◆干渉　◆干渉抑制剤

　カルシウムは，難溶性の塩を形成することがあるため，希酸抽出法よりも湿式分解法，乾式灰化法が適している。また，原子吸光分析を行う場合，カルシウムは干渉の多い元素であり，硫酸，酢酸，リン酸の存在により吸光度が減少する。これらの陰イオンによる干渉は，ストロンチウムまたはEDTA，あるいはその両方を共存させることにより緩和することができる。食品中のリン／カルシウムの含量の比に応じて，干渉抑制剤を添加することにより，干渉の除去を行う。

> **実験 25　カルシウムの定量（湿式分解法・原子吸光法）**

目 的　① 湿式分解法（硝酸‐過塩素酸）により，無機質分析用の試料を調製する。
② 干渉抑制剤添加‐原子吸光法により，カルシウムを定量する。

1）湿式分解法による試料の調製

試 料　食品（きな粉，しらす干し，チーズなど）
<調製法>
本章の「1 分析試料の調製（p.129）」に示した方法により，試料を調製する。ただし，水分量の多い試料については，105℃で予備乾燥をしておく。

実験
25

試薬　① 濃硝酸（原子吸光用または精密分析用）
　　　② 60％過塩素酸（原子吸光用または精密分析用）
　　　　　　　　　　　　　　　　　　　　　　注）劇薬のため，取り扱いに注意すること。
　　　③ 1％塩酸
　　　④ ろ紙（Ashless タイプ）

器具・装置　① ガラス製器具
　　　コニカルビーカー（100mL：ホウケイ酸ガラス製），ホールピペット（1mL，2mL，10mL），時計皿（コニカルビーカーのふたとして使用する），メスシリンダー（50mL），メスフラスコ（100mL：プラスチック製），ロート，安全ピペッター
　　　＊ホールピペットの代わりに，自動ピペット（ピペットマン）を使用してもよい。
　　　② その他の器具
　　　スパーテル，精密電子天秤，ロート台，安全ピペッター，洗浄びん
　　　③ 装置
　　　ホットプレート，ドラフトチャンバー

実験操作　① 粉砕試料を，乾燥重量として S（g）（1 ～ 2（g））（大豆の場合は 1（g））を，コニカルビーカー（100mL）に精秤する。
　　　② 濃硝酸 10mL を安全ピペッター付きのホールピペット（10mL）で加え，なじませる。注）劇薬のため，取り扱いに注意すること。
　　　③ 時計皿をかぶせ，ドラフト内のホットプレート上で加熱分解（100℃）する。はじめは，激しく泡立つため注意すること。吹きこぼれそうになったらホットプレートから下ろし，冷却後に再度，加熱する。
　　　④ 激しく泡立つ分解反応が終わったら，冷却する。
　　　⑤ 60％過塩素酸 2mL を安全ピペッター付きのホールピペット（2mL）で加え，ホットプレート上で加熱分解（150℃）する。　注）劇薬のため，取り扱いに注意すること。
　　　⑥ 分解溶液の色が褐色になり始めたら，いったんホットプレートから下ろし，放冷する。
　　　⑦ 濃硝酸 1mL を安全ピペッター付きのホールピペット（1mL）で加え，再度加熱する。注）劇薬のため，取り扱いに注意すること。
　　　⑧ ⑥～⑦の操作を，分解溶液が透明，または淡黄色になるまで繰り返す。
　　　⑨ 分解溶液が透明，または淡黄色になったら，時計皿をはずし，ホットプレート上で乾固直前まで水分を蒸発させる。
　　　⑩ 残留物に 1％塩酸 20mL をメスシリンダー（50mL）で加えて，加熱（100℃）溶解する。
　　　⑪ あらかじめ 1％塩酸で洗ったろ紙でろ過し，メスフラスコ（100mL）に入れる。この操作を数回繰り返して，純水で 100mL に定容する。
　　　⑫ 空試験として，同様の操作，処理を行う。

＜フローチャート＞
S（g）（1 ～ 2（g））（大豆の場合は 1（g））：スパーテル
↓
コニカルビーカー（100mL）
　←濃硝酸 10mL　：安全ピペッター付きのホールピペット（10mL）
　　注）劇薬のため，取り扱いに注意すること

実験
25

```
　↓←時計皿をかぶせる
加熱分解（100℃）　注）ホットプレートは激しく泡立つため注意すること
　↓
冷却
　├←60％過塩素酸 2mL：安全ピペッター付きのホールピペット（10mL）
　↓　注）劇薬のため，取り扱いに注意すること
加熱分解（150℃）：ホットプレート
　↓
褐色
　↓
放冷
　├←濃硝酸 1mL：安全ピペッター付きの
　│　ホールピペット（1mL）　　　　　　　　　分解溶液が透明，または
加熱　注）劇薬のため，取り扱いに注意すること　　淡黄色になるまで繰り返す
　↓
透明，または淡黄色
　↓
時計皿をはずして加熱
　↓
蒸発（乾固直前まで）
　↓←1％塩酸 20mL：メスシリンダー（50mL）
加熱（100℃）
　↓
ろ過
　↓
洗浄液も含めて 100mL に定容
```

2）カルシウムの定量（原子吸光法）

試　料 1）で調製したもの

試　薬 ① 1％塩酸溶液

＜調製法＞

原子吸光分析用（または，精密分析用）20％塩酸を脱イオン水で 20 倍に希釈する。

② 分析する食品に応じた干渉抑制剤を含む 1％塩酸溶液（ここでは大豆の分析に必要な溶液）

　　i.　3％塩化ストロンチウム溶液

　　　＜調製法＞

　　　塩化ストロンチウム 6 水和物 9.129g を 1％塩酸溶液で溶解し，100mL に定容する。

　　ii.　0.3％ストロンチウム 1％塩酸溶液

　　　＜調製法＞

　　　3％塩化ストロンチウム溶液を，1％塩酸で 10 倍に希釈する。

③ カルシウム標準溶液

　＜調製法＞

　原子吸光分析用カルシウム標準溶液（1000mg/L）を 1％塩酸（大豆の場合，0.3％ストロンチウム 1％塩酸溶液）で適宜希釈し，0.0，2.5，5.0，7.5．10（μg/mL）の各濃度の溶液を調製し，検量線作成に用いる。

実験
25

器具・装置
① ガラス製器具

試験管，メスフラスコ（100mL および希釈用に適当な容量のもの），ホールピペット（適当な容量のもの）

＊ホールピペットの代わりに，自動ピペット（ピペットマン）を使用してもよい。

② その他の器具

スパーテル，精密電子天秤，安全ピペッター（ピペットマンを使用してもよい），試験管立て，洗浄びん

③ 装置

原子吸光分析装置，カルシウム用中空陰極ランプ

実験操作
① 1）で調製した湿式分解（硝酸－過塩素酸）後の試料溶液に，P/Ca 比に応じてた 1% 塩酸または，干渉抑制剤を添加した 1% 塩酸を使用して，カルシウム濃度が 2 ～ 10 μ/mL となるように希釈する（希釈倍率：D）。大豆の場合は，0.3% ストロンチウム 1% 塩酸溶液により，10 倍に希釈し，分析用試料溶液とする。

② ①で調製した試料溶液と，「試薬③カルシウム標準溶液」で調製した検量線用標準溶液を，カルシウム用中空陰極ランプを用いて，波長 422.7nm で，原子吸光分析装置で分析する。

③ 検量線を作成し，試料中のカルシウム含量（mg/100g）を求める。

＜フローチャート＞

湿式分解（硝酸 - 過塩素酸）後の試料溶液
↓
カルシウム濃度が 2 ～ 10 μg/mL となるように希釈 ← 1% 塩酸，または干渉抑制剤を
　　　　　　　（希釈倍率：D）　　　　　　　添加した 1% 塩酸
↓
分析用試料
↓
原子吸光分析（422.7nm）
↓
検量線の作製
↓
カルシウム含量の算出

結　果
① 検量線の作成

グラフを作成し，検量線を求める。

② 試料溶液中のカルシウム濃度

試料溶液の吸光度の平均値を，上記①で求めた検量線の式に代入して，試料溶液中のカルシウム濃度 X（μg/mL）を求める。

③ 試料中のカルシウム含量の算出

検量線から求めた試料溶液のカルシウム量濃度が X（μg/mL）であったとすると，試料中のカルシウム含量（mg/100g）は，以下の式で求められる。

$$試料中のカルシウム含量（mg/100g）= X \times V \times D \times \frac{100}{S} \times \frac{1}{1000}$$

$\left\{\begin{array}{l}\end{array}\right.$

X　　　：検量線から求めた試料溶液中のカルシウム濃度（μg/mL）

V　　　：試料の定容容積（mL）（大豆の場合，100（mL））

D　　　：希釈倍率（大豆の場合，10倍希釈）

S　　　：試料採取重量（g）（大豆の場合1（g））

5）リンの定量

🔑 Keywords　◆モリブデンブルー比色法　◆直接灰化法

　リンの定量には，通常モリブデンブルー比色法（吸光光度法）や，バナドモリブデン酸比色法などが用いられている。モリブデンブルー比色法は，リン酸イオンとモリブデン酸アンモニウムが還元剤の存在下で青く発色することを利用して，823nmにおける吸光度を測定して，リン酸イオンを定量する方法である。また，バナドモリブデン酸比色法は，リン酸イオンがモリブデン酸試薬と反応して，黄色のモリブディバナドリン酸を生成することを利用して，410nmの吸光度を測定して，リン酸イオンを定量する方法である。

　ここでは，試料を直接灰化法（実験24参照）により灰化して，塩酸溶液とした後，モリブデンブルー比色法により，リンを定量する。

実験26　リンの定量（直接灰化法・モリブデンブルー比色法）

| 目　的 | ① 直接灰化法により，無機質分析用の試料を調製する。 |

② モリブデンブルー比色法（吸光光度法）により，リンを定量する。

| 試　料 | 食品 |

＜調製法＞

本章の「1 分析試料の調製（p.129）」に示した方法により，試料を調製する。ただし，水分量の多い試料については，105℃で予備乾燥をしておく。

| 試　薬 | ① 乾燥剤（シリカゲル（135℃で数時間乾燥したもの）など） |

② 塩酸希釈溶液（塩酸：純水＝1:1）

③ 塩酸希釈溶液（塩酸：純水＝1:3)　　注) 劇薬のため，取り扱いに注意すること。

④ モリブデン酸アンモニウム溶液

　＜調製法＞

　i．モリブデン酸アンモニウム（$(NH_4)_6Mo_7O_{24}\cdot4H_2O$）10gを採取し，純水120mLに溶解する。

　ii．冷却水中で純水60mLに濃硫酸30mLを発熱に注意しながら，徐々に加えて溶解する。注) 濃硫酸は劇薬のため，取り扱いに注意すること。

　iii．使用時にi.で調製した溶液と，ii.で調製した溶液を混合して，使用する。沈殿があれば，ろ別する。

⑤ リン酸標準溶液（0.1mg/mL＝100 μg/mL）（母液）

　＜調製法＞

特級リン酸二水素カリウム（KH₂PO₄）0.2197g を，濃硫酸数滴を加えた純水に溶解し，500mL に定容する。

⑥ ヒドロキノン溶液

＜調製法＞

特級ヒドロキノン（C₆H₆O₂）3.0g を純水 600mL に溶解し，濃硫酸 3 滴を加える。

⑦ 10％亜硫酸ナトリウム溶液

＜調製法＞

亜硫酸ナトリウム 50.0g を純水に溶解し，500mL に定容する。

器具・装置 ① ガラス製器具

デシケーター，ホールピペット（0.5mL，1mL，2mL，10mL），メスフラスコ（25mL，100mL），試験管

＊ホールピペットの代わりに，自動ピペット（ピペットマン）を使用してもよい。

② その他の器具

スパーテル，精密電子天秤，薬包紙，るつぼ，るつぼばさみ，安全ピペッター（ピペットマンを使用してもよい）ろ紙，試験管立て，洗浄びん

③ 装置

電気炉（温度表示ができるもの），ドラフトチャンバー，ホットプレート（ガスバーナーを使用してもよい），分光光度計（吸光光度計）

実験操作 **(1) 直接灰化法による試料の調製**

① 試料 S（g）（大豆の場合，1(g)）を，恒量に達したるつぼに精秤する。

② 「実験 24　灰分の定量（直接灰化法）」と同様の操作を行い，電気炉中で灰化する。

③ 灰化後，塩酸希釈溶液（塩酸：純水＝1：1）10mL を安全ピペッター付きのホールピペット（10mL）で加えて，蒸発乾固する。注) 劇薬のため，取り扱いに注意すること。

④ 蒸発乾固したものに，塩酸希釈溶液（塩酸：純水＝1：3）10mL を安全ピペッター付きのホールピペット（10mL）で加えて溶解する。注) 劇薬のため，取り扱いに注意すること。

⑤ あらかじめ純水で湿らせておいたろ紙でろ過を行い，ろ液をメスフラスコ（100mL）により，純水で 100mL に定容する。

⑥ 適宜希釈を行う。大豆の場合，希釈は不要である。

(2) リンの定量（モリブデンブルー比色法）

① ブランク，試料溶液，リン酸標準溶液を以下に示すように採取し，メスフラスコ（25mL）に入れる。

② モリブデン酸アンモニウム溶液 1mL を安全ピペッター付きのホールピペット（1mL）で加え，混合する。

③ 10 分間放置する。

④ ヒドロキノン 2mL，10％亜硫酸ナトリウム溶液 2mL を安全ピペッター付きのホールピペット（2mL）で加えて，混合する。モリブデンブルーが生成する。

⑤ 純水により 25mL に定容し，十分に混合する。

⑥ 30 分間放置する。その後分光光度計により波長 823nm で吸光度を測定する。

実験
26

⑦ 検量線を作成し，試料中のリン量を求める。

	検液		検量線用標準溶液(mg/25mL)			
	ブランク	試料溶液	0	0.05	0.10	0.15
試料溶液またはリン酸標準溶液(mL)	1.5	1.5	0	0.5	1.0	1.5
モリブデン酸アンモニウム溶液(mL)	0	1.0	1.0	1.0	1.0	1.0
ヒドロキノン溶液(mL)	0	2.0	2.0	2.0	2.0	2.0
10分間放置						
亜硫酸ナトリウム溶液(mL)	0	2.0	2.0	2.0	2.0	2.0
純水(mL)	23.5	18.5	20.0	19.5	19.0	18.5
溶液総量(mL)	25	25	25	25	25	25
30分間放置						

```
＜フローチャート＞
      ┌─── ブランクまたは試料溶液 1.5mL：ホールピペット（0.5mL，1mL）
      └─── 検量線用標準溶液；0，0.05，0.10，0.15 (mg/25mL)：ホールピペット（1mL）
      │←モリブデン酸アンモニウム溶液 1mL：安全ピペッター付きのホールピペット（1mL）
      ↓
混合
      ↓
10 分間放置
      │←ヒドロキノン 2mL：ホールピペット（2mL）
      │←10％亜硫酸ナトリウム溶液 2mL：ホールピペット（2mL）
      ↓
混合
      ↓
モリブデンブルー生成
      ↓
25mL に定容：25mL メスフラスコ
      ↓
十分に混合
      ↓
30 分間放置
      ↓
吸光度測定（823nm）
      ↓
検量線の作成
      ↓
リン含量の算出
```

結果　① 検量線の作製

グラフを作成し，検量線を求める。

② 試料溶液中のリン含量

試料溶液の吸光度の平均値を，上記①で求めた検量線の式に代入して，試料溶液中の
リン含量 X（mg）を求める。

③ 試料中のリン含量の算出

検量線から求めた試料溶液のリン含量が X（mg/25mL）であったとすると，試料中の

実験27

リン含量（mg/100g）は，以下の式で求められる。

$$試料中のリン含量（mg/100g）= X \times \frac{V}{v} \times \frac{100}{S}$$

- X：検量線から求めた試料溶液中のリン含量（mg）
- V：試料の定容容積（mL）（大豆の場合，100（mL））
- v：試料溶液採取量（mL）（ここでは，1.5（mL））
- S：試料採取重量（g）（大豆の場合 1（g））

6）鉄の定量

 Keywords ◆原子吸光法 ◆オルトフェナントロリン比色法（吸光光度法） ◆直接灰化法

　鉄の定量には，原子吸光法，オルトフェナントロリン比色法（吸光光度法），さらに感度のよいICP法などが採用されている。ここでは，オルトフェナントロリン比色法（吸光光度法）により，食品中の鉄を定量する。

　1, 10-オルトフェナントロリンが，Fe^{2+}と形成する橙赤色の錯体の最大吸収波長510nmで吸光度を測定し，鉄を定量する方法である。Fe^{3+}は，うすい黄緑色しか示さないため，Fe^{2+}に還元して反応させる。この錯体はpH3〜8で安定であるが，食品中の他の成分妨害が無いpH3.5〜4.0で測定を行う。発色は，60分〜48時間は安定であり，塩濃度の影響を受けにくいという利点から，原子吸光法とともによく用いられている。

　ここでは，まず試料を還元してFe^{2+}とした後，pHを調整して，オルトフェナントロリンと反応，発色させる。

$$Fe^{2+} + 3C_{12}H_8N_2 \rightarrow (C_{12}H_8N_2)_3Fe^{2+}$$
（深紅色）

実験27　鉄の定量（直接灰化法・オルトフェナントロリン比色法）

目 的	① 直接灰化法により，無機質分析用の試料を調製する。
試 料	② オルトフェナントロリン比色法（吸光光度法）により，鉄を定量する。

食品

＜調製法＞

本章の「1 分析試料の調製（p.129）」に示した方法により，試料を調製する。ただし，水分量の多い試料については，105℃で予備乾燥をしておく。

試 薬	① 乾燥剤（シリカゲル（135℃で数時間乾燥したもの）など）

② 塩酸希釈溶液（塩酸：純水＝1：1）
③ 塩酸希釈溶液（塩酸：純水＝1：3） ┤ 注）劇薬のため，取り扱いに注意すること。

④ 1％ヒドロキノン溶液

　＜調製法＞

　ヒドロキノン2gを純水に溶解して，200mLに定容する。

⑤ 0.5％オルトフェナントロリン溶液

　　＜調製法＞

　　i.　オルトフェナントロリン塩酸塩 1g を純水に溶解して，200mL に定容する。

　　ii.　ポリエチレンびん，あるいはポリプロピレンびんに入れ，冷暗所に保存する。

⑥ クエン酸ナトリウム溶液

　　＜調製法＞

　　i.　クエン酸三ナトリウム溶液（二水和物）50g を純水に溶解して，200mL に定容する。

　　ii.　ポリエチレンびん，あるいはポリプロピレンびんに入れ，冷暗所に保存する。

⑦ クエン酸緩衝液（pH3.5）

　　＜調製法＞

　　i.　0.1M クエン酸二ナトリウム溶液 470mL に，0.1N 塩酸 530mL を加え，混合する。

　　ii.　pH メーターで pH が 3.5 であることを，確認する。

⑧ BPB 指示薬

　　＜調製法＞

　　i.　ブロムフェノールブルー（BPB）0.1g を乳鉢に入れ，0.05N 水酸化ナトリウム溶
　　　　液 3mL を加えてよく練る。

　　ii.　純水に溶解して，200mL に定容する。

　　iii.　ポリエチレンびん，あるいはポリプロピレンびんに入れ，冷暗所に保存する。

　　iv.　BPB 指示薬は，「pH3.0（黄色）〜 pH3.5（淡緑色：変色域）〜 pH4.6（青色）」と
　　　　変化する。

⑨ 鉄標準溶液（0.01mg/mL ＝ 10 μg/mL）

　　＜調製法＞

　　硫酸鉄（Ⅱ）アンモニウム（モール塩）（$(NH_4)_2Fe(SO_4)_2 \cdot 6H_2O$（特級）0.7021g を
　　精秤し，1％塩酸に溶解して 1000mL に定量する。さらに 10 倍に希釈するため，この
　　溶液から 20mL を採取し，純水で 200mL に定容する（標準溶液母液）。

器具・装置 ① ガラス製器具

　　デシケーター，ホールピペット（1mL，5mL，10mL），メスピペット（1mL，2mL，
　　10mL），メスフラスコ（25mL，100mL），試験管，駒込ピペット（1mL）

　　＊ホールピペットの代わりに，自動ピペット（ピペットマン）を使用してもよい。

② その他の器具

　　スパーテル，精密電子天秤，薬包紙，るつぼ，るつぼばさみ，安全ピペッター，ろ紙，
　　試験管立て，洗浄びん

③ 装置

　　電気炉（温度表示ができるもの），分光光度計（吸光光度計）

実験操作 **（1）直接灰化法による試料の調製**

① 試料 S（g）（大豆の場合，1（g））を，恒量に達したるつぼに精秤する。

② 以下，試料の調製の手順は，「実験 26　リンの定量（1）直接灰化法による試料の調製」
　　と同様に行う。

実験
27

（2）鉄の定量（オルトフェナントロリン比色法）

① ブランク，試料溶液，鉄検量線用標準溶液を以下の表に示すように採取し，メスフラスコ（25mL）に入れる。予備試験として，試料溶液をpH3.5に調整するため，別の試験管に試料溶液をホールピペット（10mL）で10mL採取しておく。

	検液		検量線用標準溶液(μg)			
	ブランク	試料溶液	0	50	100	150
試料溶液(mL)	10	10	—	—	—	—
鉄標準溶液(mL)	—	—	0.0	5.0	10.0	15.0
1%ヒドロキノン溶液(mL)	—	1.0	1.0	1.0	1.0	1.0
0.5%オルトフェナントロリン溶液(mL)	—	1.0	1.0	1.0	1.0	1.0
クエン酸ナトリウム溶液(mL)	—	C	—	—	—	—
クエン酸干渉液(pH 3.5)(mL)	8.0	8.0	8.0	8.0	8.0	8.0
純水(mL)	7.0	5-C	15.0	10.0	5.0	—
溶液総量(mL)	25.0	25.0	25.0	25.0	25.0	25.0

② pH調整用の試料（予備試験）に，BPB指示薬1滴を駒込ピペット（1mL）で加えて，ビュレットからクエン酸ナトリウム溶液を慎重に滴下して，pH3.5に調整する。指示薬の色が，黄色からくすんだ黄緑色に変化した点が終点である。その滴下量（CmL）を記録しておく。

③ クエン酸緩衝液8.0mLをメスピペット（10mL）で加える。

④ 1%ヒドロキノン溶液1mLをホールピペット（1mL）で加える。

⑤ 0.5%オルトフェナントロリン溶液1mLをホールピペット（1mL）で加える。

⑥ 検液（試料溶液）のみに，クエン酸ナトリウム溶液CmLを加える。

⑦ 混合する

⑧ 純水により25mLに定容し，十分に混合する。

⑨ 20度以上の温度で，1時間放置する。

⑩ 分光光度計により，波長510nmで吸光度を測定する。

⑪ 検量線を作成し，試料中の鉄含量を求める。

```
＜フローチャート＞
 ┌─ ブランクまたは試料溶液；10mL：ホールピペット（10mL）
 └─ 検量線用標準溶液；0，50，100，150（μg）：ホールピペット（5mL，10mL）

   ←クエン酸緩衝液8mL：メスピペット（10mL）
   ←1%ヒドロキノン溶液1mL：ホールピペット（1mL）
   ←0.5%オルトフェナントロリン溶液1mL：ホールピペット（1mL）
   ←検液（試料溶液）のみ，クエン酸ナトリウム溶液CmL
混合
 ↓
25mLに定容：メスフラスコ（25mL）
 ↓
十分に混合
 ↓
```

実験
27

1 時間間放置（20℃以上）
↓
吸光度測定（510nm）
↓
検量線の作成
↓
鉄含量の算出

結　果 ① 検量線の作製

グラフを作成し，検量線を求める。

② 試料溶液中の鉄含量

試料溶液の吸光度の平均値を，上記①で求めた検量線の式に代入して，試料溶液中の鉄含量 X（μg）を求める。

③ 試料中の鉄含量（鉄分）の算出

検量線から求めた試料溶液中の鉄含量が X（μg）であったとすると，試料中の鉄含量（鉄分）（mg/100g）は，以下の式で求められる。

$$\text{試料中の鉄含量（鉄分）（mg/100g）} = \frac{X}{1000} \times \frac{V}{v} \times \frac{100}{S}$$

- X：検量線から求めた試料溶液中の鉄含量（μg）
- V：試料の定容容積（mL）（大豆の場合，100（mL））
- v：試料溶液採取量（mL）（ここでは，10（mL））
- S：試料採取重量（g）（大豆の場合 1（g））

8 ビタミンの定量

1）食品中のビタミンの定量法

ビタミンの定量にあたっての試料の調製法と，一般的な定量法については第5章の表5-5（p.118）を参照されたい。

2）ビタミン A の定量

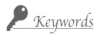

Keywords

◆ビタミン A　◆レチノール　◆プロビタミン A　◆カロテン　◆A 効力
◆レチノール当量（μg）　◆β-カロテン当量（μg）　◆高速液体クロマトグラフ法（HPLC 法）
◆共役二重結合　◆酸化　◆抗酸化剤　◆褐色ガラス器具　◆ケン化　◆不ケン化物

ビタミン A は，生化学的には，レチノール，レチノールの脂肪酸エステル，レチナール，レチノイン酸といった，生体内において同様の生理作用を有する類縁体の一群をさす。これらの化合物は動物性食品にのみ含まれており，植物性食品に含まれるプロビタミン A である，カロテンをはじめと

するカロテノイド化合物とともに，A効力を有する栄養素として重要である。

　日本食品標準成分表では，ビタミンAは3つに内訳されており，レチノール，カロテン，レチノール当量が記載されている。以下に，算出式を示す。

レチノール当量（μg）＝レチノール（μg）＋1/6 β-カロテン当量（μg）

β-カロテン当量（μg）＝β-カロテン（μg）＋1/2 α-カロテン（μg）＋1/2 クリプトキサンチン（μg）

　レチノールの定量法として，以前は，Carr Price法，フルオロ酢酸法，グリセロールジクロロヒドリン（GDH）法といった比色法が用いられていたが，現在では高速液体クロマトグラフ法（HPLC法）が一般的となっている。

　ビタミンAの定量における注意点として，これらが分子内に多数の共役二重結合を持つことに起因して，酸素，金属，酸，光，熱などにより容易に酸化され，分解，重合，異性化を起こすことがあげられる。そのため，定量操作においては，窒素などの不活性ガス存在下による操作や気相の置換，抗酸化剤（BHT，BHC，ピロガロールなど）の使用などを行い，酸素の影響を極力排除することが重要である。さらに，光の影響を排除するための褐色ガラス器具の使用，熱の影響を排除するための低温（氷冷）での操作などを心がける。

　ここでは，試料を酸化防止剤存在下のアルカリ性でケン化を行い，酢酸-n-ヘキサン混液下で不ケン化物を抽出する。抽出液から溶媒を減圧蒸留し，残渣をエタノールに溶解する。反応を阻害する物質が存在する場合は，アルミナカラムを通して精製する。得られたエタノール溶液を試験溶液として，高速液体クロマトグラフ法（HPLC法）で分析，定量する。

実験 28　ビタミン A の定量（HPLC 法）

目 的	① 酸化防止剤存在下でケン化を行い，酢酸-n-ヘキサン混液で不ケン化物を抽出する。
	② 高速液体クロマトグラフ法（HPLC法）により，ビタミンAを定量する。

試 料	食品

＜調製法＞
本章の「1 分析試料の調製（p.129）」に示した方法により，試料を調製する。ただし，水分量の多い試料については，105℃で予備乾燥をしておく。

試 薬	① 1％（w/v）塩化ナトリウム溶液

② 3％（w/v）ピロガロール-エタノール溶液
　注）引火性が強いため，火気厳禁。　注）有毒なため，吸入しないように注意すること。

③ 60％（w/v）水酸化カリウム溶液　　注）劇薬のため，取り扱いに注意すること。

④ 酢酸エチル-n-ヘキサン混液（1:9 v/v）

⑤ 石油エーテル

⑥ ジエチルエーテル-石油エーテル混液（5:95 v/v）

⑦ ジエチルエーテル-石油エーテル混液（1:9 v/v）

⑧ エタノール

⑨ 2-プロパノール

⑩ 活性アルミナ

注）引火性が強いため，火気厳禁。
注）有毒なため，吸入しないように注意すること。

⑪ レチノール標準溶液

<u>注）引火性が強いため，火気厳禁。</u>　<u>注）有毒なため，吸入しないように注意すること。</u>

＜調製法＞

i. 分析用パルミチン酸レチノール 400mg を，試料と同様にケン化，不ケン化物の抽出，溶媒蒸留を行う。

ii. 2-プロパノールで 100mL に定容し，これを標準原液とする。これを 2-プロパノールで希釈して，325nm の吸光度を測定することにより，希釈標準溶液の濃度を求める。

　　レチノール濃度（μg/mL）＝ E × 549/100

　　E：希釈標準溶液の 325nm における吸光度

iii. 検量線作成用として，標準原液をエタノールで希釈し，レチノール濃度 0.07, 0.7（μg/mL）を作成する。

器具・装置 ① ガラス製器具

褐色遠心管（60mL），ホールピペット（0.5mL, 1mL, 5mL, 10mL），メスシリンダー（20mL），駒込ピペット（1mL, 2mL, 5mL），褐色ナス型フラスコ，マイクロシリンジ（金属製のものでもよい），精製用褐色クロマト管（カラム）（内径 1cm）

＊ホールピペットの代わりに，自動ピペット（ピペットマン）を使用してもよい。

＜精製用クロマト管の調製法＞

i. 精製用クロマト管の下部に脱脂綿（グラスウール）をつめる。

ii. クロマト管に弱活性化したアルミナを，石油エーテルに懸濁させて，約 7cm の高さになるように充填しておく。

② その他の器具

褐色遠心管，スパーテル，精密電子天秤，安全ピペッター，湯煎（湯浴），三脚，金網，ガスバーナー，カラム用スタンド，試験管振とう機（ボルテックスミキサー），洗浄びん

③ 装置

振とう機（ボルテックスミキサー），遠心分離器，ロータリーエバポレーター，HPLC 装置（紫外部吸収検出装置装備のもの）

＜HPLC の条件＞

カラム：ODS 系カラム

名称：ナカライテスク製 Cosmosil C$_{18}$（内径 4.6mm，長さ 150mm）

移動相：水-メタノール混液（8:92 v/v）

流速：1.0mL/ 分

温度：35℃

検出波長：325nm

実験操作 （1）ケン化と抽出

① 試料 S（g）（0.5 ～ 2.0（g））を，褐色遠心管に精秤する。

② 1％（w/v）塩化ナトリウム溶液 0.5mL をホールピペット（0.5mL）で，3％（w/v）ピロガロール-エタノール溶液 10mL を安全ピペッター付きホールピペット（10mL）で，60％（w/v）水酸化カリウム溶液 1mL を安全ピペッター付きホールピペット（1mL）

でそれぞれ加え，混合する。

③ 湯浴中で70℃，30分間振り混ぜながら加熱し，ケン化を行う。

④ 氷水中で室温まで冷却した後，1％（w/v）塩化ナトリウム溶液22.5mL，酢酸エチル－n－ヘキサン混液（1：9 v/v）15mLをメスシリンダー（50mL）で加え，振とう機（ボルテックスミキサー）で5分間はげしく振とうする。

⑤ 遠心分離（2500rpm；5分間）を行う。

⑥ 遠心分離後，上層の溶媒層を適切な容量の駒込ピペットで採取し，褐色ナス型フラスコに集める。

⑦ 水層に酢酸エチル－n－ヘキサン混液（1：9 v/v）15mLをメスシリンダー（20mL）で再び加え，振とう機（ボルテックスミキサー）で5分間はげしく振とうする。

⑧ 遠心分離（2500rpm；5分間）を行う。

⑨ 遠心分離後，上層の溶媒層（不ケン化物）（水層はケン化物）を適切な容量の駒込ピペットで採取し，先ほどの褐色ナス型フラスコに集める。

⑩ ⑦～⑨を3回行う。

⑪ 抽出液をロータリーエバポレーターにより，窒素ガス気流下，40℃で減圧濃縮する。

⑫ 石油エーテル5mLを安全ピペッター付きホールピペット（5mL）で加え，不ケン化物を溶解し，カラムクロマトグラフィー用試料溶液とする。
    注）引火性が強いため，火気厳禁。　注）有毒なため，吸入しないように注意すること。

＜フローチャート＞
試料 Sg（0.5～2.0(g)）：スパーテル
↓
褐色遠心管
　←1％（w/v）塩化ナトリウム溶液 0.5mL：ホールピペット（0.5mL）
　←3％（w/v）ピロガロール-エタノール溶液 10mL：安全ピペッター付きホールピペット（10mL）
　　注）引火性が強いため，火気厳禁。　注）有毒なため，吸入しないように注意すること。
　←60％（w/v）水酸化カリウム溶液 1mL：安全ピペッター付きホールピペット（1mL）
↓　注）劇薬のため，取り扱いに注意すること。
混合しながら加熱（湯浴70℃；30分間）
↓
冷却（氷水で室温まで）
　←1％（w/v）塩化ナトリウム溶液 22.5mL：メスシリンダー（20mL）
　←酢酸エチル－n－ヘキサン混液（1：9 v/v）15mL：メスシリンダー（20mL）
↓　注）引火性が強いため，火気厳禁。　注）有毒なため，吸入しないように注意すること。
激しく振とう（5分間）
↓
遠心分離（2500rpm；5分間）
↓
溶媒層（不ケン化物）　　水層（ケン化物）
↓
褐色ナス型フラスコ
↓
減圧蒸留（ロータリーエバポレーター；40℃；窒素ガス気流下）
　←石油エーテル5mL：安全ピペッター付きホールピペット（5mL）
↓　注）引火性が強いため，火気厳禁。　注）有毒なため，吸入しないように注意すること。
カラムクロマトグラフィー用試料溶液

3回行う

実験
28

(2) カラムクロマトグラフィーによる精製

① 精製用クロマト管（クロマトカラム）に実験操作 (1)-⑫の試料溶液を静かに流し入れる。

② カラム上部の試料溶液がなくなる直前に, 石油エーテル 20mL をメスシリンダー(20mL) から駒込ピペット（5mL）で注ぎ, 流速約 1mL/ 分の速度で流出する。

③ カラム上部の石油エーテルがなくなる直前に, ジエチルエーテル–石油エーテル混液 (5:95 v/v) 20mL をメスシリンダー（20mL）から駒込ピペット（5mL）で注ぎ, 流速約 1mL/ 分の速度で流出し, 不純物を溶出する。

④ 受け器に褐色ナス型フラスコを置き, カラムにジエチルエーテル–石油エーテル混液 (1:9 v/v) 20mL をメスシリンダー（20mL）から駒込ピペット（5mL）で注いで, レチノール画分を溶出する。

⑤ 溶出液をロータリーエバポレーターにより, 窒素ガス気流下, 40℃で減圧濃縮する。

⑥ レチノール濃度が 0.3（μg/mL）になるように, 残留物にエタノールを加え, 希釈, V (mL) に定容し, 分析用試料溶液とする。

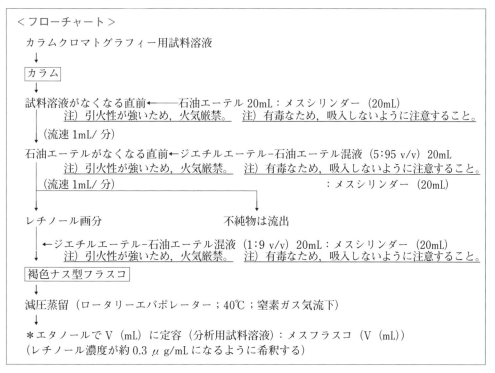

＜フローチャート＞

カラムクロマトグラフィー用試料溶液
↓
[カラム]
↓
試料溶液がなくなる直前←──石油エーテル 20mL：メスシリンダー（20mL）
　　注) 引火性が強いため, 火気厳禁。　注) 有毒なため, 吸入しないように注意すること。
↓（流速 1mL/ 分）
石油エーテルがなくなる直前←ジエチルエーテル–石油エーテル混液（5:95 v/v）20mL
　　注) 引火性が強いため, 火気厳禁。　注) 有毒なため, 吸入しないように注意すること。
↓（流速 1mL/ 分）　　　　　　　　　　　　　　　　　：メスシリンダー（20mL）
↓
レチノール画分　　　　　　　　不純物は流出
↓←ジエチルエーテル–石油エーテル混液（1:9 v/v）20mL：メスシリンダー（20mL）
　　注) 引火性が強いため, 火気厳禁。　注) 有毒なため, 吸入しないように注意すること。
↓
[褐色ナス型フラスコ]
↓
減圧蒸留（ロータリーエバポレーター；40℃；窒素ガス気流下）
↓
＊エタノールで V（mL）に定容（分析用試料溶液）：メスフラスコ（V（mL））
（レチノール濃度が約 0.3 μg/mL になるように希釈する）

(3) レチノールの定量（HPLC 法）

① 分析用試料溶液 20μL をマイクロシリンジで高速液体クロマトグラフ（HPLC；325nm）に注入し, 分析用試料溶液中のレチノール濃度（ピーク面積）を測定する。

② レチノール標準溶液（0.07μg/L, 0.7μ/L）それぞれ 20μL を HPLC に注入し, 標準溶液中のレチノール濃度（ピーク面積）を測定する。

結果 ① 検量線の作製
　　グラフを作成し, 検量線を求める。

② 試料溶液中のレチノール濃度

試料溶液のピークの平均値を，上記①で求めた検量線の式に代入して，試料溶液中の
レチノール濃度 X（μg/mL）を求める。

③ 試料中のレチノール含量の算出

検量線から求めた試料溶液のレチノール濃度が X（μg/mL）であったとすると，試料
中のレチノール含量（μg/100g）は，以下の式で求められる。

$$試料中のレチノール含量（μg/100g）= X \times V \times D \times \frac{100}{S}$$

- X：検量線から求めた試料溶液中のレチノール濃度（μg/mL）
- V：試料溶液量（mL）
- D：希釈倍数
- S：試料採取重量（g）

3）ビタミン B$_1$ の定量

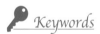
Keywords

◆遊離型　◆結合型　◆ピロリン酸エステル　◆ジアゾ法　◆チオクローム蛍
光法（青紫色）　◆高速液体クロマトグラフ法（HPLC 法）　◆酵素処理（タカ
ジアスターゼなど）　◆ビタミン B$_1$ リン酸エステル

ビタミン B$_1$（チアミン）は，食品中では遊離型と結合型が存在し，後者はピロリン酸エステルが
一般的である。食品中のビタミン B$_1$ を定量する際には，通常タカジアスターゼなどの酵素剤を用いて，
これに含まれるフォスファターゼの作用によりピロリン酸エステルを分解し，結合型を遊離型に変え
る必要がある。

ビタミン B$_1$ の定量法としては，ρ-アミノアセトフェノンを用いたジアゾ法，また，アルカリ性
下でビタミン B$_1$ を赤血塩（フェリシアン化カリウム）またはブロムシアンで酸化することにより生
じる青紫色の蛍光物質チオクロームを蛍光比色するチオクローム蛍光法などがある。いずれの方法に
おいても，試料中の不純物を除去するために，ビタミン B$_1$ を酸性白土やパームチットに吸着させる
方法が採用されている。

また，日本食品標準成分表では，微量かつ B$_1$ リン酸エステルの分別定量が可能な高速液体クロマ
トグラフ法（HPLC 法）が，採用されている。試料を塩酸で加熱抽出した後，酵素処理（タカジアス
ターゼなど）によりビタミン B$_1$ リン酸エステルのリン酸基を切断して，遊離型のビタミン B$_1$ とする。
陽イオン交換カラムにより精製し，高速液体クロマトグラフ法（HPLC 法）に供する。分離したビ
タミン B$_1$ を酸化して，チオクロームに変化させ，蛍光強度を測定する。ヒドロキシエチルチアミン
（HET）も同時に測定し，チアミンとの合計値をビタミン B$_1$ として算出する。

実験 29　ビタミン B$_1$ の定量（HPLC 法）

目 的　① 試料に酵素処理（タカジアスターゼ B）を行い，試料中のビタミン B$_1$ を遊離型に変
換し，カラムにより精製を行う。

② 高速液体クロマトグラフ法（HPLC 法）により，ビタミン B$_1$ を定量する。

実験
29

| 試 料 | 食品

<調製法>

本章の「1 分析試料の調製（p.129）」に示した方法により，試料を調製する。ただし，水分量の多い試料については，105℃で予備乾燥をしておく。

| 試 薬 | ① 0.1N 塩酸

② 4M 酢酸ナトリウム溶液

③ 2.5％タカジアスターゼB溶液

④ 酢酸緩衝液（pH4.5）

⑤ 陽イオン交換樹脂（パームチット）

⑥ 25％塩化カリウム‐0.1N 塩酸溶液

⑦ メタノール

注）引火性が強いため，火気厳禁。　注）有毒なため，吸入しないように注意すること。

⑧ リン酸二水素ナトリウム（無水）

⑨ 過塩素酸ナトリウム

⑩ 水酸化ナトリウム

⑪ フェリシアン化カリウム

⑫ チアミン塩酸塩（ビタミン B_1）標準溶液

<調製法>

i. チアミン塩酸塩標準品を 105℃，2 時間乾燥した後，デシケーター中で 30 分間放冷する。

ii. i. からチアミン塩酸塩 100mg を採取し，1N 塩酸で 100mL に定容する（1000 μg/mL）。

iii. ii. の溶液をメスフラスコ（1L）に移し，1L に定容する。これを，標準原液（100 μg/mL）とする。

iv 標準原液を 0.1N 塩酸で 1.0（μg/mL）に希釈して標準溶液とする。

v. 標準溶液を加熱済み 25％塩化カリウム‐0.1N 塩酸溶液により，0.1 μg/mL，0.02 μg/mL に希釈して，HPLC 用ビタミン B_1 標準溶液とする。

⑬ ヒドロキシルエチルアミン標準品

| 器具・装置 | ① ガラス製器具

褐色抽出びん（100mL），メスシリンダー（50mL, 100mL），ガラス棒，駒込ピペット（1mL, 5mL），ホールピペット（5mL, 10mL），メスフラスコ（100mL），褐色メスフラスコ（25mL），マイクロシリンジ（金属製のものでもよい），精製用褐色クロマト管（カラム）（内径7mm）

＊ホールピペットの代わりに，自動ピペット（ピペットマン）を使用してもよい。

<精製用クロマトグラフ管の調製法>

i. 精製用クロマトグラフ管の下部に脱脂綿（グラスウール）をつめる。

ii. 水洗したパームチット 1.6 ～ 1.7g を純水とともに，流し込む。

② その他の器具

実験
29

スパーテル，精密電子天秤，安全ピペッター，湯煎（湯浴），三脚，金網，ガスバーナー，ウォーターバス，カラム用スタンド，試験管振とう機（ボルテックスミキサー），洗浄びん

③ 装置

遠心分離器，HPLC 装置（蛍光検出装置装備のもの）

＜ HPLC の条件＞

カラム：ODS 系カラム（内径 4.6mm，長さ 150mm）

　　　　（例：ナカライテスク Cosmosil　C18 など）

移動相：メタノール−［0.01M リン酸二水素ナトリウム−0.15M 過塩素酸ナトリウム］

　　　　（pH2.2）混液（1：9 v/v）

流速：1.0mL/ 分

反応液：0.01％フェリシアン化カリウム−15％水酸化ナトリウム溶液，　0.4mL/ 分

温度：40℃

検出波長：（励起波長）375nm，（蛍光波長）440nm

実験操作 **(1) ビタミン B1 の抽出**

① 試料 S（g）（2.0 ～ 3.0（g））を採取し，褐色抽出びん（100mL）に精秤する。

② 0.1N 塩酸 50mL をメスシリンダー（50mL）で加え，沸騰湯浴中（100℃）で，ガラス棒で撹拌しながら，15 分間加熱抽出する。

③ 水冷して，室温にもどす。

④ 4M 酢酸ナトリウム溶液を駒込ピペット（1mL）で加え，pH4.5 に調整する。

⑤ 2.5％タカジアスターゼ B 溶液 5mL をホールピペット（5mL）で加え，ウォーターバス（37 ～ 40℃）中で 16 ～ 17 時間，酵素処理を行う。

⑥ 水冷して室温にもどし，酢酸緩衝液で 100mL に定容する。

⑦ ろ過した後，カラムクロマトグラフィー用試料溶液とする。

```
＜フローチャート＞
試料　S（g）（2.0 ～ 3.0（g））：スパーテル
  ↓
┌褐色抽出びん（100mL）┐
  ↓←0.1N 塩酸 50mL ：メスシリンダー（50mL）
沸騰湯浴で加熱（100℃；15 分間）←ガラス棒で撹拌
  ↓
水冷
  ↓
室温
  ↓←4M 酢酸ナトリウム溶液で pH4.5 に調整：駒込ピペット（1mL）
  ↓←2.5％タカジアスターゼ B 溶液 5mL：ホールピペット（5mL）
酵素処理（37 ～ 40℃；16 ～ 17 時間）：ウォーターバス
  ↓
水冷
  ↓
室温
  ↓
```

> 酢酸緩衝液で 100mL に定容
> ↓
> ろ過
> ↓
> 試料溶液（カラムクロマトグラフ用試料溶液）

(2) カラムクロマトグラフィーによる精製

① (1) の実験操作⑦で得た試料溶液 25mL を，調製した精製用クロマト管（カラム）に 1mL/ 分の速度で流す。

② 酢酸緩衝液（pH4.5）約 5mL を駒込ピペット（5mL）で加え，カラム内部を洗い流す。

③ 純水 30 〜 60mL でカラムを洗浄する。

③ 沸騰水約 90mL を 100mL メスシリンダーで加え，コックを全開にしてカラムを温める。

④ カラムが熱いうちに，沸騰直前の 25％塩化カリウム−0.1N 塩酸溶液をカラムにそそぎ，流速約 2mL/ 分で流出してビタミン B1 を溶出させ，褐色メスフラスコ（25mL）に受ける。

⑤ 室温にもどし，25％塩化カリウム−0.1N 塩酸溶液で 25mL に定容する（分析用試料溶液）。

> ＜フローチャート＞
> カラムクロマトグラフ用試料溶液 25mL：ホールピペット（5mL, 10mL）
> ↓
> 精製用カラム
> 　　（流速 1mL/ 分）
> 　　←酢酸緩衝液（pH4.5）約 5mL：駒込ピペット（5mL）
> 　　←純水 30 〜 60mL で洗浄：メスシリンダー（100mL）
> ↓　←沸騰水約 90mL で温め：メスシリンダー（100mL）
> コック全開
> 　　←沸騰直前の 25％塩化カリウム−0.1N 塩酸溶液で溶出
> 　　　　　　　　　　　　　　　（流速 2mL/ 分）
> 褐色メスフラスコ（25mL）
> ↓
> 室温に戻す
> ↓
> 25％塩化カリウム− 0.1N 塩酸溶液で 25mL に定容（分析用試料溶液）

(3) ビタミン B1 の定量（HPLC 法）

① 分析用試料溶液を，ビタミン B1 として約 0.1 μg/mL となるように希釈する（希釈倍数：D）。

② 希釈した分析用試料溶液 30 μL をマイクロシリンジで HPLC に注入し，ビタミン B1 濃度（ピーク高）を測定する。

③ ビタミン B1 標準溶液（0.02 μg/mL, 0.1 μg/mL）それぞれ 30 μL を HPLC に注入し，ピーク高を測定する。

④ 検量線を作成し，試料中のビタミン B1 含量を求める。

結 果　① 検量線の作成

　　　　グラフを作成し，検量線を求める。

② 試料溶液中のビタミン B1 濃度

実験29

試料溶液のピークの平均値を，上記①で求めた検量線の式に代入して，試料溶液中のビタミンB1濃度 X（μg/mL）を求める。

③ 試料中のビタミンB1含量の算出

検量線から求めた試料溶液のビタミンB1濃度が X（μg/mL）であったとすると，試料中のビタミンB1含量（mg/100g）は，以下の式で求められる。

$$\text{試料中のビタミンB1含量（mg/100g）} = X \times V \times D \times \frac{100}{S} \times \frac{1}{1000}$$

- X ：検量線から求めた試料溶液中のビタミンB1濃度（μg/mL）
- V ：試料定容量（mL）
- D ：希釈倍数
- S ：試料採取重量（g）

4）ビタミンCの定量

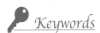

Keywords ◆還元型ビタミンC（L-アスコルビン酸：L-AsA）　◆酸化型ビタミンC（L-デヒドロアスコルビン酸：L-DAsA）　◆総ビタミンC量（mg/100g）　◆ヒドラジン法　◆インドフェノール法　◆除タンパク

ビタミンCは，L-アスコルビン酸とも呼ばれ，生体内でさまざまな酸化還元反応に関与している。食品中では，L-アスコルビン酸（L-ascorbic acid：L-AsA：還元型）とL-デヒドロアスコルビン酸（L-dehydro L-ascorbic acid：L-DAsA：酸化型）として存在している（図6-7）。ヒトにおける生物効果は同等である。新鮮な植物組織中のビタミンCは，L-AsAが総ビタミン

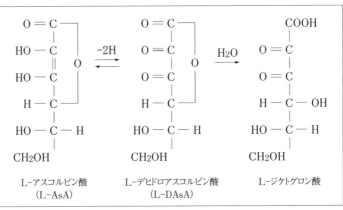

図6-7　L-アスコルビン酸, L-デヒドロアスコルビン酸, L-ジケトグロン酸

C値（L-AsA+L-DAsA）の90％以上を占めるが，動物組織の場合は一定していない。

総ビタミンC量（mg/100g）は，ヒドラジン法により定量するのが妥当である。この方法は，アスコルビン酸をデヒドロアスコルビン酸に変え，さらに2,3-ジケトグロン酸へ不可逆的に変化させて，2,4-ジニトロフェニルヒドラジン（DNP）と反応して生じる赤色のオサゾンを比色するというものである。ヒドラジン法は，後述するインドフェノール法と異なり，SH基を持つ化合物の影響を受けないという利点があるが，生理的に効果（効力）のない2,3-ジケトグロン酸の存在が定量に影響を及ぼす。

食品中の還元型ビタミンC（L-AsA量）のみの定量が必要な場合は，インドフェノール法が簡便である。L-AsAに紅色の2,6-ジクロルフェノールインドフェノールを作用させると，酸化還元反応により，インドフェノールを定量的に還元して無色の化合物（紅色→無色）に変え，L-AsA自ら

は酸化されてデヒドロアスコルビン酸
（L-DAsA）に変わる（図6－8）。この
反応を利用して，試料から抽出したビ
タミンC溶液で色素溶液（酸化型イン
ドフェノール）を滴定して，L-AsA含
量を求める。

　ビタミンCは非常に酸化されやすい
ため，空気中の酸素，水に溶存する酸
素により速やかに酸化される。特に中
性，アルカリ性において著しく，酸性
溶液中では比較的安定である。L-AsA,
L-DAsA は，メタリン酸溶液中では比
較的安定であるため，食品中のビタミ
ンCを定量する場合は定量に影響を及
ぼすタンパク質の除去（除タンパク）
を兼ねて，メタリン酸溶液を用いて試
料抽出溶液とするのが一般的である。

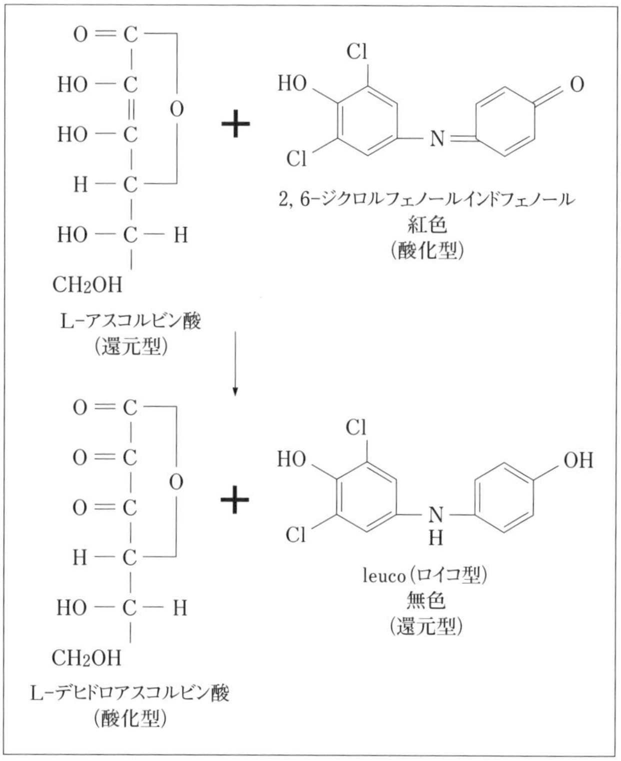

　実験に使用するインドフェノール溶
液は，保存中に変化しやすいため，試
料の測定と同時にアスコルビン酸標準

図6－8　インドフェノール法

溶液で検定しなければならない。さらに，検定に用いるアスコルビン酸標準溶液も酸化されやすいため，ヨウ素酸カリウム標準溶液で標定しておく必要がある。

実験30　ビタミンCの定量（インドフェノール滴定法）

目的　① 試料中のビタミンCをメタリン酸溶液により抽出する。
　　　　② インドフェノール滴定法により還元型ビタミンC（L-AsA）を定量する。

試料　食品（だいこんなど）
　　　　＜調製法＞
　　　　本章の「1 分析試料の調製（p.129）」に示した方法により，試料を調製する。ただし，水分量の多い試料については，105℃で予備乾燥をしておく。

試薬　① 5%（w/v）メタリン酸溶液　→冷蔵保存（常温では，数日間しかもたない）
　　　　② 2%（w/v）メタリン酸溶液　→冷蔵保存（常温では，数日間しかもたない）
　　　　③ 6%（w/v）ヨウ化カリウム溶液
　　　　　＜調製法＞
　　　　　i. ヨウ化カリウム（KI）結晶6gを純水に溶解して，100mLに定容する。
　　　　　ii. 褐色びんに入れ，保存する。
　　　　④ 1%（w/v）デンプン溶液

<調製法>

　i.　可溶性デンプン 1g を採取し，純水約 20mL を加えて，懸濁する。

　ii.　別に沸騰させておいた純水約 60mL を加え，可溶性デンプンを溶解する。

　iii.　純水で 100mL に定容する。

⑤　1/6000M（0.00017mol/L）ヨウ素酸カリウム標準溶液

　　<調製法>

　i.　ヨウ素酸カリウム（KIO₃）結晶 0.357g を純水に溶解して，100mL に定容する。（KIO₃
　　　は，分子量 214，6 価の化合物であるから，1/60mol/L ＝ 0.1N である。）

　ii.　使用時に，純水で 100 倍に希釈する。

⑥　2,6-ジクロルフェノールインドフェノール溶液

　　中性，アルカリ性では青色，酸性では紅色を呈する。

　　<調製法 1 ＞

　i.　2,6-ジクロルフェノールインドフェノール 100mg を n-ブタノール 100mL に溶解
　　　する。

　ii.　不溶物をろ過する。

　iii.　使用時に純水で 30 〜 50 倍に希釈する。希釈液は，使用時に調製する。

　　<調製法 2 ＞

　i.　2,6-ジクロルフェノールインドフェノール Na 塩 10mg を純水 500mL に溶解する。

　ii.　不溶物をろ過する。

⑦　アスコルビン酸（L-AsA）標準溶液

　　<調製法>

　　アスコルビン酸結晶 4mg を 2％ メタリン酸溶液で 100mL に定容する。この標準液の正確
　　な濃度は，1/6000（mol/L）である。濃厚溶液から希釈して，調製することが望ましい。
　　使用時に調製する。

| 器 具 | ① ガラス製器具

　　三角フラスコ（50mL），ホールピペット（0.5mL，5mL），ビュレット（ガイスラー型），
　　駒込ピペット（1mL），ビーカー（100mL），ロート，メスシリンダー（50mL），メスフ
　　ラスコ（100mL）

　　＊ホールピペットの代わりに，自動ピペット（ピペットマン）を使用してもよい。

② その他の器具

　　ビュレット台，スターラーバー，マグネティックスターラー，おろし金，精密電子天秤，
　　スパーテル，ろ紙，ロート台，洗浄びん

| 実験操作 | （1）アスコルビン酸溶液の標定

①　アスコルビン酸標準溶液 5mL をホールピペット（5mL）で，三角フラスコ（50mL）に
　　採取する。

②　駒込ピペット（1mL）でヨウ化カリウム溶液 0.5mL，デンプン溶液 5 〜 6 滴を加える。

③　1/6000M ヨウ素酸カリウム標準溶液で滴定を行う。

④　青色になった点を終点とする。1/6000M ヨウ素ヨウ化カリウム溶液 1mL は，0.088mg

のアスコルビン酸に相当する。

＜反応原理＞

$KIO_3 + 5KI + 6HPO_3 \rightarrow 3I_2 + 6KPO_3 + 3H_2O$

$C_6H_8O_6$ (L-AsA) $+ I_2 \rightarrow C_6H_6O_6$ (L-DAsA) $+ 2HI$

　L－アスコルビン酸　　　　　L－デヒドロアスコルビン酸

(2) 2,6-ジクロルフェノールインドフェノール溶液の検定

① 原液から希釈したインドフェノール溶液 5mL をホールピペット（5mL）で，三角フラスコ（50mL）に採取する。

② アスコルビン酸標準溶液で滴定を行う。

③ 紅色が消失した点を終点とする。

(3) 試料溶液の調製

① おろし金でだいこんをおろし，5.0g をビーカー（100mL）に採取する。

② 5％メタリン酸溶液 40mL をメスシリンダー（50mL）で加え，よく混合した後，ろ過する。ろ液は，メスフラスコ（100mL）で受ける。

③ ろ紙上の残渣を純水で洗い，ビタミン C を完全に抽出した後，純水で 100mL に定容する（試料溶液）。

(4) ビタミン C の定量（インドフェノール滴定法）

① インドフェノール溶液 5mL をホールピペット（5mL）で，三角フラスコ（50mL）に採取する。

② 試料溶液で滴定を行う。

③ 紅色が消失した点を終点とする。

結　果 ① アスコルビン酸溶液の標定

1/6000M ヨウ素酸カリウム標準溶液の平均滴定値を A（mL）とすると，アスコルビン酸標準溶液濃度 B（mg/％）は，以下の式で求められる。

　　アスコルビン酸標準溶液濃度 B（mg/％）＝ A × 1/5 × 8.8（mg％）

② 2,6-ジクロルフェノールインドフェノール溶液の検定

アスコルビン酸標準溶液の平均滴定値を C（mL）とすると，インドフェノール溶液 1mL に対するアスコルビン酸量（mg）は，以下の式で求められる。

　　インドフェノール溶液 1mL に対するアスコルビン酸量（mg）＝ C/5 × B × 1/100

③ 試料中の還元型ビタミン C（L-AsA）含量

試料溶液の平均滴定値が D（mL）であったとすると，試料中の還元型ビタミン C 含量（mg/100g）は，以下の式で求められる。

$$\text{試料中の還元型ビタミン C 含量（mg/100g）} = B \times \frac{C}{D} \times \frac{100}{S}$$

- B：アスコルビン酸標準溶液濃度（mg/％）
- C：アスコルビン酸標準溶液の平均滴定値（mL）
- S：試料重量　S（g）（ここでは，だいこん 5.0（g））
- D：試料溶液の平均滴定値（mL）

9 嗜好成分の定量

1）食品中のポリフェノール類

Keywords　◆ポリフェノール　◆ベンゼン環に２つ以上の水酸基　◆フラボノイド類
◆フェノール酸　◆クマリン類　◆生理活性　◆タンニン類

　ポリフェノールとは，ベンゼン環に２つ以上の水酸基を有する化合物の総称である。主として，シキミ酸経路や，酢酸-マロン酸経路を経由して生合成される植物の二次化合物である。フラボノイド類，フェノール酸とその誘導体，クマリン類，タンニン類などが含まれる。

　フラボノイド類は，フェニルクロマン骨格を基本とし，フラボン，フラボノール，フラバノン，イソフラボン，カルコン，アントシアニジンなどに分類され，植物色素として知られているものが多い。

　フェノール酸とその誘導体には，没食子酸，バニリンおよびバニリン酸，桂皮酸誘導体とそのエステルなどが含まれる。

　クマリン類は，エステル，エーテル，配糖体などの形で高等植物界に広く分布しており，生物活性（生理活性）を示すものが多い。

　タンニン類は，タンパク質，塩基性物質，金属などに強い親和性を示し，難溶性の沈殿をつくるポリフェノールで，その化学構造により加水分解型タンニン（ガロタンニン，エラジタンニンなど），縮合型タンニン（プロアントシアニジンなど），新型タンニン（複合タンニン）に分類される。

　以上のようなポリフェノールは，食品の色，味，風味といった嗜好性，さらには加工性，機能性に深く関連している。

2）食品中のタンニン類の定量法

Keywords
◆不発酵茶　◆半発酵茶　◆発酵茶　◆タンニン　◆抗酸化作用　◆抗菌作用　◆血圧上昇抑制作用
◆血清コレステロール上昇抑制作用　◆血小板凝集抑制作用　◆大腸がん抑制作用
◆酒石酸鉄吸光光度法　◆錯化合物　◆フォーリン・デニス法

　茶は，茶葉に含まれる水溶性の成分を溶出し，味，香り，色などを味わう嗜好飲料である。製造方法により，不発酵茶，半発酵茶，発酵茶の３種類に大別される（表６−２）。

　緑茶中に含まれるタンニンは，エピカテキン，エピガロカテキン，エピカテキンガレート，エピガロカテキンガレートの４種である。これらの化合物は，①抗酸化作用（生体内抗酸化），②抗菌作用（虫歯菌；歯周病菌；ヘリコバクター・ピロリ；腸管出血性大腸菌O−157，ウェルシュ菌などの食中毒細菌；インフルエンザウイルスなど），③血圧上昇抑制作用，④血清コレステロール上昇抑制作用，⑤血小板凝集抑制作用，⑥大腸がん抑制作用などといったさまざまな生理機能を有しており，生活習慣病の予防に効果があると考えられている。

　タンニン類は，共通した構造を有しないため，化学的に分類することは困難である。そのため，現在では，広く植物組織の褐変（p.199参照）の原因に関する，無色のポリフェノール化合物の総称と

して用いられる。溶解性は，水，エタノール，アセトンに易溶で，エーテル，ベンゼン，クロロホルムなどに難溶である。

　ここでは，酒石酸鉄吸光光度法により緑茶葉中のタンニンを定量する。酒石酸鉄吸光光度法は，タンニンと鉄イオンの反応によって生成する錯化合物を比色定量する。酒石酸イオンの存在は，錯化合物の安定性を向上させる。他に，AOAC International の公式定量法であるフォーリン・デニス法もある。

表6-2　茶の分類

分 類	製 造 法	種 類	一 般 名 称	含 有 成 分
不発酵茶	摘み取った生茶葉をすぐに加熱(蒸葉)し，茶葉中のクロロフィル酸化酵素を失活させ,緑色を保たせる。	蒸し茶	煎茶, 抹茶,玉露, 番茶	カテキン(タンニン類), テアニン(アミノ酸), カフェインなど
		釜煎り茶	青柳茶, 中国緑茶	
半発酵茶	生茶葉を日光に当てるなどしてしおれさせ(萎凋)，酸化酵素を若干作用させた後，釜煎りし，揉捻してつくる。	ウーロン茶		リナロール, ゲタニオール, ジャスミンラクトンなど
発酵茶	生茶葉を長時間日光にあて，水分を蒸発させて，独特の香気を作り出しながら加熱乾燥する。	紅茶		タンニン, カフェインなど

実験 31　緑茶葉中のタンニンの定量（酒石酸鉄吸光光度法）

目 的　① 緑茶葉中のタンニンを熱水抽出する。
　　　　② 酒石酸鉄吸光光度法により，タンニンを定量する。

試 料　緑茶（茶葉）
　　　　＜調製法＞
　　　　i. 本章の「1 分析試料の調製 (p.129)」に示した方法により,試料を調製する。ただし，水分量の多い試料については，105℃で予備乾燥をしておく。
　　　　ii. 液体のお茶を試料とする場合は，5～10mL を採取し，純水で100mL に定容して試料溶液とする。

試 薬　① 酒石酸鉄試薬
　　　　＜調製法＞
　　　　硫酸第一鉄100mg と，酒石酸カリウムナトリウム500mg を採取し，純水に溶解して100mL に定容する。定量時に調製する。
　　　　② リン酸緩衝液（pH7.5）
　　　　＜調製法＞
　　　　i. M/15 リン酸水素二ナトリウム溶液と，M/15 リン酸二水素カリウム溶液を 84:16 の割合で混合する。
　　　　ii. pH メーターで，pH7.5 に調整する。
　　　　③ 没食子酸エチル標準溶液原液
　　　　＜調製法＞

実験
31

i. 没食子酸エチル 25mg を精秤し，純水に溶解して 100mL に定容する。

ii. 以下に示すように，この標準溶液原液を希釈して，没食子酸エチル濃度 0，5，10，15，20，25（mg/100mL）の検量線用標準溶液を調製する。

没食子酸エチル濃度（mg/100mL）	0	5	10	15	20	25
没食子酸エチル標準溶液原液採取量（mL）	0	2	4	6	8	10
純水（mL）	10	8	6	4	2	0

器具・装置 ① ガラス製器具

三角フラスコ（200mL），メスシリンダー（100mL），メスフラスコ（100mL），ロート，三角フラスコ（100mL），試験管，ホールピペット（2mL，10mL）

＊ホールピペットの代わりに，自動ピペット（ピペットマン）を使用してもよい。

② その他の器具

スパーテル，精密電子天秤，定性用ろ紙（5種 A），ロート台，試験管立て，試験管振とう機（ボルテックスミキサー），ウォーターバス，洗浄びん

③ 装置

分光光度計

実験操作 **（1）試料溶液の調製**

① 試料（緑茶葉）0.1g を三角フラスコ（200mL）に精秤する。

② 熱水 50 ～ 60mL をメスシリンダー（100mL）で加えて，80℃以上のウォーターバス中で 30 分間加熱し，試料中のタンニンを抽出する（熱水抽出）。

③ 室温まで冷却した後，メスフラスコ（100mL）に移し，100mL に定容する。

④ 定性用ろ紙（5種 A）を折ってひだ付きろ紙を作り，定容した抽出液をろ過する。

⑤ 最初のろ液約 20mL を捨て，その後のろ液を三角フラスコ（100mL）に集める。これを，分析用試料溶液とする。

（2）タンニンの定量（酒石酸鉄吸光光度法）

① 分析用試料溶液，検量線用標準溶液それぞれ 2mL をホールピペット（2mL）で試験管に採取する。

② ホールピペット（2mL）で酒石酸鉄試薬 2mL，ホールピペット（10mL）でリン酸緩衝液 6mL を加え，混合する。

③ 分光光度計により，波長 540nm で吸光度を測定する。

結 果 ① 検量線の作成

グラフを作成し，検量線を求める。

② 試料溶液中の没食子酸エチル濃度

試料溶液の吸光度の平均値を，上記①で求めた検量線の式に代入して，試料溶液中の没食子酸エチル濃度 X（mg/100mL）を求める。

③ 試料中のタンニン含量の算出

検量線から求めた試料溶液の没食子酸エチル濃度が X（mg/100mL）であったとすると，緑茶（茶葉）中のタンニン含量（mg/100g）は，以下の式で求められる。

$$試料中のタンニン含量\ (mg/100g) = 1.5 \times X \times \frac{V}{v} \times \frac{100}{S}$$

- 1.5 ：没食子酸エチル 1mg に相当する吸光度を示すのに必要な茶タンニンの mg 数
- X ：検量線から求めた試料溶液中の没食子酸エチル濃度 (mg/100mL)
- V ：試料の定容容積 (mL)（ここでは，100 (mL)）
- v ：試料溶液採取量 (mL)（ここでは，2 (mL)）
- S ：試料採取重量 (g)（ここでは，約 0.1 (g)）

3) 食品中の有機酸の定量

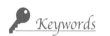
Keywords
◆酢　◆酢酸菌　◆酢酸発酵　◆ pH2.0 ～ 3.5　◆抗菌作用　◆殺虫効果
◆タンパク質の変性　◆色を良くする（アントシアニン系色素）
◆色を悪くする　◆褐変防止　◆ビタミン C の酸化防止

　酢は，人間が作り出した最古の調味料といわれており，種類も多い。酢は，デンプン質原料をアルコール発酵させ，そこに酢酸菌による酢酸発酵を行わせて作られた酢酸を主成分とする酸性調味料である。原料により穀物酢，雑穀酢，果実酢などに分類される。

　酢は，pH2.0 ～ 3.5 という強い酸性を示す。酸味は，動物の本能の面からみれば，腐敗したものであり，好まれるものではない。しかし，私たち人間は，酢の酸味をさわやかな味として認識し，調理に利用している。酢の作用を示す（表6－3）。

表6-3　酢の作用

	作　用	説　明
①	腐敗を防ぐ(抗菌作用)	多くの微生物は，pH5.5～9.0の範囲でしか生存できない。
②	寄生虫を殺す(殺虫効果)	魚を酢でしめる。
③	タンパク質を変性させる	固い肉を酢につけると，保水性が増すとともに，酸性プロテアーゼの作用を受けやすくなり，肉の風味が向上する。
④	色を良くする	アントシアニン系色素は，酸性で美しい赤色を呈する。(例) うめぼし
		フラボノイド系色素は，酸に安定で，白色を呈する。(例) 酢を入れてゆがいたカリフラワー
⑤	色を悪くする	クロロフィル系色素は，酸が作用すると褐色のフェオフィチンになるため，酢は食べる直前に和える。
⑥	褐変を防止する	酸によりpHが低下すると，ポリフェノールオキシダーゼなどの酵素作用が抑制され，りんごやじゃがいもの褐変を防ぐことができる。
⑦	ビタミンCの酸化を防止する	ビタミンCは酸性下で安定である。また，酸によりpHが低下すると，アスコルビン酸オキシダーゼなどの酵素作用が抑制され，ビタミンCの分解(酸化)が抑制される。

　「食品中の有機酸の定量」については、「実験1　水酸化ナトリウム溶液の標定と食酢中の酢酸の定量」（p.37）を参照されたい。

4）食品中の塩分の定量

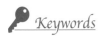

◆食塩　◆塩化ナトリウム　◆防腐作用→水分活性（Aw）を低下　◆塩味
◆タンパク質の変性→小麦粉グルテン（めん類），アクトミオシン（かまぼこの「アシ」）　◆褐変防止

　食塩は，調味の基本となる塩味調味料で，塩化ナトリウムが主成分である。人体における体液のpH調節，水分代謝などにおいて，重要な役割を果たしている。

　食塩の原料は，海水や岩塩である。製造法としては，イオン交換膜法や天日製塩などがある。塩には潮解性があるため，食卓塩，クッキングソルトなどでは，固結防止のために炭酸マグネシウムが添加されている。食塩の作用を示す（表6－4）。

表6－4　食塩の作用

	作　　用	説　　明	備　　考
①	防腐作用	食品中の水分活性(Aw)を低下させ，微生物の生育を抑制する	（例）つけもの，塩辛
②	塩味を呈する	分子量が小さく，食品への浸透が早い	
③	タンパク質の変性	小麦粉グルテンの形成	めんの粘弾性。 （例）めんの「コシ」
		肉タンパク質の変化	魚肉に食塩を添加して練ると，保水性の高いアクトミオシンが形成され弾力のあるテクスチャーとなる。 （例）かまぼこの「アシ」
④	酵素作用の抑制	褐変を防止する	ポルフェノールオキシターゼの作用を阻害。
		ビタミンCの酸化防止	アスコルビン酸酸化酵素の作用を阻害。 （例）野菜をゆでる時に，食塩を加える。

　「食品中の塩分の定量」については，「実験2　硝酸銀溶液の標定としょうゆ中の塩分の定量」（p.40）を参照されたい。

第7章

食 品 の 色 素 成 分

学 習 の ポ イ ン ト

　食品中の天然色素成分としては，カロテノイド系色素（カロテン類（β-カロテン・リコペン），キサントフィル類（クリプトキサンチン・ルテイン・カプサンチン・アスタキサンチン）），フラボノイド系色素（狭義のフラボノイド類（フラバノン・フラボン）・アントシアニン類・フラバノール類（タンニン・カテキン）），ポルフィリン系色素（クロロフィル色素・ヘム色素（ミオグロビン・ヘモグロビン））などがある。本章では，定性実験を行い，それらの色素成分の特性を学ぶ。

1 食品中の色素成分

Keywords

◆嗜好特性　◆官能特性　◆カロテノイド系色素（β-カロテン，リコペン，クリプトキサンチン，ルテイン，カプサンチン，アスタキサンチン）　◆フラボノイド系色素（ナリンギン，ヘスペリジン，ルチン，ナスニン，カテキン）　◆ポルフィリン系色素（クロロフィル色素，ヘム色素（ヘモグロビン），筋肉色素（ミオグロビン））

　食品の「色」は，直接的に私達の五感に働きかけ（嗜好特性，官能特性），食品を選択する際の動機づけ，さらに食欲を起こさせる因子，おいしさと深い関係を持っている。

　以下に，食品中に含まれる代表的な色素を示す（表7－1）。

表7－1 食品中に含まれる代表的な色素

系統	類別	色素の名称	色素の色	含まれる食品または生成する反応
カロテノイド系色素	カロテン類	β-カロテン, α-カロテン	黄色, 橙色, 紅色	にんじん, かぼちゃ, 卵黄
		リコペン	赤色	トマト, スイカ, かき
	キサントフィル類	α-, β-クリプトキサンチン	黄色～黄橙色	野菜類, 果実類
		ルテイン	黄色～黄橙色	トウモロコシ
		カプサンチン	赤色	唐辛子
		アスタキサンチン	赤色	えび, かに, さけ
フラボノイド系色素	フラバノン類	ナリンギン	無色	かんきつ類
		ヘスペリジン	無色	かんきつ類
	フラボン類	アピイン	白色～黄色	セロリ, パセリ
	フラボノール類	ルチン	淡黄色	そば, アスパラガス
	アントシアニン類（アルカリ性で青色, 酸性で赤色を呈する）	ナスニン	紫色	なす
		シソニン	赤紫色	しそ
		エニン	紫色	ぶどう果皮
	タンニン類	カテキン		茶葉
ポルフィリン系色素	クロロフィル色素	クロロフィルa	緑色	植物全般
		クロロフィルb	黄緑色	植物全般
		フェオフィチン	黄褐色	酸により, クロロフィルから脱Mg
		クロロフィリン	鮮緑色	アルカリにより, クロロフィルから脱フィトール
		クロロフィリド	緑色	クロロフィルから脱フィトール
	ヘム色素	ヘモグロビン	赤色	動物全般の血球色素
	筋肉色素	ミオグロビン(Fe^{2+})	暗赤色	食肉の色
		オキシミオグロビン($Fe2+$)	明赤色	ミオグロビンが酸素と結合したもの
		メトミオグロビン($Fe3+$)	赤褐色	ミオグロビン, オキシミオグロビンが酸化されたもの
		メトミオクロモーゲン	褐色	メトミオグロビンの加熱により生成
		ニトロソミオグロビン	鮮赤色	ミオグロビンに酸化窒素(NO)処理を行い生成
		ニトロソミオクロモーゲン	赤色	ニトロソミオグロビンの加熱により生成

実験
32

2 食品中の色素成分の定性反応

🔑 Keywords

◆クロロフィル→ポルフィリン系色素，フェオフィチン，クロロフィリン，銅クロロフィリン ◆フェオフォルバイド ◆光過敏性 ◆アントシアニン→共役二重結合，錯化合物（メタロアントシアニン）◆タンニン→渋味成分，褐変に関与 ◆ヘム色素→ヘモグロビン，ミオグロビン，オキシミオグロビン，メトミオグロビン，メトミオクロモーゲン，ニトロソミオグロビン，ニトロソミオクロモーゲン

実験 32　食品中の色素成分の定性反応

目 的	① 植物性食品中の色素成分（クロロフィル，アントシアニン，タンニン）について，定性反応を行う。
	② 動物性食品中の色素成分（ヘム色素：ミオグロビン）について，定性反応を行う。

1）クロロフィルの定性反応

クロロフィルは，植物の光合成において光エネルギーをとらえ，利用するという重要な役割を果たしている。クロロフィルはポルフィリン系の有色色素で，金属イオンとしてマグネシウム（Mg）を配位している。クロロフィルには，aとbがあるが，いずれもフィトールを持つため脂溶性である。

クロロフィルは，酸性条件下では容易にマグネシウムを離脱し（マグネシウムが水素と置換），フェオフィチン（黄褐色）に変わる。また，アルカリ条件下では，脱フィトールされ，安定なクロロフィリン（鮮緑色）となる。また，銅イオンが存在すると，クロロフィル中のマグネシウムが銅と置換し，銅クロロフィリン（不溶性の安定した鮮緑色）となる。クロロフィルが，脱マグネシウム，脱フィトールされたフェオフォルバイド（褐色）は，光過敏症の原因物質である。

試 料	緑黄色野菜（パセリ，ほうれん草など）
試 薬	① 0.1％酢酸
	② 0.5％炭酸水素ナトリウム溶液
	③ 0.1％硫酸銅溶液
器 具	① ガラス製器具
	試験管，メスピペット（5mL），ガラス棒
	② その他の器具
	試験管立て，まな板，包丁，スパーテル，試験管振とう機（ボルテックスミキサー），三脚，湯煎，ガスバーナー，洗浄びん
実験操作	① 緑黄色野菜を細断し，4等分して，4本の試験管（(1)，(2)，(3)，(4)）に入れる。
	② それぞれの試験管に (1) 純水 5mL，(2) 0.1％酢酸 5mL，(3) 0.5％炭酸水素ナトリウム溶液 5mL，(4) 0.1％硫酸銅溶液 5mL をメスピペット（5mL）で加える。
	③ 各試験管を，ガラス棒で攪拌する。
	④ 沸騰湯浴中で 10 〜 15 分間加熱する。
	⑤ 各試験管の色の変化を確認する。

2) アントシアニンの定性反応

アントシアニンは，なすの果皮やしその葉をはじめてとして，植物の花や果実，葉に存在している。アントシアニンは水溶性で，植物細胞中に配糖体，あるいは有機酸が結合した配糖体として溶存している。アグリコンはアントシアニジンである。共役二重結合を持つため，pH変化により構造が変化し，赤色（酸性）→紫色（中性）→青色（アルカリ性）と鮮やかに色が変わる。中性では脱水され，無色になることがある。

アントシアニンは，酵素的にも，非酵素的にも酸化されやすく，容易に褐変（p.199参照）する。また，アントシアニンはフェノール性ヒドロキシル基を持っているため，金属イオンと錯化合物（メタロアントシアニン）を形成し，安定な青色を呈する。なすの漬物に，錆びたくぎやミョウバンを添加するのは，このためである。

| 試 料 | なすの果皮 |

| 試 薬 | ① 1%（v/v）塩酸性メタノール溶液 |

注）引火性が強いため，火気厳禁。　　注）有毒なため，吸入しないように注意すること。

② 5%炭酸水素ナトリウム溶液

③ 万能pH試験紙

| 器 具 | ① ガラス製器具 |

ビーカー（50mL），ガラス棒，メスピペット（5mL，10mL），駒込ピペット（2mL）

② その他の器具

試験管立て，まな板，包丁，スパーテル，ピンセット，試験管振とう機（ボルテックスミキサー），安全ピペッター，洗浄びん

| 実験操作 | ① なすの果皮一切れを細断し，ビーカー（50mL）に入れる。 |

② 1%（v/v）塩酸性メタノール溶液10mLを安全ピペッター付きメスピット（10mL）で加え，ガラス棒で撹拌して，色素を抽出する。

③ 抽出液5mLを安全ピペッター付きメスピット（5mL）で試験管に採取する。

④ 5%炭酸水素ナトリウム溶液を駒込ピペット（2mL）で滴下していき，色の変化を観察する。変化が見られた場合，その時点のpHを万能pH試験紙で調べる。

3) タンニンの定性反応

フラバノール類や，ロイコアントシアニジン骨格を持つ化合物は広義のフラボノイドであるが，タンニンとして扱われることが多い。カテキンは，茶葉，果実類，野菜類に多く含まれるフラバノールである。お茶や柿の渋味成分で，ポリフェノールオキシダーゼの基質として褐変に関与する。タンニンは，鉄が存在すると結合して黒変する。

| 試 料 | 茶葉 |

| 試 薬 | 1%硫酸第二鉄溶液 |

| 器 具 | ① ガラス製器具 |

スパーテル，ビーカー（50mL），メスシリンダー（50mL），試験管，メスピペット（2mL），駒込ピペット（2mL）

② その他の器具

電子天秤，試験管立て，洗浄びん

実験操作　① 茶葉約2gを採取し，ビーカー（50mL）に入れる。

② 熱湯約20mLをメスシリンダー（50mL）で加え，タンニンを抽出する。

③ ②の抽出液から2mLをメスピペット（2mL）で採取し，2本の試験管（(1)，(2)）に入れる。

④ 試験管（1）は，そのまま室温に放置する（ブランク）。試験管（2）に1％硫酸第二鉄溶液を駒込ピペット（2mL）で滴下していき，色の変化を観察する。

4）ヘム色素（ミオグロビン）の定性反応

　ヘムは，ポルフィリン環に鉄が配位した構造を持っている。食肉や血色素の赤色は，それぞれヘムを持ったミオグロビンとヘモグロビンというタンパク質に起因する。

　食肉中にはヘモグロビンも存在するが，その量はミオグロビンの約1/5程度であり，食肉の色はミオグロビンによるものと考えてよい。ミオグロビンの色調変化を示す（図7－1）。

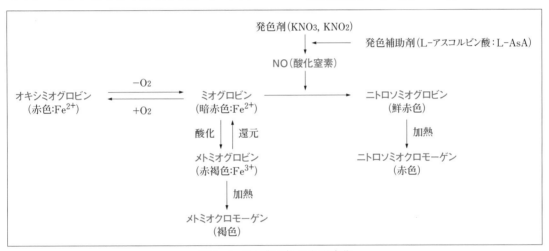

図7-1　ミオグロビンの色調変化

試　料　食肉

試　薬　① 亜硝酸カリウム（固体試薬）

② L－アスコルビン酸（L－AsA）（固体試薬）

器　具　① ガラス製器具

試験管，メスピペット（10mL）

② その他の器具

まな板，包丁，スパーテル，薬包紙，電子天秤，乳鉢，乳棒，試験管立て，三脚，湯煎，ガスバーナー，洗浄びん

実験操作　① 肉10gを採取し，乳鉢に入れる。

② 純水10mLをメスピペット（10mL）で加え，乳棒で圧搾して肉汁を採取し，3等分して，3本の試験管（(1)，(2)，(3)）に入れる。

③ 試験管（1）はそのまま放置し（ブランク），試験管（2）は沸騰湯浴中で加熱し，試験

管（3）には亜硝酸カリウム 0.5g と L‐アスコルビン酸 0.5g を加える。

④ 各試験管の色の変化を確認する。

3 食品中の色素の分離

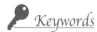 Keywords ◆ポルフィリン系色素（クロロフィル a, クロロフィル b） ◆カロテノイド系色素（キサントフィル, カロテン） ◆カラムクロマトグラフィー

実験 33　食品中の色素の分離（カラムクロマトグラフィー）

　植物の緑葉に含まれる色素はポルフィリン系色素とカロテノイド系色素である。クロロフィル類としては，クロロフィル a（緑色），クロロフィル b（黄緑色）があり，カロテノイド類としては，キサントフィル類のキサントフィル（黄色），カロテン類のカロテン（橙～赤色）が存在している。これらの色素は，いずれも脂溶性であるため，有機溶媒で抽出することができる。この抽出液をクロマトグラフィーにより分離し，各色素を確認する。クロマトグラフィーについては，前項「3 章　5 クロマトグラフィー」を参考にされたい。

　ここでは，カラムクロマトグラフィーを用いて，色素の分離を行う。ガラス管（「カラム」という）に吸着体を充填し，色素抽出液を入れ，展開溶媒を流すと，色素は吸着体への親和力と有機溶媒に対する溶解度に応じて，早く，あるいは遅く移動する。この速度の差を利用して，色素の分離を行う（p.198, 図 7 − 2）。

| 目 的 | ① 植物性食品（緑葉野菜）中の脂溶性色素成分（クロロフィル類, キサントフィル類, カロテン類）を抽出する。 |

② カラムクロマトグラフィーにより，色素成分の分離を行う。

1）　脂溶性色素の抽出

| 試 料 | 緑黄色野菜（パセリ, ほうれん草, 春菊など） |

| 試 薬 | ① 海砂 |

② メタノール 　注）引火性が強いため，火気厳禁。
③ 石油ベンジン 　注）有毒なため，吸入しないように注意すること。
④ ベンゼン

⑤ 無水硫酸ナトリウム（固体試薬）

| 器 具 | ① ガラス製器具 |

共栓付きフラスコ（200mL），メスシリンダー（50mL），駒込ピペット（5mL），ロート，分液ロート，三角フラスコ（100mL）

② その他の器具

スパーテル，電子天秤，乳鉢，乳棒，ロート台，リング，ムッフ，スタンド，洗浄びん，コルク栓，薬包紙

| 実験操作 | ① 野菜の緑葉約 20g を採取し，乳鉢に入れる。 |

② 海砂 4g を採取し，乳鉢に入れる。

③ 乳棒で磨砕する。

④ 内容物を共栓付きフラスコ（200mL）に入れる，

⑤ メタノール 15mL，石油ベンジン 45mL，ベンゼン 5mL をメスシリンダー（50mL），駒込ピペット（5mL）で加える。
　　注）引火性が強いため，火気厳禁。　　注）有毒なため，吸入しないように注意すること。

⑥ 時々振りまぜながら，30 分間放置する。

⑦ ろ紙でろ過する。傾斜法（デカンテーション）によってもよい。

⑧ ろ液を分液ロートに入れる。

⑨ 純水 10mL を駒込ピペット（5mL）で分液ロートに入れ，振とうした後，静置する。

⑩ 水層（下層：メタノール層）を捨てる。

⑪ ⑨〜⑩の操作を 4 〜 5 回繰り返す。

⑫ 溶媒層（色素抽出液）を三角フラスコ（100mL）に入れ，無水硫酸ナトリウム約 20g を加える。

⑬ 薬包紙で包んだコルク栓でふたをする。

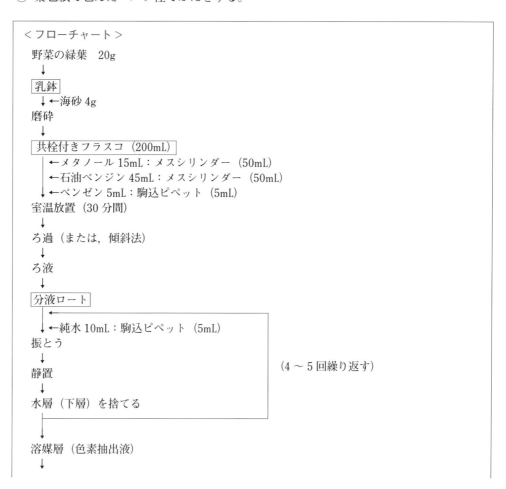

```
三角フラスコ（100mL）
 ↓←無水硫酸ナトリウム約20g　：スパーテル
薬包紙で包んだコルク栓でふたをして保存
```

2）分離用カラムの調製

試薬　① 酸化アルミニウム（活性アルミナ）

② 炭酸カルシウム

＜調製法＞

150℃で5～6時間乾燥させた後，使用する。

③ 乳糖（ラクトース）

＜調製法＞

80～100℃で4～5時間乾燥させた後，使用する。

④ 無水硫酸ナトリウム

⑤ ベンゼン-石油ベンジン混液（v/v，1:4）（展開液）

　<u>注）引火性が強いため，火気厳禁。</u>　<u>注）有毒なため，吸入しないように注意すること。</u>

器具　① ガラス製器具

カラム（内径1cm；長さ18cm），ガラス管（細いもの）

② その他の器具

クランプ，ムッフ，スタンド，スパーテル，薬包紙，電子天秤，脱脂綿，ガラス管，シリコン栓，シリコンチューブ，ピンチコック，ろ紙，グラスウール（脱脂綿でもよい）

実験操作　① カラムの下端に，細いガラス管を通したシリコン栓をつける。ガラス管には，シリコンチューブ，ピンチコックを付けておく。

② ガラス管の底部に脱脂綿をしき，「活性アルミナ：2cm」→「炭酸カルシウム：4cm」→「乳糖：6cm」を重層する。この際，中に隙間ができないように，カラムの外側を鉛筆などで軽くたたきながらつめる。

③ 最上部に無水硫酸ナトリウムを0.5cm重層し，その上にろ紙片をしく。

④ ベンゼン-石油ベンジン混液をカラムに注ぎ，カラム全体を湿らせる。

　<u>注）引火性が強いため，火気厳禁。</u>　<u>注）有毒なため，吸入しないように注意すること。</u>

```
＜フローチャート＞
カラム
 ↓←活性アルミナ：2cm重層
 ↓←炭酸カルシウム：4cm重層
 ↓←乳糖：6cm重層
 ↓←無水硫酸ナトリウム：0.5cm重層
 ↓←ろ紙片
 ↓←ベンゼン-石油ベンジン混液で，カラム全体を湿らせる
 ＊カラムクロマトグラフィー用カラム
```

3）脂溶性色素の分離（カラムクロマトグラフィー）

試 料	1）で調製した色素抽出液

試 薬	① ベンゼン–石油ベンジン混液（v/v, 1:4）（展開液）

　　　　　　注）引火性が強いため，火気厳禁。　注）有毒なため，吸入しないように注意すること。

　　　　② 2）で調製したカラム

器 具	① ガラス製器具

　　　　　　駒込ピペット（2mL），駒込ピペット（5mL）

　　　　② その他の器具

　　　　　　クランプ，ムッフ，スタンド，ガラス管，シリコン栓，シリコンチューブ，ピンチコック，

実験操作	① カラム上部の展開液がほとんどなくなった時，駒込ピペット（2mL）で色素抽出液

　　　　　　2mL をカラム上部にのせる。

　　　　② 色素抽出液がカラム内に入り，カラム上部の色素抽出液がほとんどなくなった時，駒
　　　　　　込ピペット（2mL）でベンゼン–石油ベンジン混液 2mL をカラム上部にのせる。

　　　　③ カラム上部のベンゼン–石油ベンジン混液がほとんどなくなった時，ベンゼン–石油ベ
　　　　　　ンジン混液 10mL を駒込ピペット（5mL）でカラム上部にのせる。

　　　　④ ベンゼン–石油ベンジン混液を流しながら，展開を行う。

　　　　⑤ 分離した色素の状態，カラムにおける位置などを観察する（分離過程を「4コマ」で
　　　　　　スケッチを行う）

＜フローチャート＞

カラム上部の展開液がほとんど無くなった時

　　↓←色素抽出液 2mL：駒込ピペット（2mL）

カラム上部の色素抽出液がほとんどなくなった時

　　↓←ベンゼン–石油ベンジン混液 2mL：駒込ピペット（2mL）

カラム上部のベンゼン - 石油ベンジン混液がほとんどなくなった時

　　↓←ベンゼン–石油ベンジン混液 10mL：駒込ピペット（5mL）

展開←ベンゼン–石油ベンジン混液を補充しながら行う

　　↓

色素が分離（p.198，図 7 − 2）

　┌クロロフィル b（黄緑色）→　ラクトース層上部
　├クロロフィル a（緑）　　→　ラクトース層下部
　├キサントフィル（黄色）　→　炭酸カルシウム層上部
　└カロテン（橙～赤色）　　→　活性アルミナ上部

実験
33

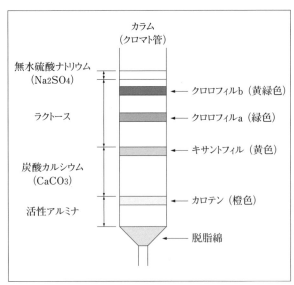

図7-2　緑葉野菜中の脂溶性色素のカラムクロマトグラフィー

第 **8** 章

食 品 成 分 の 変 化

学 習 の ポ イ ン ト

　食品は，貯蔵，加工，調理を行った後に食される。この過程において，食品成分は，何らか
の物理的，化学的，酵素的変化を受ける。本章では，これらの変化の機構と，食品の品質に与
える影響について学ぶ。

1 褐変

1) 褐変反応

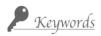

　◆褐変　◆酵素的褐変（ポリフェノールオキシダーゼ，メラニン色素）
◆非酵素的褐変（アミノ・カルボニル反応，メラノイジン，カラメル化）
◆油焼け　◆多価不飽和脂肪酸（PUFA）

　食品の褐変（brownig）とは，調理，加工，貯蔵などにより，食品が褐色に着色することをいう。
褐変反応は，酵素の関与する酵素的褐変と，酵素の関与しない非酵素的褐変に分類される。非酵素的
褐変反応としては，アミノ・カルボニル反応，カラメル化などがある（表8−1）。

表8−1　褐変反応

	反　応	主な現象	主な原因
酵素的褐変		野菜類,果実類の組織の破壊	ポリフェノールオキシダーゼ(チロシナーゼ,ラッカーゼ)によるメラニン色素(褐色色素)の生成
非酵素的褐変	アミノ・カルボニル反応	アミノ化合物(アミノ酸, ペプチド, タンパク質など)とカルボニル化合物(還元糖, アルデヒド, ケトンなど)を加熱	アミノ化合物とカルボニル化合物の反応によるメラノイジン(褐変物質)の生成
	カラメル化反応	グルコース, スクロースを160〜200℃で加熱	糖のエノール化, 異性化により,ジカルボニル化合物が生成し,アルデヒド,ケトンといった中間体を経て褐色色素が生成
		しょうゆ, ソース, コーラなどの着色	加熱により糖類が単独で起こす反応
	ポリフェノールの非酵素的褐変	コーヒー豆の焙煎	クロロゲン酸がスクロースの熱分解物と反応して褐色色素が生成
	酸化脂質による着色	魚の干物や煮干の油焼け	魚油の多価不飽和脂肪酸(PUFA)が酸化されて褐色色素が生成
	アスコルビン酸の分解による着色	濃縮ジュース,乾燥野菜の非酵素的褐変	アスコルビン酸が酸性で分解されてフルフラールを生成(大部分は, アミノ・カルボニル反応として進行する)

2) 酵素的褐変反応

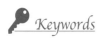
Keywords

◆ポリフェノールキシダーゼ（o−ジフェニルオキシダーゼ,チロシナーゼ,ラッカーゼ）　◆テアフラビン　◆テアルビジン　◆キノン様物質　◆褐色色素（メラニン色素）　◆酵素活性の抑制（ブランチング，5〜10℃，pH3以下，アスコルビン酸）　◆酸素の除去（窒素ガス，脱酸素剤）

(1) 酵素的褐変反応

　食品の変色に酵素が関与している場合は多いが，食品中の褐変は主にポリフェノールキシダーゼ（polyphenol oxidase）とよばれる酸化酵素の働きによる。この酵素が原因である褐色化反応を，一般に酵素的褐変という。ポリフェノールオキシダーゼは，厳密にはo−ジフェニルオキシダーゼ（カテコールオキシダーゼ）のことをさすが，他にチロシナーゼ，ラッカーゼも含めた3種類の酵素の総称として用いられることが多い。

　ポリフェノールオキシダーゼによるこの褐変反応は，ほとんどの植物で見られ，植物性食品の品質と非常に密接な関連があり，一般に品質の低下，劣化を意味している（表8−2）。

表8−2　褐変と植物性食品

褐変を起こしやすい野菜類・果実類	ごぼう, なす, やま(の)いも, キャベツ, レタス, りんご, バナナ, ようなし, もも
褐変を起こしにくい野菜類・果実類	オレンジ, レモン, メロン, パイナップル

実験
34

　一般に，褐変は好ましい現象ではないが，逆に褐変反応を利用した食品もある。たとえば，紅茶の製造である。紅茶特有の赤色色素は，カテキン類（茶葉中の主なタンニン）の酸化生成物であるテアフラビン類（橙赤色）と，その重合物であるテアルビジン（赤褐色）である。

（2）酵素的褐変反応の反応機構

　褐変反応の基質となるポリフェノール類は，ベンゼンなどの芳香環に複数のヒドロキシル基が直接結合した構造を有する化合物群である。ポリフェノールオキシダーゼの作用により，食品中のポリフェノール成分がキノン様物質となり，それが酸化重合して褐色色素（メラニン色素）を生成する。

（3）酵素的褐変の防止法

　以下に，酵素的褐変の防止法は，酵素活性の抑制と，酸素の除去が基本である（表8－3）。

表8－3　酵素的褐変の防止法

分　類	手　法
酵素活性の抑制	加熱による酵素の失活（ブランチング）
	低温（5～10℃）保存
	酸性条件下（pH3以下）
	還元剤の使用（アスコルビン酸，亜硫酸塩など）
酸素の除去	窒素ガス充填
	脱酸素剤の使用
	脱気水への浸漬

実験 34　酵素的褐変反応（リンゴの褐変）

目 的
① リンゴを試料として，酵素的褐変反応を確認する。
② 褐変反応を防止する方法について，効果を確認する。

試 料 野菜類，果実類（本実験ではリンゴを使用する）

試 薬
① 5％塩化ナトリウム溶液
② 5％酢酸（5％クエン酸でもよい）
③ 5％炭酸水素ナトリウム溶液
④ 5％ L- アスコルビン酸溶液

器 具
① ガラス製器具
　ビーカー（100mL），メスシリンダー（50mL），ガラス棒
② その他の器具
　まな板，包丁，おろし金，三脚，湯煎，ガスバーナー，洗浄びん

実験操作
① 試料（リンゴ1/2個）の果皮を除き，おろし金ですりおろして，A ～ Iの各ビーカー（100mL）に9等分してに入れる。
② ただちに各試薬溶液をメスシリンダー（50mL）で試料が浸る程度（約20mL），対応す

る各番号のビーカーに入れ、よく撹拌する。

③ 色の変化、着色の有無を観察する。

	反　応　条　件
A	そのまま放置する（コントロール:対照）
B	水を加える（水に漬け込む）
C	低温に放置する（冷蔵庫に入れる）
D	ゆるやかに加熱する（湯煎加熱:ブランチング）
E	5%塩化ナトリウム溶液を加える（食塩水に漬ける）
F	5%酢酸（5%クエン酸でもよい）を加える。（酸性にする）
G	5%炭酸水素ナトリウム溶液を加える。（アルカリ性にする）
H	5%L-アスコルビン酸溶液を加える。（最初から、還元剤を加える）
I	放置して褐変したものに、5%L-アスコルビン酸溶液を加える。（後から、還元剤を加える）

3）非酵素的褐変反応

🔑 Keywords

◆アミノ・カルボニル反応→メラノイジン（褐色色素）、非有効性リシン、アマドリ転移化合物、ストレッカー分解、香気成分（ピラジン、ピラール）　◆カラメル化反応（160～200℃で加熱）　◆ポリフェノールの非酵素的褐変→コーヒー（クロロゲン酸）　◆酸化脂質による着色（油焼け）→多価不飽和脂肪酸（PUFA）、脂質の自動酸化　◆アスコルビン酸の分解→フルフラール

　酵素が関与しない非酵素的褐変反応として、①アミノ・カルボニル反応、②カラメル化反応、③ポリフェノールの非酵素的褐変反応、④酸化脂質による着色（油焼け）、⑤アスコルビン酸の分解による着色などがある。また、アミノ・カルボニル反応やカラメル化の過程で起こるストレッカー分解は、食品の香気成分（フレーバー）の生成反応として重要である。

(1) アミノ・カルボニル反応（メイラード反応、あるいはマイヤール反応）

　この反応は、文字通りアミノ化合物（遊離アミノ酸、ペプチド、タンパク質、アミン類、アンモニアなど）とカルボニル化合物（還元糖、アルデヒド、ケトン、レダクトンなど）が化学反応により、メラノイジン（褐色色素）を生成する反応である（表8-4）。アミノ・カルボニル反応は、基本的にアミノ基（-NH2）とカルボニル基（-CHO、-CO-）が等モルで反応するため、アミノ化合物とカルボニル化合物の濃度による影響を受けやすい（表8-5）。

　また、タンパク質中のリシンのε-アミノ基が糖とアミノ・カルボニル反応をすると、リシンが非有効性リシンとなり、栄養価の低下を招く。しかし、腸内細菌による分解率は高く、一部のリシンが有効になることもある。

(2) カラメル化反応

　グルコースやスクロースに水溶液は、160～200℃で加熱されると、独特の香ばしい香りを発生し、褐色の粘ちょうな液（カラメル）になる。加熱により、糖類が単独で起こす反応をカラメル化という。しょうゆ、ソース、黒ビール、コーラなど各種食品の着色などに利用されている。

表8−4　アミノ・カルボニル反応の進行

	初発物質	反　応	生　成　物
初期段階	糖, アミノ化合物	縮合→窒素配糖体(アルドシルアミン)→シッフ塩基→アマドリ転移反応	アマドリ転移化合物(1, 2-エンジオール, アミノケトン)
中間段階	アマドリ転移化合物	レダクトン性化合物→エノール化→脱水, 酸化, 脱アミノ反応→α−ジカルボニル化合物	さまざまなカルボニル化合物(ジカルボニル化合物, 不飽和カルボニル化合物, フルフラール類)
		ストレッカー分解 α−ジカルボニル化合物とα−アミノ酸→脱炭酸→アルデヒド→ピラジン, ピラール	香気成分(ピラジン, ピラール)
終期段階	さまざまなカルボニル化合物	アミノ化合物と反応, 生成物どうしの重合メラノイジン(褐色色素)	メラノイジン(褐変物質) メラノイジンの化学構造は不明だが, 抗酸化作用を有するといわれている

表8−5　アミノ・カルボニル反応に関与する因子および予防法

関与因子	反応速度への影響
pH	pH3〜8の範囲では, 酸性側で遅く, アルカリ性側で早く反応する
水分	水分含量10〜15%でもっとも早く進行する
	中間水分食品(Aw 0.65〜0.85)で起こりやすい
温度	温度が高いほど早く反応する
	10℃以下では, ほとんど反応は起きない。
酸素	酸素の供給が無くても, 加熱により十分に進行する
	室温付近で長期間保存する場合は, 酸化褐変の寄与が大きくなる (味噌の表面着色, しょうゆの開栓後の濃色化)
無機イオン	鉄イオン, 銅イオンは反応を促進する
	亜硝酸塩は反応を抑制する(褐変防止剤)
糖とアミノ酸の量	アミノ酸が多いほうが着色しやすい
還元糖の反応性	リボース＞キシロース＞ガラクトース＞グルコース
五炭糖と六炭糖の反応性	五炭糖＞六炭糖

(3) ポリフェノールの非酵素的褐変反応

　ポリフェノール類は, 酵素的褐変だけでなく, 非酵素的褐変の原因物質でもある。焙煎により生み出されるコーヒー特有の褐色色素は, 生豆中のポリフェノール (クロロゲン酸) がスクロースの熱分解物と反応して形成されたものである。

(4) 酸化脂質による着色 (油焼け)

　魚の干物や煮干などに見られる「油焼け」という現象は, 魚油に含まれる多価不飽和脂肪酸 (PUFA) が表面にしみ出し, 酸化されることにより, 焼けたように褐変したものである。これは, 脂質の自動

酸化に伴うカルボニル化合物の生成によるアミノ・カルボニル反応である。

(5) アスコルビン酸の分解による着色

　濃縮ジュースや乾燥野菜にみられる非酵素的褐変反応である。アスコルビン酸が酸性で分解され，フルフラールを生成する非酸化的反応経路と，デヒドロアスコルビン酸から $2,3$ −ジケトグロン酸を経由する酸化的反応経路がある。しかし，レダクトンであるアスコルビン酸は，酸化されると α −ジカルボニル化合物となり，実際の食品中においては，褐変反応の大部分はアミノ・カルボニル反応として進行する。

実験 35　非酵素的褐変反応（アミノ・カルボニル反応）

| 目　的 | ① アミノ化合物（アミノ酸溶液）とカルボニル化合物（糖溶液）を試料として，非酵素的褐変反応を確認する。 |

② 非酵素的褐変反応に対する pH の影響を調べる。

試　料　① 純水

② 5％グリシン溶液

③ 5％グルコース溶液

試　薬　① 0.5M リン酸一ナトリウム（$NaH_2PO_4 \cdot H_2O$）溶液

　　　　＜調製法＞

　　　　i.　0.5M リン酸一ナトリウム 69g を採取し，純水で 1L に定容する。

　　　　ii.　pH メーターで pH を確認しておく（酸性溶液）。

② 0.5M リン酸二ナトリウム（Na_2HPO_4）溶液

　　　　＜調製法＞

　　　　i.　0.5M リン酸二ナトリウム 71g を採取し，純水で 1L に定容する。

　　　　ii.　pH メーターで pH を確認しておく（アルカリ性溶液）。

③ ①溶液と②溶液を混合し，pH7（中性）としたリン酸緩衝液

　　　　＜調製法＞

　　　　pH メーターで確認しながら混合し，pH7 とする。

器　具　① ガラス製器具

　　　　試験管，メスピペット（2mL，5mL）

② その他の器具

　　　　試験管立て，試験管振とう機（ボルテックスミキサー），三脚，湯煎，ガスバーナー，洗浄びん

③ 装置

　　　　分光光度計

実験操作　① 酸性溶液 2mL をメスピペット（2mL）で 4 本の試験管に採取する。

② 中性溶液 2mL をメスピペット（2mL）で 4 本の試験管に採取する。

③ アルカリ性溶液 2mL をメスピペット（2mL）で 4 本の試験管に採取する。

④ ①〜③の試験管に，下の表に示すように，「純水 4mL」，「5％グリシン溶液 4mL」，「5％

グルコース溶液 4mL」,「5%グリシン溶液 2mL ＋ 5%グルコース溶液 2mL」をメスピペット（2mL，5mL）で加える。

⑤ 計12本の試験管を，沸騰湯煎で15 〜 20分程度加熱する。

⑥ 各試験管の着色を確認する。分光光度計で波長500nmの吸光度を測定してもよい。

<フローチャート>

┌ 酸性溶液 2mL　　　　　×4本：メスピペット（2mL）
├ 中性溶液 2mL　　　　　×4本：メスピペット（2mL）
└ アルカリ性溶液 2mL　　×4本：メスピペット（2mL）

←純水 4mL
　←5%グリシン溶液 4mL：メスピペット（5mL）
　　←5%グルコース溶液 4mL：メスピペット（5mL）
　　　←5%グリシン溶液 2mL ＋ 5%グルコース溶液 2mL：メスピペット（2mL）

加熱（沸騰湯煎：15 〜 20分）

着色状態を観察

（試料溶液の組み合わせ）

		酸性溶液（2mL）	中性溶液（2mL）	アルカリ性溶液（2mL）
純水	4mL			
5%グリシン溶液	4mL			
5%グルコース溶液	4mL			
5%グリシン溶液	2mL			
+5%グルコース溶液	2mL			

2 油脂の変化

脂質については第4章の「2 脂質」（p.80）を参照されたい。

1）油脂の特数と変数

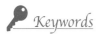
Keywords

◆特数（化学的特数）　◆ヨウ素価（IV）→不飽和脂肪酸の含有量
◆ケン化価（SV）→構成する脂肪酸の平均分子量　◆変数
◆酸価（AV）→酸敗の指標　◆過酸化物価（POV）→初期酸化の指標

油脂の性質を調べる化学的試験法には，ヨウ素価（iodine value：IV），ケン化価（saponification value：SV），酸価（acid value：AV），過酸化物価（peroxide value：POV），カルボニル価（carbonyl value：CV），TBA価（thiobarbituric acid value）などがある。

ヨウ素価は不飽和脂肪酸の含有量を示し，ケン化価は油脂を構成する脂肪酸の平均分子量の大小を示す。これらは，それぞれの油脂の特有の性状を反映するもので，特数（化学的特数）という。それ

に対して，酸価，過酸化物価，カルボニル価，TBA価などは，調理，加工，保存による油脂の劣化に伴い変化し，油脂特有の数値ではない。これらの数値を変数という。以下に，特数と変数を示す（表8－6）。

表8-6　油脂の特数と変数

	定　義	化学的意義
ヨウ素価 （IV）	油脂100gに付加するハロゲンの量をヨウ素のg数で表した数値	油脂を構成している脂肪酸の二重結合数（不飽和度）を反映する特徴
		油脂が酸敗するとヨウ素価は低下する
ケン化価 （SV）	油脂1gを完全にケン化（グリセリドをアルカリで加水分解すること）するために必要なKOHのmg数	油脂を構成している脂肪酸の平均分子量を反映する構成脂肪酸の炭素数が大きくなると，ケン化価は小さくなる
		短鎖脂肪酸の多いヤシ油，乳脂では高く，魚油では低い
酸価 （AV）	油脂1g中に含まれる遊離脂肪酸を中和するために必要なKOHのmg数	加水分解や酸敗の程度を示す
		油脂が分解するとAVは大きくなる
過酸化物価 （POV）	油脂にヨウ化カリウムを加えた場合に遊離されるヨウ素を，油脂1kgに対するmg当量数で示したもの	自動酸化の初期に生成するヒドロペルオキシド（ハイドロパーオキサイド）量
		油脂の酸化の初期に急増する（初期酸化の指標）
カルボニル価 （CV）	油脂1kg中に含まれるカルボニル化合物のmg数を2，4-ジニトロヒドラジンで定量したもの	酸敗の程度を示す
		酸敗が進むと増加する
ライヘルト - マイスル価 （RMV）	油脂5g中の水に可溶な揮発性脂肪酸（炭素数4，6のもの）を中和するのに要する0.1NKOHのmL数	バター脂の純粋性を示す特数
		バターは26～33，ヤシ油は5～8 一般油脂は1.0以下
ポレンスケ価	油脂5g中の水に不溶な揮発性脂肪酸（炭素数8～12のもの）を中和するのに要する0.1NKOHのmL数	バター脂の純粋性を示す特数
		バターは1.9～3.0，ヤシ油は18前後 一般油脂は1.0以下

2）油脂の酸化（酸価：AV）

 Keywords

◆酸敗（変敗）　◆自動酸化　◆ラジカルによる連鎖反応（脂質ラジカル→脂質ペルオキシラジカル→過酸化物）　◆酸化防止剤（ビタミンE，β-カロテン，ビタミンC，金属キレート剤）　◆脱酸素剤　◆UVカット包装　◆低温保存　◆酸価（AV）：油脂1g中に含まれる遊離脂肪酸を中和するために必要なKOHのmg数

　油脂は，保存状態や使用状況により，不快な色，臭い，味，有害成分などを生じ，粘度が増加する。これを，油脂の酸敗（変敗），劣化という。一般に，酸敗は不飽和度の高い脂肪酸，酸素，温度，光，遷移金属などにより促進される。

　油脂の酸化による劣化，酸敗（変敗）に関しては，自動酸化が重要な意味を持つ。これは，ラジカルによる連鎖反応である。

　誘導期を経た後，まず過酸化物（ヒドロペルオキシド，あるいはハイドロパーオキサイド）が生じる。過酸化物は熱に不安定で，重合して多量体を形成するため，粘度が上昇する。POV が高い数値を示すのは，この時点である。その後，過酸化物は分解され，アルデヒド，ケトンなどが生成し，不快な色，臭い，味を呈するようになる（酸敗，変敗）（表 8 - 7）。

表8-7　自動酸化の過程

	反　　応	生　成　物
反応の開始	光, 熱, 金属の存在などにより開始	脂質ラジカル生成
反応の進行 （連鎖反応）	脂質ラジカルと酸素の反応 ↓ 脂質ペルオキシラジカルと脂質の反応	脂質ペルオキシラジカル生成 ↓ 過酸化物, 脂質ラジカル生成
反応の停止	ラジカルどうしの反応	反応停止
	重合体の形成	

　油脂の酸化を防止するためには，以下のような方法がある（表 8 - 8）。

表8-8　油脂の酸化防止

	作　　　　用		作　用　物　質
酸化防止剤 （抗酸化剤）	ラジカル捕捉剤	化学合成物	・BHA（ブチルヒドロキシアニソール） ・BHT（ブチルヒドロキシトルエン） ・没食子酸プロピル
		天　然　物	・ビタミンE（トコフェロール）$\delta > \gamma > \beta > \alpha$ ・ヒサモール
	一重項酸素（$^1O_2$）消去剤		β-カロテン, トコフェロール
	協（共）力剤（抗酸化剤と同時に使用）		ビタミンC, レダクトン類
	金属キレート剤		クエン酸, EDTA, シュウ酸
酸素の除去	真空パック, 脱酸素剤		
紫外線の除去	UVカット包装		
反応速度の低下	低温保存		

　また，油脂の酸敗の指標である酸価（AV），過酸化物価（POV）に関しては，JAS および厚生労働省の規定により，以下のように定められている（表 8 - 9）。

表8–9　食用精製加工油脂および油脂利用食品の酸価および過酸化物価の規定

（JASおよび厚生労働省による規定より）

	酸価（AV）	過酸化物価（POV）	備考
食用精製加工油脂		3.0以下であること	日本農林規格（JAS）による
即席めん類（油脂で処理しためん）中の油脂	AVが3を超える，またはPOVが30を超えるものがあってはならない		食品衛生法による
菓子に含まれる油脂	AVが3を超え，かつPOVが30を超えるものがあってはならない		厚生労働省による規定

実験 36　油脂の酸化 I （酸価の測定）

　酸価（AV）とは，「油脂 1g 中に含まれている遊離脂肪酸を中和するのに要する KOH の mg 数で表した数値」である。油脂の精製度や，保存（貯蔵），加熱による酸敗（変敗）を表す指標となっている。精製食用油脂では，一般に 0.3 以下が普通である（表 8 − 9）。

（滴定の原理）

　R – COOH　＋　KOH　→　R – COOK　＋　H2O

目　的　① 油脂の劣化，酸敗（変敗）に伴う変数の変化を確認する。

　　　　　② 酸価を求めることにより，油脂の状態（品質）を判定する。

試　料　① 食用油脂 A（未開封のもの）

　　　　　② 食用油脂 B（開封後，調理には未使用のもの；1 カ月程度経過したもの）

　　　　　③ 食用油脂 C（開封後，揚げ物に使用したもの）

　　　　　④ 固体脂の場合は，湯浴で溶解したものを試料とする。

試　薬　① 0.1N 水酸化カリウム–エタノール標準溶液

　　　　　注）引火性が強いため，火気厳禁。　注）有毒なため，吸入しないように注意すること。

　　　　　＜調製法＞

　　　　　i.　水酸化カリウム 6.4g をビーカーに入れ，できるだけ少量の純水に溶解する。

　　　　　ii. 95％エタノールを加え，1L に定容する。

　　　　　iii. 2 〜 3 日間放置後，ろ過する。

　　　　　iv. 01％フェノールフタレイン溶液を指示薬として，0.1N シュウ酸標準溶液，または 0.1N 安息香酸標準溶液で滴定し，力価（F）を求めておく。

　　　　　② エーテル–エタノール混液（溶剤）

　　　　　注）引火性が強いため，火気厳禁。　注）有毒なため，吸入しないように注意すること。

　　　　　＜調製法＞

　　　　　i.　エーテル，エタノールを 1:1 （v/v），または，2:1 （v/v）で混合する。調製は，ドラフトチャンバー内で行う。

　　　　　ii. 使用直前にフェノールフタレイン–95％エタノール溶液を数滴加え，0.1N 水酸化カリウム–エタノール溶液で標定し，力価（F）を求めておく。

③ 1%フェノールフタレイン–95%エタノール溶液（指示薬）
（試料溶液が着色している場合は，アルカリブルー 6B またはブロムチモールブルーを
用いる）注）引火性が強いため，火気厳禁。
　　　　　注）有毒なため，換気をよくして吸入しないように注意すること。
　　　　　注）エーテル，エタノールは揮発性，引火性が高く，大量の蒸気の吸入により
　　　　　　　中毒を起こす。そのため，火気厳禁で，換気を良くして実験を行うこと。

器 具 ① ガラス製器具
　駒込ピペット（2mL, 5mL），三角フラスコ（100mL, 300mL），メスシリンダー（100mL），
　ビュレット（モール型）
　＊ガラス製測容器の代わりに，自動ピペット（ピペットマン）を使用してもよい。

② その他の器具
　精密電子天秤，安全ピペッター，ビュレット台，スターラーバー，マグネティックスター
　ラー，洗浄びん

装 置 ドラフトチャンバー

実験操作 **(1) 無機酸の存在確認**
酸価の測定においては，試料に無機酸が混入していないことを確認する必要がある。
① 試料に2倍量の純水を加え，湯浴場で加熱した後，メチルオレンジ（指示薬）を加える。
② 無機酸が存在している時には，赤変する。
③ 低級脂肪酸が存在している場合も赤変するが，その場合は，ライヘルト–マイスル価
　（Reichert - Meissi：RMV；油脂中の揮発性遊離脂肪酸を中和するのに要する 0.1N 水
　酸化ナトリウム溶液の mL 数）を測定すればよい。

(2) 酸価の測定
① 推定される酸価に対応する量の試料油脂 S（g）を駒込ピペット（5mL）で加え，精密
　電子天秤で三角フラスコ（300mL）に精秤する。「酸価測定用試料の採取基準量」（表
　8－10）を参考にして，ここでは，油脂 A（約20g），油脂 B（約10g），油脂 C（約
　5g）を精秤する。(g)
　試料重量 S（g）=（W_1（g）：油脂を入れた三角フラスコの重量）－（W_0（g）：空の三
　角フラスコの重量）

② エーテル–エタノール混液（溶剤）100mL
　をメスシリンダー（100mL）で加え，混
　合して，試料を完全に溶解する。固体試
　料の場合には，湯浴上で加熱融解した後，
　溶剤を加える。
③ 1%フェノールフタレイン溶液（指示薬）を
　駒込ピペット（2mL）で，5〜6滴を加える。
④ 0.1N 水酸化カリウム–エタノール標準溶
　液で滴定を行う。
⑤ 淡紅色が 30 秒間続いた時点を終点とする。

表8－10　酸価測定用試料の採取基準量
（JASおよび厚生労働省による規定より）

酸　価	試料採取量(g)
0〜5	20
5〜10	10
15〜30	5
30〜100	2.5
100以上	1

＜フローチャート＞

空の三角フラスコの重量（300mL）（W_0（g））
  ↓←試料油脂 S（g）：（S（g）＝ W_1（g）－ W_0（g））：駒込ピペット（5mL）
  ↓
油脂の入った三角フラスコの重量（W_1（g））
  ↓←エーテル–エタノール混液（溶剤）100mL：メスシリンダー（100mL）
混合
  ↓
溶解
  ↓←1%フェノールフタレイン溶液（指示薬）5〜6滴：駒込ピペット（2mL）
0.1N 水酸化カリウム–エタノール溶液で滴定
  ↓
終点（淡紅色が30秒間続いた時点）
  ↓
計算

結 果　試料油脂の酸価は，以下の式で求めることができる。

$$酸価（AV）＝\frac{5.611 \times V \times F}{S}$$

- 5.611 ：0.1N 水酸化カリウム–エタノール溶液 1mL 中に含まれる KOH の mg 数
- V ：試料油脂の平均滴定値（mL）
- F ：0.1N 水酸化カリウム–エタノール溶液の力価
- W_0（g）：空の三角フラスコの重量（g）
- W_1（g）：油脂を入れた三角フラスコの重量（g）
- S（g）：試料採取量（g）＝ W_1（g）－ W_0（g）

3）油脂の酸化（過酸化物価：POV）

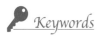

Keywords ◆自動酸化　◆過酸化物（ヒドロペルオキシド）　◆過酸化物価（POV）：油脂にヨウ化カリウムを加えた場合に遊離されるヨウ素を，油脂 1kg に対する mg 当量数で表した数値　◆油脂の初期酸化の指標　◆ヨウ素滴定（ヨードメトリー）

　二重結合の多い油脂は，光エネルギーを受けて，酸化が始まる。一度この酸化が始まると，酸素が存在する限り常温においても酸化が自動的に進行する。これを自動酸化という。自動酸化による生成物は，過酸化物（hydroperoxide：ヒドロペルオキシド，あるいはハイドロパーオキサイド）である。

　過酸化物価（POV）は，「油脂にヨウ化カリウムを加えた場合，遊離されるヨウ素をチオ硫酸ナトリウムで滴定し，試料 1kg に対する mg 当量数で表した数値」であり，自動酸化による油脂の初期酸化の指標となる。

　油脂の酸化の初期に生成する過酸化物をヨウ化カ

表8−11　過酸化物価測定用試料の採取基準量

（JASおよび厚生労働省による規定）

過酸化物価	試料採取量(g)
1以下	10
1〜10	5〜10
10〜50	1〜5
50以上	0.5〜1

リウムと反応させ, ヨウ素を遊離させる。生成したヨウ素をデンプンと指示薬として, ヨウ素滴定（ヨードメトリー）により, チオ硫酸ナトリウムで滴定する。食品中の過酸化物価は, 酸価とともに表8－11のように定められている。

$$- CH_2 - CH - CH = CH - \ + \ KI \ \longrightarrow \ - CH_2 - CH - CH = CH - \ + \ I_2 \ + \ K_2O$$

　　　　　　|　　　　　ヨウ化カリウム　　　　　　　　　　　|　　　　　　ヨウ素の遊離

　　　　OOH　　　　　　　　　　　　　　　　　　　　　　OH

　　　過酸化物

　（ヒドロペルオキシド）

$$I_2 \ + \ 2Na_2S_2O_3 \ \longrightarrow \ Na_2S_4O_6 + 2NaI$$

　　チオ硫酸ナトリウム

実験37　油脂の酸化Ⅱ（過酸化物価の測定）

目的
① 油脂の劣化, 酸敗に伴う変数の変化を確認する。
② 過酸化物価を求めることにより, 油脂の状態（品質）を判定する。

試料
① 食用油脂A（未開封のもの）
② 食用油脂B（開封後, 調理には未使用のもの；1カ月程度経過したもの）
③ 食用油脂C（開封後, 揚げ物に使用したもの）
④ 固体脂の場合は, 湯浴で溶解したものを試料とする。

試薬
① クロロホルム（CCl_4）－氷酢酸（CH_3COOH）混液（溶剤）
　＜調製法＞
　クロロホルム, 氷酢酸を2:3（v/v）で混合する。強い刺激臭があるため, ドラフトチャンバー内で行う。
　注）引火性が強いため, 火気厳禁。　注）有毒なため, 吸入しないように注意すること。
　注）クロロホルムは揮発性が高く, 大量の蒸気の吸入により中毒を起こす。そのため, 火気厳禁で, 換気を良くして実験を行うこと。
② ヨウ化カリウム（KI）飽和溶液
　＜調製法＞
　煮沸した純水に結晶が残るまでヨウ化カリウムを加える（純水重量の1.5倍が目安）。使用時に調製し, 褐色びんに保存する。
③ 0.01N（0.0017M）チオ硫酸ナトリウム（$Na_2S_2O_3 \cdot 5H_2O$）標準溶液
　＜調製法＞
　i. チオ硫酸ナトリウム2.5gと, 炭酸ナトリウム0.2gをあらかじめ煮沸後冷却した純水に溶解し, 純水1Lに定容する。炭酸ナトリウムの添加は, 溶液が空気中の二酸化炭素を吸収して弱酸性となり, チオ硫酸ナトリウムが一部分解するのを防ぐためである。
　ii. 栓をして2日間放置する。

iii. 0.01N 重クロム酸カリウムで標定を行った後，使用する。標定のやり方は，「実験4　チオ硫酸ナトリウム溶液の標定とさらし粉中の有効塩素の定量」を参考にされたい。

④ 1%デンプン溶液

＜調製法＞

i. 可溶性デンプン 1g を純水約 10mL に懸濁する。

ii. i.の溶液を熱水 90mL 中に少しずつ加える。

器具 ① ガラス製器具

駒込ピペット（2mL, 5mL），共栓付き三角フラスコ（200mL），メスシリンダー（50mL），ホールピペット（0.5mL），ビュレット（モール型）

＊ホールピペットの代わりに，自動ピペット（ピペットマン）を使用してもよい。

② その他の器具

精密電子天秤，ビュレット台，スターラーバー，マグネティックスターラー、洗浄びん

実験操作 ① 推定される過酸化物価に対応する試料油脂 S（g）を駒込ピペット（5mL）で，精密電子天秤で共栓付き三角フラスコ（200mL）に精秤する。「表 8 − 11　過酸化物価測定用試料の採取基準量」を参考にして採取する。ここでは，油脂 A（約 5g），油脂 B（約 1g），油脂 C（約 1g）を精秤する。

試料重量 S（g）

＝（W_1（g）: 油脂を入れた三角フラスコの重量）−（W_0（g）: 空の三角フラスコの重量）

② クロロホルム（CCl_4）−氷酢酸（CH_3COOH）混液（溶剤）30mL をメスシリンダー（50mL）で加え，栓をして，静かに混和して試料を溶解する（透明になるまで）。

③ ヨウ化カリウム飽和溶液 0.5mL をホールピペット（0.5mL）で正確に加える。

④ 栓をして，1 分間激しく，撹拌，混合する。

⑤ 暗所に 5 分間静置する。

⑥ 純水 30mL をメスシリンダー（50mL）で加え，栓をして，よく混合する。

⑦ 1%デンプン溶液（指示薬）5 〜 6 滴を駒込ピペット（2mL）で加える。デンプン溶液は，できるだけ滴定の終点の少し前（三角フラスコ内の溶液が淡紅色になった時点）に加えるのが好ましい。

⑧ 0.01N チオ硫酸ナトリウム標準溶液で滴定を行う。

⑨ ヨウ素 - デンプン反応による濃青色が消失する点を終点とする。

⑩ 試料油脂を加えず，同様の操作で空試験を行う。

＜フローチャート＞

空の共栓付き三角フラスコの重量（200mL）（W_0（g））：駒込ピペット（5mL）

↓ ←試料油脂 S（g）:（S（g）＝ W_1（g）− W_0（g））

油脂の入った共栓付き三角フラスコの重量（W_1（g））

↓ ←クロロホルム（CCl_4）−氷酢酸（CH_3COOH）混液（溶剤）30mL
　　　　　　　　　　　　　　：メスシリンダー（50mL）

静かに混和（試料油脂を溶解する）
　↓←ヨウ化カリウム飽和溶液 0.5mL　：ホールピペット（0.5mL）
激しく混合（1 分間）
　↓
暗所に静置（5 分間）
　↓←純水 30mL　：メスシリンダー（50mL）
よく混合
　↓←1％デンプン溶液（指示薬）5 ～ 6 滴　：駒込ピペット（2mL）
0.01N チオ硫酸ナトリウム標準溶液で滴定
　↓
終点（ヨウ素–デンプン反応による濃青色が消失する点）
　↓
計算

結　果　試料油脂の過酸化物価（POV）は，以下の式で求めることができる。

$$過酸化物価（meq/kg）= 0.01 \times F \times (V_1 - V_0) \times \frac{1000}{S}$$

$$= 10 \times F \times (V_1 - V_0) \times 1/S$$

- V_1　：本試験における 0.01N チオ硫酸ナトリウム標準溶液の平均滴定値（mL）
- V_0　：空試験における 0.01N チオ硫酸ナトリウム標準溶液の平均滴定値（mL）
- F　：0.01N チオ硫酸ナトリウム標準溶液の力価
- W_0 (g)　：空の三角フラスコの重量（g）
- W_1 (g)　：油脂を入れた三角フラスコの重量（g）
- S (g)　：試料採取量（g）＝ W_1 (g) － W_0 (g)

3　酵素による変化

1）酵素

 Keywords

◆酵素　◆生体触媒　◆補助因子　◆アポ酵素　◆補酵素　◆補欠分子族　◆ホロ酵素　◆基質特異性　◆活性中心　◆反応特異性　◆最適 pH　◆最適温度　◆失活　◆酸化酵素（ポリフェノールオキシダーゼ，チロシナーゼ，リポキシゲナーゼ，アスコルビン酸オキシダーゼ）　◆加水分解酵素（プロテアーゼ，リパーゼ，アミラーゼ）　◆グルコースイソメラーゼ（異性化糖の製造）　◆チアミナーゼ　◆アリイナーゼ　◆ミロシナーゼ　◆ナリンギナーゼ　◆ペクチナーゼ

　酵素は，タンパク質からなる生体触媒である。タンパク質だけで構成されているものと，補助因子を必要とするものがある。後者の場合，タンパク質をアポ酵素とよび，補助因子を補酵素（酵素と可逆的に結合している補助因子；NAD，ピリドキサルリン酸など），および補欠分子族（補酵素より酵素に強固に結合している補助因子；FAD，ヘムなど）という。アポ酵素と，補酵素，補欠分子族が結合してできる複合体をホロ酵素とよぶ。

　酵素には，特定の基質にだけ選択的に作用する性質がある。これを基質特異性という。酵素分子内の，反応の起こる部位を活性中心というが，基質と活性中心の関係は，「鍵と鍵穴の関係」にたとえられる。また，酵素は特定の反応においてのみ作用するが，これを反応特異性という。酵素には，最適 pH と最適温度があり，温度が高すぎたりする場合には失活する。

　酵素は，触媒する反応の種類により，6種類に大別される（表 8 - 12）。このうち，食品成分の変化に関与する酵素の大部分は，酸化酵素と加水分解酵素である（表 8 - 13）。酸化酵素には，酵素的褐変に関与するポリフェノールオキシダーゼやチロシナーゼ，脂質の酸化に関与するリポキシゲナーゼ，還元型アスコルビン酸を酸化するアスコルビン酸オキシダーゼなどがある。また，加水分解酵素には，タンパク質のペプチド結合を切断するプロテアーゼ，脂肪のエステル結合を切断するリパーゼ，炭水化物のグリコシド結合を切断するアミラーゼ，グルコシダーゼなどがある。また，異性化糖の製造には，グルコースイソメラーゼが利用されている。

表8-12　酵素の分類

分　類	触媒する反応	反応の例	酵素の例
酸化還元酵素（オキシドレダクターゼ）	酸化還元反応	水素原子受容体がO₂以外のもの	デヒドロゲナーゼ（脱水素酵素）
		水素原子受容体がO₂のもの	オキシダーゼ（酸化酵素）
		酸素の添加	オキシゲナーゼ（酸素添加酵素）
転移酵素（トランスフェラーゼ）	原子団(官能基)の移動反応	アミノ基転移	トランスアミナーゼ
		リン酸基転移	キナーゼ
加水分解酵素（ヒドロラーゼ）	加水分解反応	ペプチド結合の切断	プロテアーゼ
		エステル結合の切断	リパーゼ，エステラーゼ
		グリコシド結合の切断	アミラーゼ，グルコシダーゼ
脱離酵素（リアーゼ）	基が取れて二重結合を残す反応	C-C結合の切断	アルドラーゼ
		C-O結合の切断	デヒドラターゼ
異性化酵素（イソメラーゼ）	元素組成は変えずに，原子配置を変える反応	官能基の異性化	イソメラーゼ
		ラセミ体の相互変換	ラセマーゼ
		分子内転移	ムターゼ
合成酵素（リガーゼ）	ATPの加水分解を伴って，結合を生成する反応	C-C結合の生成	カルボキナーゼ
		C-N結合，C-S結合の生成	シンテターゼ

表8-13　食品成分の変化に関与する酵素

分　類	酵　素	作　用	含まれている食品
栄養素の変化	アスコルビン酸オキシダーゼ	還元型ビタミンCを酸化型ビタミンCに酸化	にんじん, かぼちゃ, きゅうり
	チアミナーゼ	ビタミンB$_1$の分解	魚類, 介類
色,香味の変化	ポリフェノールオキシダーゼ	クロロゲン酸を酸化し,褐色物質を生成	野菜類, 果実類
	アリイナーゼ(C-Sリアーゼ)	催涙成分の生成	ねぎ
	ミロシナーゼ	シニグリン(配糖体)からアリルイソチオシアネートを生成	わさび, だいこん, からしな
味の変化	プロテアーゼ	タンパク質をアミノ酸, ペプチドに分解旨み成分の生成	肉類
	リポキシゲナーゼ	脂質の酸化大豆臭の生成	大豆
	α-アミラーゼ	デンプンの分解糖の生成	麦芽
	ヌクレオチダーゼ, AMPデアミナーゼ	核酸,ヌクレオチドの分解旨み成分(イノシン酸)の生成	肉類, 魚類
	ナリンギナーゼ	かんきつ類中の苦味成分(ナリンギン)の分解	びん詰め, 缶詰の製造に利用
テクスチャーの変化	ペクチナーゼ	ペクチン分解酵素果実の熟成,軟化	果実類

2) ビタミンCの酸化

 Keywords ◆アスコルビン酸酸化酵素（にんじん, かぼちゃ, きゅうり）◆インドフェノール法　◆還元型ビタミンC（L-AsA）◆酸化型ビタミンC（L-DAsA）

　ビタミンCは, にんじん, かぼちゃ, きゅうりなどに含まれるアスコルビン酸酸化酵素（旧名：アスコルビナーゼ）により酸化される。にんじんを用いた「もみじおろし」により, だいこん中の還元型ビタミンC（L-AsA）の酸化を確認する。実験方法, 操作は, 第6章「実験30　ビタミンCの定量（インドフェノール法）」による。なお, この酵素は銅を含む複合タンパク質であり, 最適pHはpH5～pH6, 最適温度は約40℃である。

実験38　ビタミンCの酸化（アスコルビン酸酸化酵素）

目　的　① インドフェノール法により, 食品中の還元型ビタミンC（L-AsA）を定量する。
　　　　② 食品中のアスコルビン酸酸化酵素の存在を確認する。
試　料　① だいこん
　　　　② にんじん
試　薬　「実験30　ビタミンCの定量（インドフェノール滴定法）」（p.181）と同様の操作を行う。
器　具　① ガラス製器具

実験
38

ビーカー（100mL），メスシリンダー（50mL），メスフラスコ（100mL），ガラス棒，ロート，ビュレット（25mL：モール型），ホールピペット（1mL，5mL）

＊ホールピペットの代わりに，自動ピペット（ピペットマン）を使用してもよい。

② その他の器具

スパーテル，電子天秤，おろし金，温度計，ろ紙，ロート台，ビュレット台，洗浄びん

実験操作 **(1) アスコルビン酸溶液の標定**

「実験30　ビタミンCの定量（インドフェノール滴定法）」（p.181）と同様の操作を行う。

(2) 2，6－ジクロルフェノールインドフェノール溶液の検定

「実験30　ビタミンCの定量（インドフェノール滴定法）」と同様の操作を行う。

(3) 試料溶液の調製

① おろし金でだいこんをおろし，5.0gをビーカー（100mL）2個（ビーカーA：だいこんおろし，ビーカーB：もみじおろし）に採取する。

② にんじんをおろし，3.0gを採取し，一方のビーカー（ビーカーB）に加え，ガラス棒で混合する。この時，水分が少ない場合は，試料が浸る程度に純水を入れておく。

③ 15分間，室温に静置する。この時の液温を測定し，記録しておく。

④ 5％メタリン酸溶液40mLをメスシリンダー（50mL）で加え，ガラス棒でよく混合した後，ろ過する。ろ液は，メスフラスコ（100mL）で受ける。

⑤ ろ紙上の残渣を純水で洗い，ビタミンCを完全に抽出した後，純水で100mLに定容する（Ⓐ：だいこんおろし試料溶液，Ⓑ：もみじおろし試料溶液）。

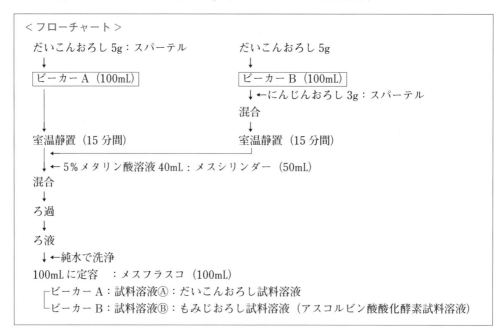

<フローチャート>
```
だいこんおろし5g：スパーテル        だいこんおろし5g
        ↓                              ↓
┌──────────────────┐      ┌──────────────────┐
│ ビーカーA（100mL）│      │ ビーカーB（100mL）│
└──────────────────┘      └──────────────────┘
                            ↓←にんじんおろし3g：スパーテル
                          混合
                            ↓
室温静置（15分間）          室温静置（15分間）

  ↓←5％メタリン酸溶液40mL：メスシリンダー（50mL）
混合
  ↓
ろ過
  ↓
ろ液
  ↓←純水で洗浄
100mLに定容    ：メスフラスコ（100mL）
  ┌ビーカーA：試料溶液Ⓐ：だいこんおろし試料溶液
  └ビーカーB：試料溶液Ⓑ：もみじおろし試料溶液（アスコルビン酸酸化酵素試料溶液）
```

(4) ビタミンCの定量（インドフェノール滴定法）

① 試料溶液Ⓐ（だいこんおろし試料溶液）についてはインドフェノール溶液5mL，試料溶液Ⓑ（もみじおろし試料溶液）についてはインドフェノール1mLで，滴定を行う。

実験
38

② 以降は，「実験30　ビタミンCの定量（インドフェノール滴定法）」と同様の操作を行う。

結果　**(1) アスコルビン酸溶液の標定**

　　1/6000M ヨウ素酸カリウム標準溶液の平均滴定値を A（mL）とすると，アスコルビン酸標準溶液濃度 B（mg/%）は，以下の式で求められる。

　　　アスコルビン酸標準溶液濃度 B（mg/%）＝ A × 1/5 × 8.8（mg%）

(2) 2, 6- ジクロルフェノールインドフェノール溶液の検定

　　アスコルビン酸標準溶液の平均滴定値を C（mL）とすると，インドフェノール溶液 1mL に対するアスコルビン酸量（mg）は，以下の式で求められる。

　　　インドフェノール溶液 1mL に対するアスコルビン酸量（mg）＝ C/5 × B × 1/100

(3) 試料中の還元型ビタミンC含量

　　試料溶液Ⓐ（だいこんおろし）の平均滴定値を D_1（mL），試料溶液Ⓑ（もみじおろし）の平均滴定値 D_2（mL）とすると，Ⓐ，Ⓑ各試料中の還元型ビタミンC（L-AsA）含量は以下の式で求めることができる。

VC-Ⓐ：試料中の還元型ビタミンC含量（mg/100g）＝ $B \times \dfrac{C}{D_1} \times \dfrac{100}{S}$

┌　B ：アスコルビン酸標準溶液濃度（mg/100g）
├　C ：アスコルビン酸標準溶液の平均滴定値（mL）
├　S ：試料重量　S（g）（ここでは，だいこん 5（g））
└　D_1：だいこんおろし試料溶液の平均滴定値（mL）

VC-Ⓑ：試料中の還元型ビタミンC含量（mg/100g）＝ $B \times \dfrac{C}{D_2} \times \dfrac{100}{S} \times 1/5$

┌　B ：アスコルビン酸標準溶液濃度（mg/100g）
├　C ：アスコルビン酸標準溶液の平均滴定値（mL）
├　S ：試料重量　S（g）（ここでは，だいこん 5（g））
└　D_2：もみじおろし試料溶液の平均滴定値（mL）

　　注）ただし，にんじん中の還元型ビタミンCは，アスコルビン酸酸化酵素により，すべて酸化されているものとする

　　以上により，アスコルビン酸酸化酵素による酸化率（%）は以下の式により求めることができる。

　　　アスコルビン酸酸化酵素による酸化率（%）＝ $\dfrac{\text{VC-Ⓐ} - \text{VC-Ⓑ}}{\text{VC-Ⓐ}} \times 100$

3）タンパク質の加水分解

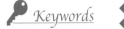 *Keywords*　◆プロテアーゼ　◆ペプチド結合　◆エンドペプチダーゼ　◆エキソペプチダーゼ
◆パパイン　◆ブロメライン　◆アクチニジン　◆ククミシン

　プロテアーゼは，タンパク質のペプチド結合を加水分解する酵素である。作用様式により，ペプチド鎖の内部を切断するエンドペプチダーゼと，N末端あるいはC末端側から順次作用するエキソペ

プチダーゼに大別される。また，酵素の活性中心の構造の特徴から，セリンプロテアーゼ，システインプロテアーゼ，アスパラギン酸プロテアーゼ，金属プロテアーゼに分類される。

　パパイヤにはパパイン，パイナップルにはブロメライン，キウイフルーツにはアクチニジン，プリンスメロンにはククミシンといったプロテアーゼが存在することが知られている。

4）デンプンの加水分解

◆加水分解　◆α-アミラーゼ（液化型アミラーゼ）　◆デキストリン
◆β-アミラーゼ（糖化アミラーゼ）　◆限界デキストリン
◆グルコアミラーゼ（糖化アミラーゼ）　◆イソアミラーゼ（枝切り酵素）

＊ 第4章「3　炭水化物　7）デンプンの加水分解（糖化）」（p.101）を参照されたい。
＊ 参考実験「実験14　デンプンの加水分解（糖化）」（p.102）

第9章

官 能 評 価

1　官能評価

 Keywords

◆主観的評価方法（官能評価，官能検査）→2点識別試験法，2点嗜好試験法　◆順位法
◆評点法　◆客観的評価方法→甘味度，塩味，旨み，力学的特性（粘性，弾性，粘弾性）
◆パネル　◆味盲　◆分析型官能評価　◆嗜好型官能評価　◆順序効果　◆疲労効果

　人間の五感（視覚，聴覚，嗅覚，味覚，触覚）によって，食べ物の「おいしさ」や「品質」を評価，判定し，数量的に評価する方法を主観的評価方法（官能評価，官能検査：sensory test）という（表9－1）。それに対して，機器により定性的，定量的に測定する方法を客観的評価方法という（表9－2）。
　官能検査を行うために選ばれた評価対象者の集団をパネルというが，目的に応じたパネルの選択が重要である。なお，フェニルチオ尿素の苦味を感じない人を味盲とする。
　官能評価には，食品の特性を評価する分析型官能評価と，食品の好みなどを調査する嗜好型官能評価がある。分析型パネルには鋭敏な感覚が要求され，専門的な訓練が必要な場合がある。嗜好型パネルの場合には，一般的な嗜好性を調査することが目的であるため，できるだけ偏りなく，多くを選ぶことが必要である。

表9−1　主観的評価法

主観的評価法 (官能検査)	試料差を識別する	刺激の強度の違いを識別する	識別試験法(2点識別試験法など)
		好ましさを判定する	嗜好試験法(2点嗜好試験法など)
	順位をつける	3種以上の試料の刺激の強度,好ましさなどの特性について順序をつける	順位法
	試料を評価する	数値尺度(5点法など)を用いて,試料の特性を評価する	評点法

表9−2　客観的評価法

客観的評価法 (機器分析による測定)	化学的な呈味成分の測定	甘味度	屈折糖度計
		塩味	塩分濃度計
		旨み成分(アミノ酸)	アミノ酸アナライザー
	物理的な特性の測定	色	色差計
		つや	光沢度計
		力学的特性 (粘性, 弾性, 粘弾性など)	レオメーター, テクスチュロメーター, カードメーター
		小麦粉ドゥのこしの強さ, 伸展性	ファリノグラフ, エクステンソグラフ
		デンプンの糊化過程における粘度の測定	アミログラフ

　官能評価は,周囲の雰囲気や,パネルに試料を与える順序などにより影響を受けやすい（順序効果）。そのため，実施にあたっては，評価条件をできる限り揃え，再現性のある客観的な結果が得られるようにしなければならない（たとえば，パネルブース法など）。

　また，官能評価においては，刺激の連続によって，感覚が低下（疲労）したり，一時的に変化に順応したりすると，感覚による判断力が低下する。これを疲労効果といい，これを避けるために，同時に検査する試料の数をできるだけ少なくする必要がある。

2 基本味の識別

1）基本味（五味）

Keywords

◆五味（甘味，酸味，塩味，苦味，旨み）　◆基本味　◆辛味　◆渋味　◆えぐ味　◆閾値　◆弁別閾値　◆甘味成分（アスパルテーム他）　◆酸味成分（乳酸他）　◆塩味成分（塩化ナトリウム）　苦味成分（カフェインなど）　◆旨味成分（L-グルタミン酸ナトリウムなど）　◆辛味成分（アリルイソチオシアネートなど）　◆渋味成分（カテキンなど）　◆えぐ味成分（ホモゲンチジン酸など）　◆弁別閾値

　味覚情報として，甘味，酸味，塩味，苦味，旨味の5種（五味）が知られている。これらは，基本味といわれる。その他の味覚情報としては，辛味，渋味，えぐ味などがある（表9−3）。水に溶けた

表9-3　味覚情報

味	味の種類	呈味成分	呈味物質
甘味	スクロースに代表される糖類の味	糖類(甘味度は, 糖の種類により異なる)	スクロース,マルトース ,グルコースなど
		アミノ酸	グリシン(イカ)
			L－アラニン (エビ, カニ)
			L-プロリン
			L-セリン
			D-トリプトファン (スクロースの35倍の甘味)
		有機塩基	ベタイン(スルメ)
		タンパク質	モネリン(熱帯産果実類)
			タウマチン(クズウコン科植物の種子)
			マビンリン (バビンロウの実)
		配糖体	ステビオシド (ステビアの葉)
			グリチルリチン (甘草の根)
		人工甘味料	アスパルテーム(L－アスパラギン酸とメチル化L－フェニルアラニンがペプチド結合したもの:スクロースの200倍の甘味)
			サッカリン(スクロースの200倍以上の甘味)
		糖アルコール	エリスリトール
			キシリトール
			ソルビトール
			マンニトール
			マルチトール
			ラクチトール
酸味	解離した水素イオンの刺激効果により感じる味	有機酸	酢酸, 乳酸, クエン酸, リンゴ酸, 酒石酸, フマル酸
		無機酸	炭酸, リン酸
塩味	無機塩, 有機塩の示す味	食塩	塩化ナトリウム(体温付近の感受性がもっとも高い)
苦味	基本味の中で, もっとも閾値が低い	アルカロイド類 テルペン類 フラバノン配糖体 キニーネ類	カフェイン(コーヒー)
			タンニン(緑茶)
			テオブロミン(ココア, チョコレート)
			リモニン(リモネン) (かんきつ類)
			ナリンギン(ナリンジン) (かんきつ類)
			イソフムロン, ルブロン(ビール)
			胆汁酸(レバー, 魚の内臓)
旨味		アミノ酸類	L-グルタミン酸ナトリウム(MSG)(昆布)
			テアニン(グルタミン酸γ－エチルアミド) (玉露)
			グリシン, ベタイン(いか, たこの旨味)
		核酸類	5'-イノシン酸(5'-IMP) (かつお節)
			5'-グアニル酸(5'-GMP) (干ししいたけ)
		有機酸類	コハク酸(貝類, 清酒)
辛味	痛覚, 温度感覚など, 味覚以外の感覚	イソチアシアネート類	アリルイソチオシアネート(からし)
		スルフィド類(硫化化合物)	アリルスルフィド(ねぎ), ジアリルスルフィド(たまねぎ)
		アミド類	カプサイシン(唐辛子), シャビシン, ピペリン(こしょう), サンショオール(山椒)
		バリルケトン類	ジンゲロン, ジンゲロール(しょうが)
渋味	舌の粘膜タンパク質を凝固させることにより生じる物理的な収れん性(しびれ)	タンニン類 クロロゲン酸	カテキン(緑茶)
			クロロゲン酸(コーヒー)
			シブオール(柿)
			エラグ酸(栗)
えぐ味	苦味と渋味が混じった"アク"の味	ホモゲンチジン酸, シュウ酸, アルカロイド, サポニン, イソフラボノイド	ホモゲンチジン酸(タケノコ, ゴボウ, フキ)

これらの成分が刺激を感じさせる最小の濃度（% =g/dL を閾値（threshold value））という。代表的な閾値を示す（表9－4 ※3点識別試験法による）。甘味の閾値は比較的高い。しかし，酸味，苦味の閾値は非常に低く，ヒトはこれらの味に敏感で，このことは生体防御と関係があるのではないかと考えられている。

また，濃度の異なる2種類の味が識別できる最小の濃度を弁別閾値という。

表9－4　代表的な基本味の閾値

味	味覚物質	閾値(%)
甘　味	ショ糖	0.16
酸　味	酒石酸	0.00092
塩　味	塩化ナトリウム	0.0086
苦　味	硫酸キニーネ	0.0001
旨　味	グルタミン酸1ナトリウム塩	0.015

資料）佐藤昌康,小川尚編『最新味覚の科学』朝倉書店, 1997

2）味の相互作用

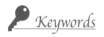 *Keywords*　◆対比効果（同時対比・継続対比）　◆抑制効果（相殺効果）　◆マスキング効果
◆相乗効果　◆変調効果　◆順応効果

われわれが実際に食事をする時には，同時に2種類以上の味覚物質を摂取している。この時に，それぞれの味覚を単に加え合わせた味を感じるのではなく，以下に示すような特殊な効果が現れることがある（表9－5）。

表9－5　味の相互作用

効　果　名	現　　象	例
対比効果	同時対比 2種類の呈味物質を同時に与えた場合，一方の味覚刺激が他方の味を増強する現象	甘いしるこに少量の食塩を加えると，甘みが増強される
	継続対比 2種類の呈味物質を継続的に与えた場合，一方の味覚刺激が他方の味を増強する現象	甘いものを食べ続けた後は，酸味が増強される
抑制効果 （相殺効果）	2種の味覚刺激の量比を変えると，両方の味が弱められる現象	みかんやりんごは，甘味と酸味がバランスよく含まれている場合に，おいしいと感じる（甘味が酸味によって弱められ，同時に酸味が甘味により弱められている）
マスキング効果	2種類の呈味物質を同時に与えた場合，一方の味覚刺激が他方の味を著しく弱める現象	コーヒーの苦味は，砂糖により緩和される。 みかんの苦味が糖分によって和らげられる。
相乗効果	2種類の呈味物質の刺激を同時に与えた場合，おのおの単独の味の和よりも強い味を呈する現象	グルタミン酸ナトリウム（MSG）の旨味は，5′－イノシン酸5′－リン酸（5′－IMP）により著しく強められる
変調効果	2種類の呈味物質を継続的に与えた場合，一方の味覚刺激で他方の味が変化する現象	濃い食塩水を飲んだ後に，水を飲むと甘く感じられる
順応効果	同じ味覚刺激を継続して味わい続けると，その後の味に対する感覚がにぶくなる現象	辛い味（キムチなど）を継続して食べると，辛く感じなくなる

実験39　基本味（五味）の識別試験

| 目　的 | 食品の基本味である甘味，酸味，塩味，苦味，旨味の五味を正しく識別できるかどうかを調べる。

| 試料・試薬 | 　下記に示した試料（試薬）溶液を調製し，官能検査に供する。なお，どれかひとつの味については2個のコップにいれておき，計7種類（コップ7個）で検査を行う。7試料のうち，6試料以上が正解であれば，味覚識別試験は合格とする。

コップの番号	味の種類	呈味物質	濃度(g/100ml)
No.1	甘味	スクロース（ショ糖）	0.5
No.2	酸味	クエン酸	0.016
No.3	塩味	塩化ナトリウム（食塩）	0.06
No.4	苦味	カフェイン	0.015
No.5	旨み	グルタミン酸ナトリウム	0.03
No.6	無味	純水	—
No.7	No.1～No.6のうちいずれかひとつの味で，試料とする		

| 器　具 | ① ガラス製器具メスフラスコ（1L），ビーカー（200mL），ガラス棒
② その他の器具
　検査用紙（図9－1），電子天秤，スパーテル，スターラーバー，マグネティックスターラー，検査用紙コップ，洗浄びん

五味の識別テスト

氏　名 _____

コップに入った7種類の溶液を少しずつ味わい，その中から，甘味，酸味，塩味，苦味，旨味を感じるものを各1個選び，該当するコップの番号を記入してください。

味の種類	甘　味	酸　味	塩　味	苦　味	旨　み
コップの番号					

図9−1　基本味（五味）の識別テスト用紙の文面例

| 実験操作 | ① 調製した試料溶液を紙コップに入れ，パネラーにランダムに与える。
② 純水で口をすすぎ，吐き出す。
③ 試料溶液を口の中に入れ，すぐに舌の全面にひろげ，よく味わったら，飲み込まずに吐き出し，どの味かを判定する。
④ 再び，純水で口をすすぎ，吐き出す。
⑤ ③～④を繰り返し，7つの試料すべてについて試験を行う。

実験40

⑥ 結果をテスト用紙に記入する。

結果 7試料（うち，どれかひとつは同一の呈味物質）のうち，6試料以上が正解であれば，味の識別は合格と判断する。

3 差を識別する方法

1）2点比較法（paired test）

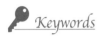Keywords ◆2点比較法 ◆2点識別試験法（客観的な順位のある2試料） ◆2点嗜好試験法（客観的な順位のない2試料） ◆検定表 ◆ 有意な差 ◆有意水準 ◆パネル ◆危険率

2点比較法には，2点識別試験法と2点嗜好試験法がある。2点識別試験法は，客観的な順位のある（たとえば，塩分濃度が高いなど）2種類の試料を与え，ある特性に該当する（たとえば，塩辛いなど）方を選ばせる方法である。2点嗜好試験法は，客観的な順位のない2種類の試料を与え，好ましい方を選ばせる方法である。結果は，検定表を用いて，統計的に有意な差があるかどうかを検定する。

2点嗜好試験法の場合，2試料のうち，より多く好まれた方の選択度数が，2点嗜好試験法の検定表の該当する数と等しいか，より大きい時，その試料がそれぞれの有意水準で好まれていると判定する。

たとえば，2点嗜好試験法により，20人のパネルが2種類の試料A，Bに対して，1回ずつ嗜好評価を行ったとする（n = 20）。この時，もしそのうちの15人がAを選んだ場合，2点嗜好試験法の検定表により，「危険率5％（信頼率95％）でAがBより好まれる」と判定される。これは，同じ嗜好評価を100回実験しても，95回は同じ結果が得られるということを意味している。

実験40　2点識別試験法

目 的 ① 味に客観的な差（順位）のある2種の試料を識別させる。

② 2点識別試験法により，有意差を検定する。

試 料 ① A：塩分濃度0.8％の食塩水

② B：塩分濃度1.0％の食塩水

器 具 検査用紙（図9-2），検査用紙コップ

実験方法 基本的な操作は，「実験39　基本味（五味）の識別試験」と同様である。

① 被験者に，2種の試料（A，B）を飲んでもらい，塩味の強い方を選んでもらう。

② 質問表を回収し，「2点識別試験法の検定表」（表9-6）により，有意差を判定する。

結果 通常，官能評価での有意水準または危険率は5％として判定するが，厳密さが要求される場合は，繰り返し数を多くし，1％，0.1％の危険率で判定すると，信頼度は高くなる。検定の結果は，以下のように表示する。

― 有意水準または危険率5％（P = 0.05）で有意差がある。

― 有意水準または危険率1％（P = 0.01）で有意差がある。

― 有意水準または危険率0.1％（P = 0.001）で有意差がある。

― 有意の差が認められない（ns：no significance）。

```
┌─────────────────────────────────────────────────────────────┐
│                   食塩水の濃度識別検査                         │
│                                                               │
│                     氏  名              性別  男 ・ 女         │
│                                                               │
│   2種類の試料A,Bを比較して,塩味を強く感じる方の試料に○印をつけて下さい。 │
│                                                               │
│              A              B                                │
│                                                               │
└─────────────────────────────────────────────────────────────┘
```

図9-2　食塩水濃度の識別検査質問票の文面例

表9-6　2点識別試験法の検定表

n	有意水準(危険率)			n	有意水準(危険率)			n	有意水準(危険率)			n	有意水準(危険率)		
	5%	1%	0.1%		5%	1%	0.1%		5%	1%	0.1%		5%	1%	0.1%
4以下	－	－	－	11	9	10	11	18	13	15	17	70	43	46	49
5	5	－	－	12	10	11	12	19	14	16	17	80	48	51	55
6	6	－	－	13	10	12	13	20	15	16	18	90	54	57	61
7	7	7	－	14	11	12	14	30	21	22	24	100	59	63	66
8	7	8	－	15	12	13	14	40	26	28	31				
9	8	9	－	16	12	14	15	50	32	34	37				
10	9	9	10	17	13	14	16	60	37	40	43				

実験41　2点嗜好試験法

目 的　① 客観的な差（順位）のない2種類の試料を与え，好ましい方を選ばせる。

② 2点嗜好試験法により，有意差を検定する。

試 料　2種の菓子パンを製造する。

┌ A：菓子パン（バターを使用したもの）
└ B：菓子パン（バターを使用しないもの）

器 具　検査用紙（図9－3）

実験方法　基本的な操作は，「実験40　2点識別試験法」と同様である。

① 被験者に，A，B2種の試料（パン）を食べてもらい，好ましい方を選んでもらう。

② 質問表を回収し，「2点嗜好試験法の検定表」（表9－7）により，有意差を判定する。

結 果　通常，官能評価での有意水準または危険率は5%として判定するが，厳密さが要求される場合は，繰り返し数を多くし，1%，0.1%の危険率で判定すると，信頼度は高くなる。検定の結果は，以下のように表示する。

┌ 有意水準または危険率5%（P ＝ 0.05）で有意差がある。
├ 有意水準または危険率1%（P ＝ 0.01）で有意差がある。
├ 有意水準または危険率0.1%（P ＝ 0.001）で有意差がある。
└ 有意の差が認められない（ns：no significance）。

実験
41

菓子パンの嗜好評価

氏　名 _____　　　　性別　男 ・ 女 _____

2種類の試料A, Bを比較して, 該当する方に○印をつけて下さい。

質　　　問	どちらかに○印をつけてください	
色の好ましいのはどちらですか	A	B
香りの好ましいのはどちらですか	A	B
味の好ましいのはどちらですか	A	B
全体として好ましいのはどちらですか	A	B

図9−3　菓子パンの嗜好評価質問票の文面例

表9−7　2点嗜好試験法の検定表

n	有意水準(危険率)			n	有意水準(危険率)			n	有意水準(危険率)			n	有意水準(危険率)		
	5%	1%	0.1%		5%	1%	0.1%		5%	1%	0.1%		5%	1%	0.1%
6	6	−	−	28	20	22	23	50	32	35	37	72	45	47	50
7	7	−	−	29	21	22	24	51	33	35	38	73	45	48	51
8	8	8	−	30	21	23	25	52	34	36	38	74	46	49	52
9	8	9	−	31	22	24	25	53	34	36	39	75	46	49	52
10	9	10	−	32	23	24	26	54	35	37	40	76	47	50	53
11	10	11	11	33	23	25	27	55	35	38	40	77	47	50	53
12	10	11	12	34	24	25	27	56	36	38	41	78	48	51	54
13	11	12	13	35	24	26	28	57	36	39	41	79	49	51	55
14	12	13	14	36	25	27	29	58	37	39	42	80	49	52	55
15	12	13	14	37	25	27	29	59	38	40	43	82	50	53	56
16	13	14	15	38	26	28	30	60	38	40	43	84	51	54	58
17	13	15	16	39	27	28	31	61	39	41	44	86	53	55	59
18	14	15	17	40	27	29	31	62	39	42	44	88	57	57	60
19	15	16	17	41	27	29	32	63	40	42	45	90	55	58	61
20	15	17	18	42	28	30	32	64	40	43	46	92	56	59	62
21	16	17	19	43	28	30	33	65	41	43	46	94	57	60	63
22	17	18	19	44	29	31	33	66	41	44	47	96	58	61	65
23	17	19	21	45	30	32	34	67	42	45	47	98	59	62	66
24	18	19	21	46	30	32	35	68	43	45	48	100	60	63	67
25	18	20	21	47	31	33	35	69	43	46	49				
26	19	20	22	48	31	33	36	70	44	46	49				
27	20	21	23	49	32	34	37	71	44	47	50				

2）3点比較法（triangle test）

 Keywords　　◆3点比較法　◆3点識別試験法　◆順序効果　◆有意差　◆3点嗜好試験法

　3点比較法は，2種類の試料（A，B）を比較する際に，（A，A，B）というように，同一試料を2個，もう1つの試料を1個，合計3個を一組として与え，区別，判定させる方法である。この方法は1回の試験で識別試験と嗜好試験の両方を実施できる利点があり，旨味物質（呈味物質）の閾値の測定など，食品の特性の微妙な差を評価したい場合に用いられる。

　3点識別試験法は，3個の中でどれが異なる1個であるかを，答えさせる試験法である。2点識別試験法と異なり，2種類の試料の間に客観的な順位が存在している必要はない。試験の実施にあたっては，順序効果がでないように，（A，A，B），（A，B，A），（B，A，A），（B，B，A），（B，A，B），（A，B，B）の6組を作成しておく。

　正解を判定した人の数により，有意差を検定する。この識別試験において有意差が認められた場合，正解者の結果について，さらに3点嗜好試験法を別に行うことができる。

4 優劣の順位をつける方法

1）順位法（ranking method）

 Keywords　　◆順位法　◆3種類以上の試料

　順位法は，3種類以上の試料に対して，特性の強弱，嗜好性の度合いなどについて順位をつけさせるものである。この方法は，多数の試料に対し，迅速な評価が必要な場合には適しているが，試料間の特性の違い（差）が小さい場合には，順位の結果がばらつく可能性がある。

2）一対比較法　（paired comparison）

 Keywords　　◆一対比較法　◆多数の試料　◆相対的位置関係　◆パネル

　一対比較法は，多数の試料がある場合，2種類ずつを対にして比較させ，順位づけたり，試料間の差を点数化したりし，その結果をもとに全試料間の相対的位置関係を求めるものである。この方法は，パネルにとって判断がしやすいため，初心者が対象の場合などによく利用されている。

5 差を数値化する方法：採点法（評点法）

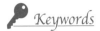 *Keywords* ◆採点法（評点法：scoring method） ◆5点法 ◆両極7点法

　試料の特性（外観，硬さ，甘さなど）を数値尺度によって，評価させる（採点法）。5点法（1：非常に悪い，2：悪い，3：普通，4：良い，5：非常に良い）や，両極7点法（1：非常に悪い，2：悪い，3：やや悪い，4：普通，5：やや良い，6：良い，7：非常に良い）などがある。

　2試料間の場合，パネルの点数分布の分散や，平均値の差を，F検定法，t検定法で検討を行い，試料が3種類以上の場合には，分散分析を行う。

第**10**章

食　品　の　物　性

学 習 の ポ イ ン ト

　食べ物には，口当たりがよい，歯ごたえがある，粘りがあるなどと表現される性質がある。これらの性質は，食べ物を食べた際の咀嚼の感覚に関係しており，食品の物性（レオロジー特性・テクスチャー特性）とよばれている。本章では，食品の物性に関与する種々の要因について学ぶ。

1 食品の物性とおいしさ

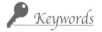
Keywords
◆化学的感覚　◆物理的感覚　◆レオロジー特性（変形，流動，粘弾性，塑性）
◆テクスチャー特性（物理的な性質：歯ごたえ，舌触り）　◆食品の物性

　食べ物のおいしさは，われわれの感覚的要素や，さまざまな外的要因，内的要因から総合的に判断される。これらのうち，食品の呈味成分，におい成分によってもたらされる刺激感覚は化学的感覚であり，色素成分によりもたらされる刺激感覚は視覚とよばれる。

　しかし，食品のおいしさには，歯ごたえ，舌触り，粘りなどといった，咀嚼の感覚に関係する物理的感覚も大きく関与している。これらのレオロジー特性（変形，流動，粘弾性，塑性）や，テクスチャー特性（物理的な性質：歯ごたえ，舌触り）は，力学的性質であり，食品の物性といわれている。食品を食べた時の，舌触りや歯ごたえなどのテクスチャーは，力学的特性（固さ，凝集性，粘度，弾性，粘性など），幾何学的特性（粒子径と形，粒子径と会合状態など），およびその他の特性（水分含量，脂肪含量など）によって影響を受ける。

2 コロイド

1) コロイド粒子

 Keywords ◆コロイド ◆コロイド粒子 ◆疎水コロイド ◆親水コロイド ◆塩析
◆保護コロイド ◆半透性 ◆ブラウン運動 ◆チンダル現象

　一般に，直径が $10^{-9} \sim 10^{-7}$ m 程度の粒子が液体に分散している状態をコロイドという。コロイド分散系の溶媒に分散している粒子をコロイド粒子という（表 10 − 1）。

　コロイドは，疎水コロイドと親水コロイドに分類される。疎水コロイドは，少量の電解質の添加により凝析しやすく，親水コロイドは少量の電解質の添加では沈殿しないが，多量の電解質の添加により沈殿する（塩析）。また，疎水コロイドに親水コロイドを加えると，疎水コロイドの周囲を親水コロイドが取りまき，コロイドが安定化する。この安定化したコロイドを，保護コロイドという。

表10−1　コロイド粒子の性質

性　　　質	説　　　　　明
半透性	コロイド粒子は，ろ紙を通過するが，半透膜(セロファン膜など) を通過できない。
ブラウン運動	熱運動をしている溶媒分子が，コロイド粒子に衝突して，コロイド粒子に不規則な運動を与える。
チンダル現象	コロイド粒子が分散している分散相に光を当てると，コロイド粒子が光を散乱させるため，光の通路（進路）が見える。

2) コロイド粒子の分散

 Keywords

◆エマルション（乳濁液）　◆水中油滴型 (O/W 型) エマルション　◆油中水滴型 (W/O 型) エマルション　◆転相（相転移）　◆乳化　◆乳化剤　◆レシチン　◆サスペンション（懸濁液）　◆ゾル（流動性あり）　◆ゲル（流動性なし）　◆熱可逆性ゲル　◆熱不可逆性ゲル

　食品では，液体（あるいは，気体，固体）に液体,気体,固体が分散したコロイド状態のものが多い（表 10 − 2）。

　1つの液体中に,他の別の液体がコロイド粒子として分散している状態をエマルション (emulsion)，または乳濁液という。エマルションには，水の中に油滴が分散している水中油滴型（O/W 型）エマルションと，油の中に水滴が分散している油中水滴型（W/O 型）エマルションがある。水と油が分離することなく，O/W 型から W/O 型へ，あるいは W/O 型から O/W 型へ変化することを転相（相転移）という。O/W 型の生クリームを撹拌すると，W/O 型のバターになるのが，この例である。

　水と油が混合してできるエマルションの現象，またはエマルションをつくる操作を乳化（エマルシフィケーション）という。乳化を行い，安定なエマルションをつくる物質を乳化剤という。一般に，乳化剤は，親水基と親油基（疎水基）を同一分子内に持ち，水と油の界面に配列する。レシチン（リン脂質）は天然の乳化剤である。また，食品添加物として使われるショ糖脂肪酸エステルのような化学合成品もある。

　液体中に固体粒子が懸濁，分散している状態をサスペンション（suspension），または懸濁液という。味噌汁のように固体粒子が大きく，時間をおくと沈殿するもの，あるいは，ジュース，ウスターソースのように固体粒子が小さく，分散状態が長時間維持されるものなどがある。

　コロイド分散系のうち，分散媒が液体で流動性を示すものをゾル（sol）という。デンプン糊液，ゼラチン溶液，液卵などがある。水が分散媒の場合をヒドロゾル，空気が分散媒の場合をエアロゾルという。ゾルが流動性を失って，固化した状態をゲル（gel）という。多くのゲルは，分子架橋により三次元の網目構造を形成し，水は網目構造の中に保持される。ゲルには，加熱するとゾルになり，冷却するとゲルになる熱可逆性ゲル（寒天，ゼラチンなど）と，加熱により一方的にゲルに変化してしまう熱不可逆性ゲル（卵白，わらびもち，プディングなど）とがある。

表10-2　分散系の種類

分散媒	分散相	分散系（分散状態）	例
気体	液体	エアロゾル	雲，霧
	固体	粉末	煙
液体	気体	泡	ビールの泡，ソフトクリーム
	液体	エマルション	＜水中油滴型（O/W型）エマルション＞ 牛乳，マヨネーズ，生クリーム
			＜油中水滴型（W/O型）エマルション＞ バター，マーガリン
	固体	サスペンション	味噌汁，ジュース（ネクター）
		ゾル 流動性を示すコロイド溶液	ポタージュスープ
		ゲル ゾルが流動性を失った状態	＜熱可逆性ゲル＞ ゼリー，寒天，ゼラチン
			＜熱不可逆性ゲル＞ 卵白，わらびもち，プディング，かまぼこ
固体	気体	泡	カステラ，メレンゲ，スポンジケーキ，パン
	液体	固体ゲル	畜肉，魚肉

3 レオロジー

Keywords

◆変形（フックの弾性の法則）　◆流動（ニュートンの粘性の法則）　◆弾性　◆粘性　◆ニュートン流体　◆非ニュートン流体　◆粘弾性　◆塑性流動　◆チキソトロピー　◆ダイラタンシー（ダイラタント流動）　◆クリープ　◆応力緩和　◆マックスウェル模型（直列：応力緩和曲線）　◆フォークト模型（並列：クリープ曲線）

　レオロジー（rheology）とは，物質の変形と流動を扱う科学である。変形は「フックの弾性の法則」，

流動については「ニュートンの粘性の法則」が基礎となる。食品においては，主に弾性，粘性，粘弾性，塑性を扱う（表10－3）。

表10－3　レオロジーに関する主な用語

	説　　明		例
弾性	外力により変形するが，外力を取り除くと元の状態に戻ろうとする性質		コンニャク
粘性	流れに抵抗する性質	ニュートン流体 外力と流動速度の間に直線関係がみられる	水，砂糖水，アルコール
		非ニュートン流体 外力と流動速度の間に直線関係がみられない	牛乳，エマルションなどのコロイド溶液
粘弾性	外力を除くと弾性は回復するが，外力を加えたままだと流動する性質		パン生地，チューインガム，つきたてのもち
塑性流動	外力により変形し，外力を取り除いても変形したままで元に戻らない性質		マーガリン，マヨネーズ，クリーム
チキソトロピー	振とうや攪拌により流動性が増加し，静置すると流動性が減少する現象		トマトケチャップ
	振とうや攪拌により，粒子間の構造が破壊されることによる		
ダイラタンシー （ダイラタント流動）	弱い力では流動性が増加するが，強い力では固体のように固くなる現象		片栗粉の高濃度懸濁液
	急激な力を加えたことにより，規則正しくならんでいた粒子間の配列が乱れ，間隙の多い構造をとる。そのため，見かけの体積が増加し，固くなる		
クリープ （遅延弾性）	一定の応力を与えると，ひずみが時間の経過とともに増加する現象		ビニールのひもや，練った小麦粉を引き伸ばした時，力を加えるに伴って，伸び率が大きくなる
	クリープ現象は，弾性が瞬時に回復しないことから，遅延弾性とも呼ばれる		
応力緩和	一定のひずみを与えた後，この状態を保つのに必要な応力が時間とともに減少する現象		
マックスウェル模型 （応力緩和曲線）	スプリング模型(フックの法則に従う弾性挙動を示す)とダッシュポット模型(ニュートンの法則に従う粘性挙動を示す)が直列につながれた模型		つきたてのもち，チューインガム，水あめ
フォークト模型 （クリープ曲線）	スプリング模型とダッシュポット模型が並列につながれた模型		生クリーム，ビニールのひも

4 テクスチャー

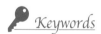 **Keywords**　◆テクスチャー（舌触り，歯ごたえなど）　◆パネル（被験者）　◆主観的評価（官能評価）　◆客観的評価（レオメーター，テクスチュロメーター）

　食品の物理的な性質を表現する言葉として，テクスチャー（texture）が用いられる。テクスチャーは，食べ物の口当たりや，舌触り，歯ごたえのような感触を表現する食品科学上の用語であり，外観，色，香り，味などとともに食品を認識する特性として重要なものである。

　食品のテクスチャーを評価する方法には，実際に飲食を行い，パネル（被験者）の官能評価を統計的に処理をして行う主観的評価がある。この方法は人間が試験を行い，直接評価をするという点において優れているが，定量的ではない。

　そこで，定量的な客観的評価として，レオメーターやテクスチュロメーターを用いて測定を行うという方法がある。これらの機器は，人が咀嚼する動きをモデル化した装置である。モーターによりプランジャーが一定速度で上下に動き，試料に対して圧縮，引っ張りの作用を加え，その際に試料が受けた応力は電気信号に変換され，記録される。

参考文献

1) 京都大学農学部農芸化学科教室編『新改版　農芸化学実験書』産業図書，1979
2) 京都大学農学部食品工学教室編『食品工学実験書　上巻・下巻』養賢堂，1970
3) 吉田勉他『新しい食品学実験』三共出版，2002
4) 菅原龍幸，前川昭男編『新食品分析ハンドブック』建帛社，2000
5) 藤田修三，山田和彦編著『第2版　食品学実験書』医歯薬出版，2002
6) 橋元俊二郎，波平元辰，山藤圭子『新版食品化学実験』講談社サイエンティフィク，2001
7) 村上俊男編著『基礎からの食品・栄養学実験』建帛社，1998
8) 津久井亜紀夫編集『食べ物と健康　Ⅳ　食品学実験・実習』樹村房，2002
9) 大西正三編『要説　栄養・食品学実験-50』医歯薬出版，1969
10) 広田望編集『新版　食品栄養実験』地球社，1995
11) 化学同人編集部編『新版　実験を安全に行うために』化学同人，1993
12) 化学同人編集部編『新版　続実験を安全に行うために』化学同人，1993
13) 森田潤司，成田宏史編『新食品・栄養科学シリーズ　食べ物と健康　1　食品学総論』，化学同人，2003
14) 瀬口正晴，八田一編『新食品・栄養科学シリーズ　食べ物と健康　2　食品学各論』化学同人，2003
15) 森孝夫編『新食品・栄養科学シリーズ　食品加工学』化学同人，2020
16) 松井徳光，小野廣紀著『わかる化学』化学同人，2020
17) 管理栄養士国家試験21委員会『これであなたも管理栄養士　5　食品学・食品加工学・調理学』講談社サイエンティフィク，2001
18) 今堀和友，山川民夫『生化学辞典　第3版』東京化学同人，1998
19) 岡本奨著『新版　食品化学用語辞典』建帛社，1991
20) 桜井芳人著『総合食品事典』同文書院，1994
21) 杉田浩一平宏和，田島眞，安井明美『日本食品大事典』医歯薬出版，2003
22) 芳本信子『新しい視点　生きた知識　食べ物じてん』学建書院，2001
23) 佐藤昌康，小川尚編『最新味覚の科学』朝倉書店，1997
24) 江角彰彦「月刊化学：連載　おいしい化学の話」化学同人，2002〜2003
25) 安井明美他編『日本食品標準成分表2015年版（七訂）分析マニュアル・解説』建帛社，2016
26) 文部科学省科学技術・学術審議会 資源調査分科会『日本食品標準成分表2020年版（八訂）』2021
27) 文部科学省科学技術・学術審議会 資源調査分科会『日本食品標準成分表2020年版（八訂）アミノ酸成分表編』2021
28) 文部科学省科学技術・学術審議会 資源調査分科会『日本食品標準成分表2020年版（八訂）脂肪酸成分表編』2021
29) 文部科学省科学技術・学術審議会 資源調査分科会『日本食品標準成分表2020年版（八訂）炭水化物成分表編』2021

索　引

食品学総論実験
—実験で学ぶ食品学—

2007 年 1 月 15 日　第一版第 1 刷発行
2014 年 4 月 1 日　第一版第 6 刷発行

新 版
食品学実験
—実験で学ぶ食品学—

2022 年 3 月 24 日　第一版第 1 刷発行

著　　　者　　江角　彰彦
発 行 者　　宇野　文博
発 行 所　　株式会社　同文書院
　　　　　　　〒 112-0002
　　　　　　　東京都文京区小石川 5-24-3
　　　　　　　TEL（03）3812-7777
　　　　　　　FAX（03）3812-7792
　　　　　　　振替　00100-4-1316
Ｄ Ｔ Ｐ　　稲垣　園子
印刷・製本　　中央精版印刷株式会社